中医臨床のための
温病学入門

神戸中医学研究会編著

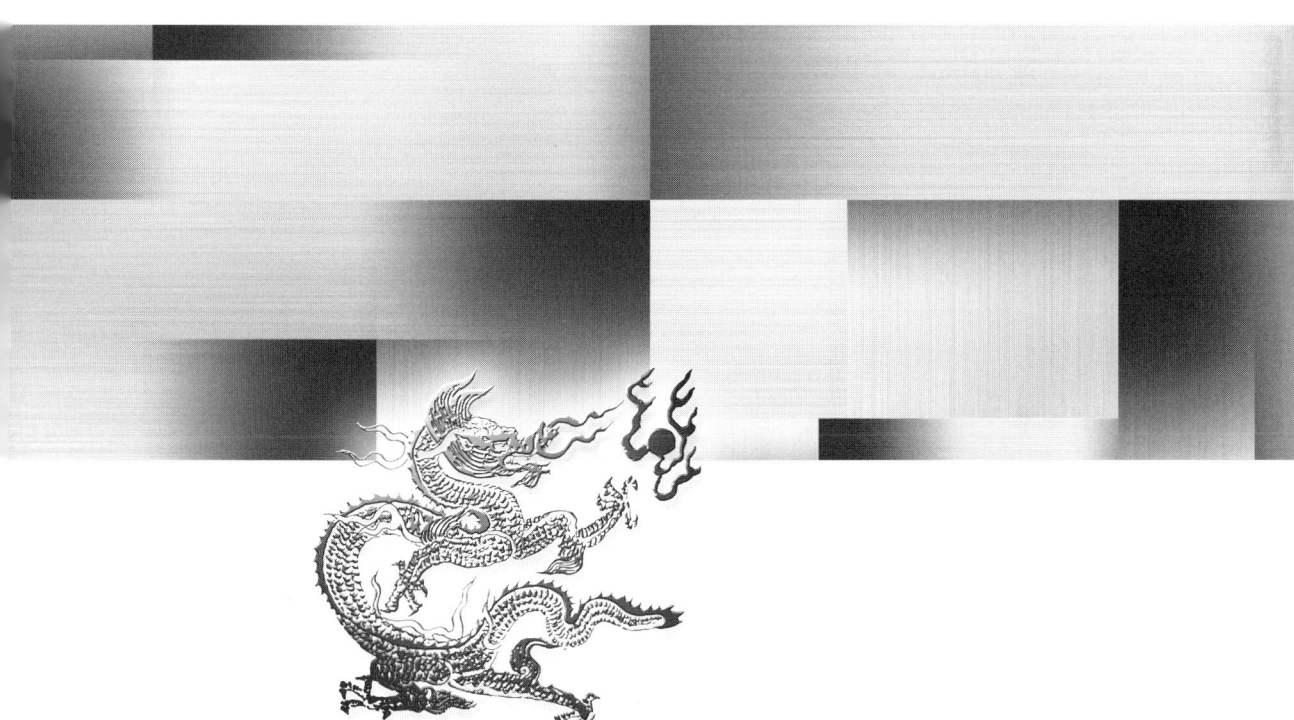

東洋学術出版社

〈神戸中医学研究会〉編著者 (五十音順)

蘆田 延之(あしだ たかゆき)　芦田内科　医師
池尻 研治(いけじり けんじ)　池尻医院　医師
大矢 和彦(おおや かずひこ)　大矢医院　医師
各務 祐貴(かがみ ゆうき)　鍼風堂　鍼灸師
川口 精司(かわぐち せいし)　川口医院　医師
角谷 真子(すみや なおこ)　鍼灸師
西里 枝久子(にしざと きくこ)　西里医院　医師
長谷川 玄(はせがわ げん)　長谷川医院　医師
平岡 尚子(ひらおか なおこ)　いそだ病院　医師
溝口 精二(みぞぐち せいじ)　溝口医院　医師
陸 希(りく き)　中国成都市　陸氏中医診療所　中医師
林 賢濱(りん けんぴん)　スター薬局　中医師

(退会者)
伊賀 文彦(いが ふみひこ)　医師
岡田 素子(おかだ もとこ)　看護師
田中 実(たなか みのる)　医師
津村 正弘(つむら まさひろ)　会社役員
横田 裕昭(よこた ひろあき)　薬剤師

(物故者)
蘆田 正毅(あしだ まさき)　医師
伊藤 良(いとう りょう)　医師
郭 清華(かく せいか)　中医師
竹原 直秀(たけはら なおひで)　医師
浜田 富三雄(はまだ ふみお)　医師
松田 涇(まつだ いずみ)　医師
三澤 法蔵(みさわ ほうぞう)　医師
森 雄材(もり ゆうざい)　医師

はじめに

　温病学は，漢代・張仲景の《傷寒論》を基礎にして発展した外感熱病の新体系である。主として寒邪襲表・化熱入裏および寒邪傷陽の病機を分析し体系化した《傷寒論》とは違い，温熱あるいは湿熱の邪の侵襲による傷陰耗気の経過を解析しているところから，「温病学」と称される。《傷寒論》が張仲景個人の独創による著作であるのに対し，温病学は明代に展開し清代に隆盛して体系化が進み，多くの精英が切磋琢磨することによって次第に形成された学理であるところが大きく異なっており，現代に至ってもなお成長を続けつつある。

　歴代の多くの医家が，聖典である《傷寒論》を一貫して尊崇し継承しながらも，社会条件や機構の変遷ならびに文化圏の拡大などさまざまな要素が加わるなかで，《傷寒論》の理論や理法方薬では実際の臨床に対応しきれない状況に数多く直面し，具体的な現象の細緻な観察と自己の臨床経験にもとづいた新たな理論や理法方薬を提示し，多くの批判を受けながら他家の知見や解釈をとり入れ，歴史的な評価を経て次第に「温病学」を体系化し，《傷寒論》の束縛から脱脚した新たな学説を形成したのである。それゆえ，実際の臨床において対象になる外感病の範囲は，《傷寒論》よりはるかに日常的かつ広範であり，病態把握や理法方薬もより具体的で理解しやすく，季節と密接な関連をもった病態分類と相俟って，身近な理論体系となっている。また，自然界の気候を含めた病因と人体の両面に対する鋭い観察と病態把握の深さ，人体の内部状態と病邪の相互関係にもとづいた治療の方法論と有効な治療手段などを考え合せると，現代医学の感染症に対する認識や治療手段をはるかに凌駕する高次元の医学であることが感得できる。

　歴史的に《傷寒論》の解釈と運用に重点をおき，他の学術の受け入れにさほど熱心でなかった日本においては，温病学も等閑視されて馴染みが薄いが，わが国の気候環境で発生する外感病をみると，「温病学」の理論と方薬の方がより実際的で無理がなく，効果もすぐれている。知識を吸収して損はなく，逆に《傷寒論》をさらに深く理解するうえで益するところ大であると言える。

　中医学を学ぶ者にとっては，新たな外感熱病の理論体系を会得するにとどまらず，中医理論そのものの理解を深めてさらなる発展への足がかりとすることができる。とくに興味深いのは《温病名著》であり，時代を画した名医の立論と注解，ならびに「選注」として示された秀才達の批判・反論・肯定・強調・解説・展開・付説などを熟読玩味することにより，中医学独特の思考方法や認識の真髄に触れるとともに，新理論の確立への途径を理解することができ，大きな啓示を得ると確信している。

　以上は1993年に上梓された本書の旧版にあたる『中医臨床のための温病学』の「はじめに」の部分である。これは20年以上経過した現在も特に改めるところはない。旧版はすでに絶版となったが，幸いに再版を望む方が多いとの声をいただき東洋学術出版社のご

厚意で今回新たに上梓することになった。本書は総論と各論に分かれ，できるだけ読みやすくすることを目指した。旧版ではさらに「温病名著（選読）」を設けたが，新版ではこれを割愛し比較的コンパクトに温病の全体像を読み通すことができる書物とした。名著の抜粋を各論のそれぞれの章の最後に引用してあるので，興味のある読者諸氏は是非読んでいただければ幸いである。

総論では，温病の概念と基礎理論および基本的な弁証論治を示している。

各論では，風温・春温・暑温・湿温・秋燥・伏暑および温毒の七種を章別に論述し，各章ではまずその病変の概念・病因・病機・弁証の要点を述べている。ついで弁証論治においては，「衛気営血」の区分に大別したうえで，その病変の特徴にもとづいたよくみられる証型を提示した。各証型については，〔症候〕〔病機〕〔治法〕〔方薬〕〔方意〕を示し，適宜に他の証型との区別や関連を述べた。さらに，小結（まとめ）を行ったのち，末尾に関連する文献を読み下し文で付加している。

温病学の用語は紛らわしいものも多く，文章のみでは難解で混乱しやすいので，旧版よりも図表を増やし理解の助けとした。

本書は，「温病学」（孟樹江主論，上海科学技術出版社，1985）を藍本とし，「温病縦横」（趙紹琴ほか，人民衛生出版社，1987），「温病学」（南京中医学院主編，上海科学技術出版社，1979），「温病学」（張之文主編，四川科学技術出版社，1987年），「温病学釈義」（南京中医学院主編，上海科学技術出版社，1978），「温病学講義」（成都中医学院主編，医薬衛生出版社，1973），「暑温と湿温の証治について」（張鏡人，THE KANPO Vol 9. No 1, 1991），「温病条弁白話解」（浙江中医学院，香港新文書店，発行年月不明），「温病条弁新解」（呉鞠通，学苑出版社，1995年），「湿熱条弁類解」（趙立勛編著，四川科学技術出版社，1986），「中国医学百科全書・中医学（下）」（《中医学》編輯委員会，上海科学技術出版社，1997），「傷寒六経病変」（楊育周，人民衛生出版社，1991），「金匱要略浅述」（譚日強〈神戸中医学研究会訳〉，医歯薬出版，1989）などを参考にし，当研究会での討論をふまえたうえで，編集・構成したものである。

現代医療の感染症治療の現場には，つぎつぎに新薬が登場して薬剤の種類は増えているが病原菌もしたたかに耐性を獲得して新たな攻撃をしかけてくるために未だに完全勝利を得るには至っていない。こうした状況をみても温病治療の考え方および治療法を理解し，さらに発展していくことが今後とも重要であることは言を俟たない。本書がそのためにいささかでも寄与できることを願う。本書の至らぬところも多々あると思われる。読者諸兄のご指摘，ご批判をいただければ幸甚である。

2014年2月
神戸中医学研究会

目　次

はじめに ……………………………………………………………………… iii

総　論

第1章　温病学の簡史

1）春秋戦国～唐代 ………………… 3
2）宋～元代 ………………………… 4
3）明～清代 ………………………… 5

第2章　温病の概念

1．温病の特徴 ……………………… 9
　1）温熱の邪により発病する ……… 9
　2）伝染性・流行性・季節性・地域性
　　がある ………………………… 9
　3）病変に特徴がある …………… 10
2．温病の範囲と分類 ……………… 10
3．温病と傷寒 ……………………… 11
4．温病と温疫 ……………………… 12
5．温病と温毒 ……………………… 13

第3章　温病の病因と発病

1．病因 ……………………………… 15
　1）風熱の邪 ……………………… 16
　2）暑熱の邪 ……………………… 16
　3）湿熱の邪 ……………………… 17
　4）燥熱の邪 ……………………… 17
　5）伏　気 ………………………… 18
　6）その他 ………………………… 18
2．発病 ……………………………… 19

1）発病因子 …………………… 19
2）病邪の侵入経路 …………… 20
3）発病の類型 ………………… 20
3．発病と季節 …………………… 22

第4章　温病の弁証

1．衛気営血弁証 ………………… 25
　　1）衛気営血の症候と病理 …… 25
　　2）衛気営血の病位と相互伝変 … 27
2．三焦弁証 ……………………… 29
　　1）三焦の症候と病理 ………… 29
　　2）三焦の病変の段階と相互伝変 … 30
3．衛気営血弁証と三焦弁証の関係 … 32

第5章　温病の診察法

1．弁舌 …………………………… 33
　　1）弁舌苔 ……………………… 33
　　2）弁舌質 ……………………… 35
　　3）弁形態 ……………………… 36
2．験歯 …………………………… 37
　　1）歯牙の乾燥 ………………… 37
　　2）歯縫の出血 ………………… 37
3．弁斑疹・白㾦 ………………… 37
　　1）弁斑疹 ……………………… 38
　　2）弁白㾦 ……………………… 39
4．弁　脈 ………………………… 40
　　1）浮脈・洪脈・数脈・滑脈 … 40
　　2）濡脈・緩脈・弦脈・沈脈・伏脈 … 40
5．弁神色 ………………………… 41
　　1）察神気 ……………………… 41
　　2）観膚色 ……………………… 41
6．弁症状 ………………………… 42
　　1）発熱 ………………………… 42
　　2）汗 …………………………… 43
　　3）頭身疼痛 …………………… 43
　　4）口渇 ………………………… 44
　　5）嘔吐 ………………………… 44
　　6）胸腹脹痛 …………………… 45
　　7）大小便 ……………………… 46
　　8）神志 ………………………… 46
　　9）痙厥 ………………………… 48
　　10）出血 ……………………… 48

第6章　温病の治療

1．主な治法 ……………………… 52
　　1）解表法 ……………………… 52
　　2）清気法 ……………………… 53
　　3）和解法 ……………………… 54
　　4）祛湿法 ……………………… 54
　　5）通下法 ……………………… 55
　　6）清営涼血法 ………………… 56
　　7）開竅法 ……………………… 57
　　8）熄風法 ……………………… 57
　　9）滋陰法 ……………………… 58

10）固脱法 …………… 59	3）兼気鬱 …………… 60
2．兼挟証の治療 …………… 60	4）兼血瘀 …………… 60
1）兼痰飲 …………… 60	3．回復期の調理 …………… 61
2）兼食滞 …………… 60	

第7章　温病の予防

1．温病予防の歴史 …………… 63	2）患者を隔離して伝染を防ぐ…… 65
2．温病の予防方法 …………… 65	3）薬物で感染を予防する ……… 65
1）正気を培固し身体を強壮にする　65	

各　論

第1章　風　温

病因・病機 …………… 69	5）腸熱下痢 …………… 77
弁証の要点 …………… 70	6）陽明熱盛 …………… 77
弁証論治 …………… 70	7）陽明熱結 …………… 78
■邪襲肺衛 …………… 72	■熱入心包 …………… 80
1）風熱犯衛 …………… 72	1）熱陥心包 …………… 80
2）風熱犯肺 …………… 73	2）内閉外脱 …………… 82
■熱入気分 …………… 74	3）熱入心包兼陽明腑実 …………… 83
1）邪熱壅肺 …………… 74	■余邪未浄 …………… 83
2）痰熱結胸 …………… 75	1）肺胃傷陰 …………… 83
3）痰熱阻肺・腑有熱結 …………… 75	小結 …………… 84
4）肺熱発疹 …………… 76	文献摘録 …………… 85

第2章　春　温

病因・病機 …………… 87	弁証論治 …………… 88
弁証の要点 …………… 88	■熱鬱気分 …………… 90

vii

1）熱鬱胆腑	90	2）内閉外脱	99
2）熱鬱胸膈	90	■ 熱引動風	99
3）熱灼胸膈	91	1）熱盛動風あるいは熱極動風	99
4）陽明熱盛	92	■ 熱灼真陰	100
5）陽明熱結	92	1）陰虚火熾	100
■ 熱鬱営血	94	2）真陰耗損	101
1）熱灼営陰	94	3）虚風内動	102
2）気営（血）両燔	95	■ 余邪未浄	104
3）血熱動血	97	1）邪留陰分	104
4）血熱蓄血	97	小結	105
■ 熱入心包	99	文献摘録	106
1）熱閉心包	99		

第3章　暑　温

病因・病機	109	5）暑湿瀰漫三焦	118
弁証の要点	111	6）暑傷肺絡（暑瘵）	119
弁証論治	111	7）暑穢	120
■ 邪犯衛分	113	■ 邪入営血	121
1）暑邪犯衛・肺失宣降	113	1）暑入心営	121
2）暑湿犯衛（冒暑）	113	2）暑熱動風（暑風・暑癇）	122
3）寒湿困表・暑熱内蘊（寒遏暑湿，陰暑）	114	3）暑入血分	124
■ 邪入気分	115	■ 余邪未浄	125
1）暑入陽明	115	1）暑傷心腎	125
2）暑傷津気	116	2）痰瘀滞絡	125
3）津気欲脱	117	小結	126
4）暑湿困阻中焦	117	文献摘録	127

第4章　湿　温

病因・病機	131	1）邪遏衛気	135
弁証の要点	133	2）邪阻膜原	136
弁証論治	133	3）湿困中焦	137
■ 湿重熱軽	135	4）湿熱鬱蒸・外発白㾦	138

- 5）湿濁蒙上・閉塞下竅 …… 139
- 6）湿阻腸道・伝導失司 …… 140
- ■湿熱併重 …… 141
  - 1）湿熱中阻 …… 141
  - 2）湿熱膠結難解 …… 141
  - 3）湿熱挟痰・痞阻心下 …… 142
  - 4）湿熱鬱阻・三焦気滞 …… 143
  - 5）湿熱瀰漫 …… 143
  - 6）湿熱蘊毒 …… 144
  - 7）湿熱伏在膜原 …… 145
  - 8）湿邪鬱阻経絡 …… 145
  - 9）湿熱醸痰・蒙閉心包 …… 146
- ■熱重湿軽 …… 147
  - 1）胃熱兼挟脾湿 …… 147
  - 2）湿熱鬱阻少陽 …… 147
  - 3）湿熱黄疸 …… 148
  - 4）湿熱挟滞・内阻腸胃 …… 149
- ■化燥入血 …… 149
  - 1）傷絡便血 …… 149
  - 2）気随血脱 …… 150
- ■余邪未浄 …… 151
  - 1）余湿未浄 …… 151
- 小結 …… 151
- 文献摘録 …… 153

第5章　秋　燥

- 病因・病機 …… 156
- 弁証の要点 …… 156
- 弁証論治 …… 156
  - ■邪在肺衛 …… 157
    - 1）温燥 …… 157
    - 2）涼燥 …… 158
  - ■邪在気分 …… 159
    - 1）燥犯清竅 …… 159
    - 2）燥熱傷肺 …… 159
    - 3）肺燥腸熱・絡傷咳血 …… 160
    - 4）肺胃陰傷 …… 161
    - 5）腑実陰傷 …… 161
    - 6）津枯腸燥・肺気不降 …… 162
  - ■邪犯気血 …… 162
    - 1）気血両燔 …… 162
  - ■燥傷真陰 …… 163
- 小結 …… 163
- 文献摘録 …… 164

第6章　伏　暑

- 病因・病機 …… 167
- 弁証の要点 …… 168
- 弁証論治 …… 169
  - ■表裏同病 …… 169
    - 1）気分兼表 …… 169
    - 2）営分兼表 …… 170
  - ■邪在気分 …… 171
    - 1）邪在少陽 …… 171
    - 2）邪結腸腑 …… 172
  - ■邪在営血 …… 173
    - 1）熱在心営・下移小腸 …… 173
    - 2）熱閉心包・血絡瘀滞 …… 173
- 小結 …… 174
- 文献摘録 …… 175

第7章　温　毒

Ⅰ．大頭瘟

病因・病機 ……………………… 177
弁証の要点 ……………………… 178
弁証論治 ……………………… 178
　1）肺胃熱毒・上攻頭面 ……… 178
小結 …………………………… 180
文献摘録 ……………………… 180

Ⅱ．爛喉痧

病因・病機 ……………………… 183
弁証の要点 ……………………… 184
弁証論治 ……………………… 184
　1）毒侵肺胃 …………………… 184
　2）毒壅気分 …………………… 186
　3）毒燔気営（血）…………… 186
　4）余毒傷陰 …………………… 187
小結 …………………………… 187
文献摘録 ……………………… 188

中医学用語索引 …………………………………………… 191
症状・症候・病証・病態索引 …………………………… 195
方剤索引 …………………………………………………… 200
人名・書名索引 …………………………………………… 202
あとがき …………………………………………………… 203

総論

温病学は,温病の病因・病機・転帰などを明らかにして本質を示すとともに,弁証方法・治療法・予防法を確立しようとする学科である。温病は,四季・性別・年齢にかかわりなく多発し,よくみられる疾病で,急性伝染病・急性感染症・発熱性疾患などを含む。一般に,発病は急で進行が速く,症状が比較的重く,甚だしい場合には死に至ったり後遺症を残す。伝染性をもつものも多く,条件によって伝播・蔓延して種々の流行をひき起こす。近年は予防法がすすみ,発病率が低下し,根絶したと考えられる病種もあるが,依然として多種の温病が発生しており,迅速で有効な予防と治療が望まれる。

第1章 温病学の簡史

　温病学は，中国の数千年にわたる歴史のなかで経験を積み重ね，理論を総括して徐々に発展してきた専門学科である。歴代医家の臨床観察と研究により，温病の原因・病機および症候には共通する特徴と独特の法則があり，他の疾病とは異なることが明らかになった。臨床経験が蓄積されて認識が深まるとともに，理論および弁証論治が次第に体系化されて，温病学が成立した。

　温病学の発展の過程は，大体以下のような段階に分けられる。

1）春秋戦国～唐代

　この時代の医学文献に温病の専著はないが，《内経》には温病に関する記述がある。《素問》六元正紀大論篇には「温病すなわち起こる」とあり，病名として「温病」がみられる。病因については，時令の気が正常でないときに温病が生じるとするほか，《素問》生気通天論篇に「冬に寒に傷るれば，春に必ず温を病む」とあり，これが伏気温病という伏邪の病因学説の最も古い理論根拠になっている。症候については，《素問》評熱病論篇に「温を病むものあり，汗出で輒ち復た熱して，脈は躁疾，汗にて衰えをなさず，言狂し食する能わず」と，温熱の特徴が明示されている。治療面では，《素問》至真要大論篇に「熱はこれを寒す」「温はこれを清す」などの基本原則が記されている。予後に関しては，《素問》玉版論要篇に「温を病み虚すること甚だしきは死す」とある。予防に関しては，《素問》刺法論篇は「正気内に存す」「その毒気を避く」が鍵であるとし，人体の正気を増強して外邪の侵入を防御するとともに，外来の毒気の侵襲を避けることとし，予防の必要性を強調している。ただし，当時の温病は概念上で傷寒の範疇に属しており，《素問》熱論篇は「今それ熱病は，みな傷寒の類なり」，《難経》は「傷寒に五あり，中風あり，傷寒あり，湿温あり，熱病あり，温病あり」とし，温病を傷寒の一病型とみなした。

　《傷寒論》は，温病初期の熱偏盛の症候を「太陽病，発熱して渇し，悪寒せざるものは，温病となす」と述べるが，治療方剤の明示はない。しかし，書中に記載される清熱・攻下・養陰などの治法と方薬は温病に適用可能で，後世の温病の治療学形成に大きな影響を与えた。ただし，《傷寒論》には温病の内容が包括されているとの認識から，温病についても《傷寒論》の体系が尊重され，治療上も傷寒の方剤をそのまま使用する傾向があったために，一面では逆に温病学の発展を阻害した。

晋代・王叔和は,《傷寒論序例》で温病を二種に分けている。一つは「冬時に寒を感じて肌膚に蔵れ,春に至り温病をなし,夏に至り暑病をなす」で,伏気温病の観点が示され,もう一つは「病中に更に異気を感じ,転じて温病となる」である。さらに,「時行」の説を創説し,「およそ時行は,春時は暖かかるべくして反って大いに寒く,夏時は大いに熱かるべくして反って大いに涼しく,秋時は涼しかるべくして反って大いに熱く,冬時は大いに寒かるべくして反って大いに温かし,これその時にあらずしてその気あり,これをもって一歳〔一年〕の中に,長幼の病,毎に相似るは,これすなわち時行の気なり」と述べ,後世の疫病に対する認識に影響を与えた。

この後にも温病の病因に関する文献があり,たとえば晋代の《肘後備急方》は「歳中に癘気あり,鬼毒を兼挟して相注ぐ,名づけて温病という」,隋代の《諸病源候論》は時気・温病は「人は乖戻の気を感じて病を生ず」と記載して,特殊な発病因子である「乖戻の気」が病因であるととらえた。治療面では,《肘後備急方》や唐代の《千金要方》《外台秘要》などに多数の方剤が記載され,たとえば温毒発斑に対する黒膏,風温に対する葳蕤湯,温病の熱盛傷陰に対する大青湯〔《肘後備急方》巻二：大青葉12ｇ,甘草・阿膠各6ｇ,豆鼓5ｇ〕,蓄血および出血に対する犀角地黄湯などは,後世の医家が温病の治療に応用している。なお,これらの文献には,太乙流金散の燻焼など温病予防の方剤も多数収録されている。また,《千金要方》では,温病予防の方剤を傷寒章のはじめに挙げるとともに,「天地にこの瘴癘あらば,還って天地に生ずる所の物をもってこれを防備す」とし,薬物で疫病の発生を予防できることを説明している。

以上のように,唐代以前にも温病に対する認識はあったが,論述が簡単で理論も素朴であり,概念上は温病を傷寒の範疇に含めた。それゆえ,この時代は温病学の芽生えの段階といえる。

2）宋～元代

宋代には,温病に対する認識が次第に深くなって臨床経験も蓄積され,温病の治法と理論に新たな展開がみられる。外感病の治療は長期にわたって《傷寒論》の理・法・方・薬にもとづいてきたが,社会が発展し経済や交通が発達して都市が増加し増大するとともに,人口の流動と集中化が進むと,外感病の種類と発生が次第に増加するようになり,《傷寒論》の理論と方剤だけでは実際の治療に応じ難いことを多くの医家が体験し,発展と改革の必要性を主張しはじめた。

朱肱は《傷寒類証活人書》で,《傷寒論》の麻黄湯・桂枝湯など辛温発表剤を用いた外感病の治療法は,一定不変のものではなく,因時・因地・因人に適宜に寒涼清熱薬などを加える必要があると提唱した。たとえば,「桂枝湯は西北より二方に居る人に,四時これを行いて応験（効きめが現れる）せざること無し。江（長江）より淮（淮河）の間は,ただ冬および春初にのみ行うべし,春末より夏至以前に及べば,桂枝証は黄芩半両を加うべし,夏至ののちに桂枝証あらば,知母一両,石膏二両を加え,あるいは升麻半両を加うべし。病人素虚寒のごときは,正に古方を用い,加減に在らざるなり」と述べ,経方（《傷寒論》の方薬）を墨守する当時の医家の態度を打ち破るうえである程度の役割を果たした。

温病の病因に関して，宋代には「冬に寒に傷る」だけではないと考えるようになった。たとえば郭雍は《傷寒補亡論》で，「冬に寒に傷れ，春に至り発するは，これを温病と謂う，冬に寒に傷れずして，春に風寒温気を感ずるにより病むは，またこれを温と謂う」と述べ，春季の温病には，冬季の寒邪が伏在して発病するものと，春季の時令の邪を感受してすぐに発病するものがあることを提示している。これが，「温病には伏邪と新感の二種がある」とする後世の学説の根源になっている。

　金元時代に至り，医学界に百家争鳴の活発な状況が出現し，温病学の発展に大きく寄与した。

　特に金元四大家のひとり劉河間（完素）は，熱病の治療に対して大胆な新説を唱え，新しい治法・方薬を提示し，温病学の発展に大きく貢献した。自身の経験から，傷寒の六経伝変はすべて熱証であり，「六気はみな火に従い化す」と考えて，熱病の初期には辛温薬だけを与えるのではなく，寒涼薬を主に対応すべきであると主張し，後世に「寒涼派」と呼ばれた。彼は熱病初期に辛温の麻黄・桂枝を乱用する弊害を除くために，解表薬と寒涼清熱薬を配合した双解散・防風通聖散などの表裏双解剤を創製した。この見解が，寒涼清熱薬を中心にした後世の温病治療学の基礎を築き，温病学の発展史における大きな転機となった。

　元代には，温病の証治に新たな法則が提示された。
　羅天益の《衛生宝鑑》は，上・中・下の三焦および気分・血分など，熱邪が存在する部位の違いによって製方用薬し，後の温病学の弁証論治に影響を与えた。
　元末の王安道は《医経溯洄集》を著し，概念・発病機序・治療原則にもとづいて温病と傷寒を明確に区別し，「温病は傷寒と混称するを得ず」と強調した。また，「傷寒は天令寒冷の時に即ち発して，寒邪は表に在り，その腠理を閉ず，故に辛温の剤にあらざれば，以てこれを散ずるに足らず，……温病・熱病は天令暄熱（暑熱）の時に後れて発し，……寒は表に在らず，故に辛涼あるいは苦寒あるいは酸苦の剤にあらざれば，もってこれを解するに足らず」と述べ，傷寒と温病は病機が全く異なり，温病は裏熱の外発であり，表証がみられるとしても裏熱鬱表が多いと指摘した。治療においても，清裏熱を主体にして解表を兼施し，裏熱を清すれば表証が自解することもあると述べている。このように，温病学は《傷寒論》の体系から分離しはじめ，清代の温病学家・呉鞠通は王安道を「始めてよく傷寒を脱却し，温病を弁証す」と評した。

　以上のように，宋～元代には温病学の理・法・方・薬に大きな発展があり，《傷寒論》の体系から次第に脱して，以後の温病学の体系の基礎を築いた。それゆえ，この時期は温病学の成長段階といえる。

3）明～清代

　温病学は次第に成熟に向かい，多くの医家が先人の理論と経験を受け継いでまとめ，さらに自己の経験を加えて温病学を発展させ，独立した専門学科を形成した。
　明代の汪機（石山）は，「新感温病」の概念を明確に提示し，「冬月に寒に傷るによらずして温を病むものあり。これ特春温の気なり，名づけて春温というべし。冬の傷寒・秋の

傷湿・夏の中暑のごときと相同じ，これ新感の温病なり」と述べた。

呉又可(ごゆうか)は，中国医学史上で最初の温病専門書である《温疫論》を著し，温疫の病因・病機・治療に関する独自の見解を提示した。病因については，風・寒・暑・湿・燥・火の六気ではなく，自然界に存在する特殊な発病因子の「癘気(れいき)」とし，温病の病因の特異性についての認識を深めた。また，温疫病は「老少強弱を問うことなく，これに触れれば即ち病む」という強烈な伝染性をもち，感染経路は「口鼻より入る」とした。治療面では，祛邪が第一であると強調して，疏利透達の達原飲を創製した。このような認識は，当時としては重大な創見であり，現在に至っても実際的意義を失ってはいない。

喩嘉言(ゆかげん)の《尚論篇》は，瘟疫の治療は上・中・下三焦の病位にもとづいた逐穢解毒を主体にすべきであると述べるとともに，秋季の燥邪による病変について病機と治療を深く論述した。

温病学は弁証論治の面ですでにある程度の体系を整え，清代の葉天士(ようてんし)・薛生白(せっせいはく)・呉鞠通(ごきくつう)・王孟英(おうもうえい)らが衛気営血・三焦を核にした理論体系の確立に指針を与えた。

清代の温病学家の第一人者は，「温熱大師」と称えられた葉天士である。門人が口述を整理して完成した《温熱論》は，温病学理論の基礎を固めた著作であり，病因・病機・感染経路・侵犯部位・伝変法則・治療原則などが系統的に述べられている。温熱の邪は口鼻から入って肺衛を犯し，伝変には順伝と逆伝があることを指摘して，衛気営血弁証の理論体系を創設するとともに，弁舌・験歯・弁斑疹・弁白㾦(はくばい)などの診断法を発展させた。また，《臨証指南医案》に多くの温病の医案を記載し，弁証用薬の範例を提供した。

同時代の薛生白(せっせいはく)は《湿熱病篇》を著し，湿温（湿熱病）の病因・病機・弁証・治療について系統的な論述を行い，温病学の内容は一段と充実した。

呉鞠通(ごきくつう)は，葉天士の理論に自身の臨床経験を併せて，四時（四季）の温病を系統的に論述した《温病条弁》を著し，新たに三焦弁証を提唱した。これによって，衛気営血・三焦を核心とする弁証論治の体系が形成され，温病の治療大法と方剤の整理・総括を通じて，温病の弁証論治の内容がより完全なものとなった。

このほか，戴天章(たいてんしょう)の《広温疫論》・楊栗山の《傷寒温疫条弁》・余霖(よりん)の《疫疹一得》などの著作は，いずれも温疫の発病と経過および弁証論治に深い検討を加えると同時に，多くの有効な方剤を提示している。

王孟英(おうもうえい)は，「軒岐（内経）・仲景（傷寒論）の文をもって経となし，葉薛諸家の弁を緯となす」と述べて，主要な温病学の著作を集めたうえで自己の認識を加え，《温熱経緯》を著して理論と証治を整理し，温病学をより発展させる重要な役割を果たした。

以上のように，明・清に至ってさらに経験が総括されて新たな理論・治法が制定され，理・法・方・薬の体系がより完全になり独立した学科になった。それゆえ，この時期は温病学の形成段階といえる。

温病の理論体系が確立するにつれ，温病学の理論に対する評価と，《傷寒論》と温病の関係について論争が盛んになり，いわゆる傷寒学派と温病学派の相争が生じた。傷寒学派は，「傷寒はすべての外感熱病の総称で，温病はそのなかに含まれるため，別の学科を立

てる必要はない」と強調し，「《傷寒論》には温病の証治が包括されており，六経の提綱が大切である」とした。また，「陽明病の証治は温病のために設けられたもので，白虎湯と承気湯があれば治癒しない温病はない」と称した。このような認識から，葉天士・呉鞠通らの温病学家を「新奇を衒い，物事の根本を知らない」と攻撃した。これに対し温病学家は，「温病と傷寒は外感病の二大類で，病因・病機が明らかに異なり，概念を混淆してはならず，治療法も厳格に区別すべきである」という見解に立ち，《傷寒論》は外感病の専門書ではあるが，内容は「寒に詳しく，温を略す」ので，陽明病の証治を温病に応用はできるが，温病の証治を概括するにはほど遠いと指摘し，「温病は傷寒の枠を脱して新理論を創設しなければならない」と主張した。《傷寒論》は外感病の治療に大きく貢献し，その弁証論治の原則が温病学を発展させるうえで重要な基礎になり，多くの治法・方薬が温病学家にも用いられ，現在に至っても高い臨床価値を有する。しかし，《傷寒論》は後漢末期の著作であり，当時の熱病に対する認識にも限界があり，その時代に完全かつ総合的な内容を期待することはできない。社会が発展し臨床経験が蓄積されるとともに，《傷寒論》を基礎にして絶えず総括しつつ発展させ，臨床の求めに応ずる必要があった。温病学の誕生は，外感病治療における中医学の進歩発展のたまものであり，理論面および弁証論治において《傷寒論》から大きく発展を遂げ，《傷寒論》の不足面を補充して外感病の治療効果を向上させた。このために，温病学が形成されたのちは，比較的短期間に多くの医家に肯定され受け入れられて運用されるようになった。温病学と《傷寒論》は学術的には一脈相承で分割できない。《傷寒論》は温病学の形成における重要な基礎であり，温病学は《傷寒論》から発展して補充したのである。

第2章 温病の概念

　温病は，温熱あるいは湿熱の邪がひき起こす発熱を主症状とする急性外感熱病の総称であり，熱証が明らかで化燥傷陰しやすいのが特徴である。多くの病変を含み，発病原因・発病の季節・症候などに違いがあるが，発生と経過に温熱の特徴がみられるので，温病と総称する。温病は概念的には傷寒・温疫・温毒などと区別があるので，明確にしておく必要がある。

1．温病の特徴

　温病に包括される多種の外感熱病には，発病・経過・症候などに以下のような共通の特徴がみられる。

1）温熱の邪により発病する

　温熱あるいは湿熱の邪による外感病で，初期から温熱の症候を呈し，傷寒など外感風寒による病変とは異なり，内傷雑病とも経過が異なる。
　原因になる病邪は，風熱・暑熱・湿熱・燥熱および伝統的に「伏気」と呼ばれる病邪が含まれるが，温熱と湿熱に大別できる。
　明代の呉又可(ごゆうか)は，臨床所見と先人の「乖戻(かいれい)の気」の病因理論から，温病が六淫（風・熱・湿・火・燥・寒）以外の特殊な発病因子である「癘気(れいき)」で発生すると考え，発病因子の特殊性を強調した。現代微生物学の誕生以前における独創的見解である。ただし，弁証求因・審因論治の面から分析すると，癘気も温熱の邪の範疇に入る。

2）伝染性・流行性・季節性・地域性がある

　大多数の温病はさまざまな経路を通じて伝播し，程度は異なっても伝染性をもつ。歴代の医学著作には温病の伝染性に関する記載が少なくなく，《素問》刺法論篇には「五疫の至るや，みな相染まり易く，大小を問うことなく，病状は相似る」とあり，劉河間(りゅうかかん)は《傷寒標本》で疫癘を「伝染」といい，呉又可は《温疫論》のなかで「邪の着くところ，天受あり，伝染あり」とさらに進んだ見解を示している。これらの記述は，温病の伝染性を指摘するとともに，口鼻あるいは接触を通じて病邪が伝染することも明らかにしている。

多くの温病は伝染するため，一定の条件下でさまざまな程度の流行をひき起こす。古代にいう「天行」「時行」には流行の意味が含まれ，晋代の王叔和は《傷寒論序例》で「これをもって一歳の中に，長幼の病，毎に相似るは，これすなわち時行の気なり」と述べている。流行の程度と範囲にも差があり，北宋・龐安時の《傷寒総病論》には「天行の病，大なればすなわち毒を天下に流し，次なればすなわち一方に，次なればすなわち一郷に，次なればすなわち一家に偏着す」とあり，流行にも大流行・小流行・散発の差があると述べた。病種の違いによって流行性に差があるのは当然であるが，同一種の温病でも条件によって流行性に違いがみられる。

温病の発生には大多数に明らかな季節性を認めるので，四時（四季）の温病を区別する。季節性とは，特定の季節だけに発生したり，ある季節に多発することをいい，温病の発生が気候の変化と密接に関係することを示している。季節によって気候の特徴と変化に違いがあるために，発生する温病にも特徴があり，温暖多風の春季には風温が，暑熱酷蒸の夏季には暑温が，乾燥した秋には秋燥がそれぞれあらわれる。また，各季節の気候条件によって人体の反応も異なり，冬から春には肺衛が失調しやすいので風熱の邪が侵入しやすく，夏から秋は熱盛湿重で脾胃が停滞しやすいので湿熱の邪が侵しやすい。

温病の発生と流行には地域性があることが多く，ある地域に多発しても他の地域では発生が少ない。たとえば葉天士の《温熱論》には，「わが呉は湿邪の人を害すること最も広し」とあり，東南沿海では湿熱による病変が多いことが示されている。地理・環境・気候などが病邪の形成に影響し，地域によって体質にも違いがあるためである。

3）病変に特徴がある

温病の経過における病理変化には，他の疾病とは異なった法則がある。

温熱の邪では，発病が急で伝変が速く，変化が多く，熱象が明らかで津液を損傷しやすい。湿熱の邪では，身熱不揚（第5章の発熱を参照されたい）・気機の阻滞・水液代謝の障害・脾胃の運化障害などを生じ病勢が遷延して治癒しがたい。

以上は各種の温病に共通してみられる特徴であるが，個々の病種によって程度に差があり，個別性も備えている。

2．温病の範囲と分類

歴代の中医文献にみられる温病の意味は同じではなく，包括する範囲にも違いがある。たとえば，宋代の《類証活人書》には「春月の傷寒は，これを温病と謂い，冬に寒に傷ること軽きは，夏至以前に発し温病をなす」とあり，温病を春季に発生する温熱病に限定しているが，《温病条弁》では「温病は，風温あり，温熱あり，温疫あり，温毒あり，暑温あり，湿温あり，秋燥あり，冬温あり，温瘧あり」と，広い範囲の病変を温病に含めている。現在では一般に，外感病のうちで風寒の邪による病変以外の急性熱病を，すべて温病の範囲に含めている。

本書の温病は四時の温病であり，風温（冬温を含む）・春温・暑温・湿温・秋燥・伏暑・

温毒（大頭瘟・爛喉痧など）について述べるが，これらは，発病の季節・四時の主気・症候の特徴などにもとづいて命名された病名である。たとえば，春温・冬温は発病の季節から，風温・暑温・湿温・秋燥などは四時の主気から，秋冬に発病する伏暑および冬春に発病する大頭瘟や爛喉痧は症候の特徴から，それぞれ命名されている。このほか，温瘡・湿熱痢・麻疹・白喉なども温病の範疇であるが，現在ではそれぞれの特徴により関係の科目に含めるので，本書では省略する。

　温病は多くの病種を含むが，内在する共通点からいくつかに分類する。現在用いられている分類法は次の二法である。一つは，湿邪を兼ねるか否かによる温熱と湿熱の分類で，温熱類は風温・春温・暑温・秋燥・温毒など，湿熱類は湿温・伏暑などを含む。もう一つは，発病時に裏熱証を呈するか否かで新感と伏気に分類し，表から発病し表熱証が主にみられる新感温病には風温・秋燥など，裏から初発し裏熱証が主にみられる伏気温病には春温・伏暑などがある。暑温や湿温では，発病時から裏証も明らかであるが，発病時の主気の特徴と症候が一致するので，新感温病に含めている。(21ページの図を参照)

　上述の分類法は，簡単ではあるが温病の内在法則をよくあらわしており，臨床分型に役立ち，弁証論治するうえで実際的意義がある。

3．温病と傷寒

　温病学は《傷寒論》の体系を基礎にして独自の体系をなしており，傷寒とは概念上区別すべきであるが，歴代の文献においては両者の概念に一定の関係が認められる。

　傷寒には，広義と狭義の違いがある。広義の傷寒は，すべての外感病の総称であり，温病もこれに含む。たとえば，《素問》熱論篇の「今それ熱病は，みな傷寒の類なり」は，すべての熱病を傷寒の範疇に入れている。一方，《難経》五十八難の「傷寒に五あり，中風あり，傷寒あり，湿温あり，熱病あり，温病あり」の「傷寒に五あり」は，広義の傷寒を，後文の「傷寒」は寒邪を感受して発病した狭義の傷寒を指し，温病は中風・傷寒・湿温・熱病と並列されており，多種の外感熱病の総称である現代の温病とは概念が異なる。以上のように，古代における傷寒と温病の概念では，温病は広義の傷寒に属する隷属関係にあり，温病と狭義の傷寒は外感病のうちの性質が異なる疾病として並列の関係にある。

　温熱の邪による温病と，寒邪による傷寒はいずれも外感病であるが，症候に明らかな違いがあり治法方薬も異なる。傷寒および温病の風温は冬春に発生しやすいが，病機が異なるので，明確に区別する必要がある。風温は，風熱の邪がひき起こし，初期には発熱・軽度の悪風寒・軽微な口渇・咳嗽・粘稠な痰・咽喉痛・舌苔が薄白・舌の尖辺が紅・脈が浮数などの表熱証を呈し，辛涼解表によって風熱を疏散する。傷寒は，風寒の邪がひき起こし，初期には，軽度の発熱・つよい悪寒・口渇がない・無汗・咳嗽・うすい痰・身体痛・関節痛・舌苔が薄白・舌質は正常・脈が浮緊などの表寒証を呈し，辛温解表によって風寒を発散する。

傷寒と温病の鑑別

	傷　寒	温　病
病　因	寒邪	温邪
受邪の経路	皮毛から入り，まず足太陽膀胱経が邪を受ける。	口鼻から入り，まず手太陰肺経が邪を受ける。
病　機	寒邪が肌表を束し，衛陽が鬱して化熱した邪が裏に入る。病の進展を六経の伝変順序で分ける。	温は陽邪で，化燥傷陰しやすく，伝変が迅速である。変化の過程を衛・気・営・血に分ける。
初期症状	悪寒発熱・頭痛・身体痛・無汗・苔薄白・脈浮緊など。	発熱悪寒・口渇・咳嗽・無汗あるいは少汗・頭痛・苔薄白・舌辺尖紅赤・脈浮数など。
初期治療	辛温解表	辛涼解表

4．温病と温疫

温疫（おんえき）とは，温病のうちでもつよい伝染性をもち流行をひき起こす一群の疾病を指す。

歴代の文献においては，温病と温疫の概念に関する認識が分かれる。「温病すなわち温疫であり，呼称は異なるが同じものである」と考える医家もあり，たとえば呉又可は「それ温は熱の始め，熱は温の終り，温と熱は首尾一体なり，故にまた熱病はすなわち温病たるなり。また疫と名づくるは，その延門闔戸（こ）（すべての家に広がる）し，また徭役（ようえき）（国家が民に課した義務的労働）の役（えき）のごとく，衆人均等の謂なり」と述べている。また，「温疫と温病は同じではなく，伝染するものが温疫で，伝染しないものが温病である」と考える医家もあり，たとえば陸九芝（りくきゅうし）は「温は温病たり，……瘟疫と弁ずるもの他に無きは，けだし即ちその伝染と不伝染を弁ずるのみ」と述べている。

以上のように，「温病はすべて伝染するので，温疫とも称する」とする見解と，「温病には伝染性がなく，温疫は伝染性をもつ」とする見解があるが，温疫が伝染性をもつという点では一致している。現代の認識からすると，いずれも一面的である。温病は現代医学でいう多種の急性伝染病・急性感染症・他の発熱性疾患を含み，程度の異なる伝染性をもつものが多いが，伝染性のないものもあるため，温病と温疫を同一のものと見なすことはできない。ただし，温病にも確かな伝染性をもつ病種が少なくなく，明らかな伝染性や流行性をもたない病種もあるが，伝染性が全くないとはいえない。それゆえ，温病は伝染性をもたないとして，温疫と対置させることはできない。

しかしながら，温病と温疫の概念を明らかにしておくことは，温病の予防と治療のうえで意義がある。温疫は，温病のうち伝染性が強く流行をひき起こす疾病で，大多数は発生が迅速猛烈で症状も重く，一般の温病とくらべて危害が大きいので，温疫の予防と治療には極めて慎重な配慮が必要で，すみやかに有効な予防と治療を行って蔓延を防がなければならない。ただし，温疫は温病から独立した別の疾病ではなく，弁証論治は温病に準じるので，本書では温疫を別章として述べていない。

5．温病と温毒

　古代の文献には温毒の名称がみられ，晋代の《肘後備急方》には「温毒発斑」の治法を記載している。温毒とは，温熱毒邪を感受して発病し特有の症状を呈する急性熱病を指し，一般の急性熱病の症候とともに局所の発赤・腫脹・疼痛・甚だしければ潰爛あるいは斑疹などをともなうのが特徴で，大頭瘟・爛喉痧・痄腮（さきい）（流行性耳下腺炎）など多種の疾患がある。

　このほか，温毒を病因の一つとする場合もあり，温病の病因の項で述べる。

第3章 温病の病因と発病

　温病をひき起こす主な病因は「温熱の邪」である。ただし，病邪を感受して発病するか否かは，人体の正気の強弱によって決定され，自然条件や社会的要因とも密接な関係がある。温病の病邪の特性と発病の状況を明確に認識することは，それぞれの病因がもつ発病上の特徴と病変の変化規律を知るうえで役立ち，温病を弁証論治するうえで実際的な意義がある。

1．病因

　温病の発病原因は温熱の邪の外感であり，風熱・暑熱・湿熱・燥熱などの邪のほか，伝統的に「伏気」と呼ばれる邪が含まれ，さらに癘気・温毒もこの範囲に入る。これらの病邪は，いずれも外から感受して，性質が熱に属し，発病が迅速で病位が特異であるなどの特徴をもつ。

　温病は外感病の一大類で，その発生に明らかな季節性がある。古代の医家は，「外感は六淫に外ならず，民病めばまさに四気を分かつべし」との認識から，温病の発生原因は主として四時の「六淫」であり，性質に温熱という特徴を具えるだけであるとした。六淫学説は，四季の気候の変化と季節的な外感病の症候の特徴を関連づけて，病因に関する理論を概括しており，人が自然に適応するという観念である「天人相応」と「弁証求因」の精神が貫かれている。古代の医家は長期にわたる臨床経験から，温病の発生に独特の法則があって，内傷雑病と異なる根本的な原因は，外界から病邪を感受することであると認識するに至った。しかし，当時の医学水準では，外邪に対する認識は臨床的な観察と経験にもとづく以外になかったため，人体が明らかに感覚しうる気候の変化を外感病の発病原因として捉え，「外感は六淫に外ならず」という病因学説が形成された。

　現代医学的な認識からすると，温病は多種の急性伝染病や感染症を包括しており，発病原因は主に病原微生物の感染である。ただし，四季の気候の変化が，自然界の微生物の発生・繁殖・伝播・媒介および個体の抵抗力に，影響を与えるという面を見逃してはならない。また，中医学は「六淫」を外感病の主因とみなし，「弁証求因・審因論治」の理論体系のもとに優れた実地臨床を行ってきており，外感「六淫」を単なる物理的要素ではなく病原微生物も含めたものとみなすべきである。当時の水準では，古人の認識は限られざ

を得なかったにすぎない。「六淫」の病因理論の重点は，それぞれの病邪の特異性と発病機序を明確にし，症候の特徴を分析して発病の原因を正確に推定し，病因に的確に対応した治療法を選ぶことにある。

四時の温病の発病後にみられる症候の特徴にもとづくと，主要な病邪は風熱・暑熱・湿熱・燥熱および伏気である。

1）風熱の邪

風熱の邪を感受して発症する温病を「風温」といい，春季に多い。風は春令の主気であり，春は陽気が昇発し気候が温暖で風が多いので，風熱の邪が形成されやすい。ただし，冬令の気候が異常で，寒いはずがかえって暖かいときにも，風熱の邪が形成されて風温が発病することがあり，冬季に発病するので「冬温」とも呼ばれる。

風熱の邪による病変には以下のような特徴がある。

- **まず上焦肺衛を犯す**

  風邪は昇散・疏泄の特性をもち，まず肺系と肌表皮毛を侵襲するため，風温の初期は病位が上焦肺衛にあることが多く，発熱・微悪風寒・頭痛・少汗・咳嗽・軽微な口渇・舌の尖辺が紅・舌苔が薄白・脈が浮数などの風熱表証を呈するのが特徴である。

- **化燥傷陰しやすい**

  風熱の邪は津液を劫灼しやすいため，風温では化燥傷陰しやすい。風温の病位は主に上焦肺系にあり，肺胃の傷陰が最も多い。

- **変化が速い**

  風邪には「善く行り数変ず」という特徴があり，風熱の邪による病変のほとんどは急激に発病して伝変が速く，経過中に「逆伝心包」を生じやすい。葉天士が「温邪はすなわち熱変最も速し」と述べたのは，この意味である。ただし，経過が順調であれば病邪の消退も速く，一般に病気の経過は長くない。

2）暑熱の邪

夏季に暑熱の邪を感受し発症する温病を「暑温」という。暑は夏令の主気で，火熱の性質をもち，朱丹渓は「盛熱の気，火なり」と指摘している。暑熱の邪の形成は，主に炎夏高温の気候と関係があり，発病に明らかな季節性が認められる。

暑熱の邪による病変には以下の特徴がある。

- **すみやかに陽明気分に入る**

  暑邪は火熱の邪で，燃え上がるような勢いがあって性質が酷烈で，人体に侵入後はきわめてすみやかに伝変する。それゆえ暑温では，初期にごく短期間の衛分証を呈したのちすぐに気分に入り，高熱・大汗・頭暈・顔面の紅潮・心煩・口渇・脈が洪大などの陽明熱盛の特徴があらわれる。葉天士は「夏暑は陽明より発す」と概括し，すみやかに裏に伝変する暑熱の邪の特徴を述べた。ただし，暑邪が心包・肝経を直接侵犯したり肺絡に侵入したりして，突然に昏迷・痙厥・喀血などをひき起こすこともある。

- **津・気を損傷しやすい**

1．病因

暑邪は性質が炎熱酷烈で津液を劫灼し発泄しやすく，津熱に付随して元気も外泄するため，暑温では津気が消耗しやすく，甚だしければ津気欲脱の重篤な病変が生じる。

- **湿邪を兼挟しやすい**

  暑邪は湿邪を兼挟することが多く，暑湿の邪という。炎夏の季節は，天暑が下迫し地湿が上蒸するため，暑熱が盛んであると同時に湿気も多く，暑熱による病変には湿邪を伴うことが多いので，暑温挟湿の病証が生じやすい。また，炎夏盛暑の季節には生冷物の摂取・納涼・戸外で寝る・冷房を使いすぎるなどを好むため，暑邪に湿邪と寒邪を兼挟した暑湿挟寒を呈することも多い。

3）湿熱の邪

湿熱の邪を感受して発症する温病を「湿温」という。湿熱の邪は四季を通じて存在するが，長夏（陰暦の6月頃，晩夏）の季節に最も多い。長夏は，暑気がなお盛んで湿が蒸騰しやすいうえに，雨が多くて湿気が多いため，湿熱の病変が発生しやすい。他の温病で湿邪を兼挟するのは兼証で，風温挟湿・暑温挟湿などがある。

湿熱の邪がひき起こす病変には以下の特徴がある。

- **病位は中焦脾胃が主体である**

  脾は湿土の臓で胃は水穀の海であり，湿と土気は同類相求めるため，湿熱の邪は中焦脾胃を侵しやすい。それゆえ，湿熱の病変は脾胃が主体で，腹の痞え・腹満・悪心・泥状便など湿困脾胃・運化失調の症候がみられる。

- **清陽を困遏し，気機を阻滞しやすい**

  湿邪は陰邪で性質が重濁であり，人体に侵入すると清陽を困遏し気機を阻滞しやすい。このため，湿温初期には陽熱の症候がはっきりしないことが多く，身熱不揚・悪寒・身体が重いなど湿困衛陽の症候や，頭が重い・ぼんやりするなど清陽被蒙の症候が主になる。同時に，湿濁が内蘊して気機を阻滞するため，胸苦しい・腹の痞え・腹満など湿阻気機の症状を伴う。後期には，湿困が持続して陽気を損傷し，陽気衰微をきたすことがある。

- **病勢は纏綿とし，伝変が緩慢である**

  湿邪は性質が粘膩で停滞するため，人体に侵入すると停着して除去しがたい。発汗すれば外解する寒邪や，清熱すれば消除できる温熱の邪とは異なり，化熱が遅く伝変が緩慢であるため，経過が長くて治癒しにくく，治癒しても再発しやすい。

4）燥熱の邪

燥熱の邪を感受して発病する温病は，秋燥のうちの「温燥」である。燥は秋令の主気で，乾燥という特性をもつ。秋燥には寒熱の属性の違いによる温燥と涼燥の区別があるが，気候の偏熱・偏冷と密接に関係しており，燥熱の邪は「秋陽もって曝す（秋の強い陽差し）」の温燥の気候により形成される。

燥熱の邪がひき起こす病変には以下の特徴がある。

- **病位は主として肺にある**

秋は燥金の気で肺と内応するため，燥邪は口鼻から侵入し肺経を犯すことが多い。それゆえ秋燥の初期には，発熱・微悪風寒など肺衛の症状と，咳嗽・少痰・鼻や咽の乾燥など肺燥の症状がみられ，これが燥邪による病変の主要な特徴である。燥熱が化火すると肺陰を灼傷しやすく，咳嗽・呼吸促迫・胸満・胸脇痛・咽の乾き・舌の乾燥などの肺燥陰傷の症候があらわれる。

● **津液の乾燥をきたしやすい**

燥邪は乾燥という特性があるため津液を消耗しやすく，燥熱の邪は乾燥の性質がとくに顕著である。それゆえ温燥では，初期から口唇や鼻腔の乾燥・咽喉の乾燥・口腔の乾燥・口渇・乾咳・無痰あるいは少痰・舌苔の乾燥などの津液乾燥の症状があらわれる。経過においては肺胃の傷陰がみられることが多く，少数ではあるが後期に下焦肝腎の傷陰をひき起こすこともある。

5）伏気

歴代の医家は，《素問》生気通天論篇の「冬に寒に傷るれば，春に必ず温を病む」を根拠に，冬に寒邪を感受してすぐには発病せず，内伏の寒邪が化熱して春に内部から温病を発生すると考えた。この「伏寒化熱」という発病因子は，春季の温熱の邪であって，風・暑・燥・湿などの性質はもたず，発病初期から裏熱証の特徴がみられるところから，内から発生する温熱の邪として「伏気」と呼び，ひき起こされた温病を「春温」と称する。春温の特徴は，初期から気分あるいは営分を犯して高熱・煩渇・尿色が濃い・不鮮明な斑疹・意識障害などの裏熱証を呈し，温熱の症候が顕著で，邪熱熾盛になると斑疹・痙厥（四肢を固くして痙攣し，意識を失って手足が冷たい状態）・意識障害などが生じやすく，容易に陰液を消耗して後期には真陰虧耗をきたすことである。

伏気による温病には，秋冬に発病して暑湿の邪の特徴を具える「伏暑」もあり，《素問》生気通天論篇の「夏に暑に傷るれば，秋に必ず痎瘧を病む」が根拠になっている。夏に感受した暑湿の邪が潜伏し，秋冬に外邪によって引動され，気分兼表あるいは営分兼表として初発する。

6）その他

上に述べたように，各種の病邪はそれぞれ特徴をもつが，すべて温熱に属して四時の温病を発病させる主因になる。なお，六淫のうちの寒邪もある種の温病の誘因になり，たとえば伏暑は寒邪の外感によって誘発され，初期には暑湿鬱伏と寒邪束表の症候がみられる。ときには，寒邪が温熱の邪と相兼して病変をひき起こし，たとえば風温初期に客寒包火を発生させる。

温病の病因としては，さらに「癘気（れいき）」がある。癘気は戾気（戾は虐げる，犯す）ともいい，暴戾（乱暴で道にもとる）かつ強烈な伝染性をもつ発病因子であり，明代の呉又可（ごゆうか）が先人の理論を基礎に当時の温疫病の「その延門闔戸（こう）（すべての家に広がる），徭役（ようえき）（国家が民に課した義務的労働）の役のごとく，衆人均等の謂（いい）なり」という大流行の特徴を観察したうえで提示した病因である。呉又可は長期にわたる臨床経験から，「温疫の発生は，

風・寒・暑・湿など六気の感受によるのではなく，自然界に存在する別の病因物質の感染による」と考えて，癘気の病因学説を提示した。癘気の特徴は，①性質が暴戾で発病力が強く，老若を問わず触れるとすぐに発病する，②強烈な伝染性があり，広範に伝播し流行蔓延しやすい，③口鼻から感染し，天受（空気伝染）と伝染（接触感染）がある，④癘気は多種あり，それぞれ病変を起こす臓腑経絡が特異的である，⑤動物の種属によって選択性があり，「牛病みて羊病まず，鶏病みて鴨病まず，人病みて禽獣病まず」である。このような独創的見解は，「百病はみな六気より生ず」という伝統的観念を打破するとともに，かなり正確な急性伝染病の発病原因を提示しており，病因学上の一大創見として温病の病因学を発展させた。ただし，歴史的条件の制限があり，直観的な現象の分析と推論から得た説であるから，当然ながら限界があった。「弁証求因，審因論治」の面からいえば，癘気学説は独立した理論体系として「六淫」証治と別個にはなっていない。このため，臨床的には温病の発生と流行の特徴を提示したにとどまり，弁証論治においては「六淫」の体系を脱することはできなかった。

このほか，古代の温病の文献には「温毒」という病因が記載されている。温毒は温熱毒邪とも呼ばれ，風熱時毒・温熱時毒などの温熱性で腫毒を形成する特徴をもった発病因子を指し，温病の一般的症候とともに局所の発赤・腫脹・熱感・疼痛・甚だしければ潰爛などがみられるのが特徴である。ただし，実質は熱邪挟毒であり，一般の温病の弁証論治に準じ，清熱解毒に重点をおくことが必要である。

2．発病

温病の発生における発病因子・病邪の侵入経路・発病の類型について述べる。

1）発病因子

温病を発病させる因子のうちでは，人体の防御能力すなわち「正気」の強弱が決定的な因子である。《素問》刺法論篇に「正気内に存すれば，邪干すべからず」とあるように，病邪が人体に侵入して発病するか否かは，人体の正気の強弱および邪正の力量の対比にかかっており，人体の正気が不足して防御機能が減弱したり，あるいは病邪の力が防御能力を超えると発病する。《霊枢》百病始生篇に「風，雨，寒，熱は，虚を得ざれば，邪は独り人を傷ること能わず。卒然として疾風暴雨に逢いて病まざるは，けだし虚無し，故に邪は独り人を傷ること能わず。これ必ず虚によりて邪の風は，その身形に与し，両虚相得て，すなわちその形に客す」とあり，人体の正気不足が外邪を人体に侵入させ発病させる決定的因子であることが示されている。

気候の変化も温病の発生に大きく影響する。四季についていえば，時令の気候の違いが，病邪の形成・伝播および個体の反応性・防御機能に影響を与え，類型の異なる温病が発生する。たとえば，夏季の高温で多雨湿重の条件下では，湿熱の邪が形成されやすいだけでなく，脾胃の運化機能も低下停滞しやすいため，暑湿あるいは湿熱による病変が発生しやすい。また，暴寒・暴暖・早魃・淫雨などの異常気候も，温病の多発や流行の重要な

因子である。

このほか，社会的素因も温病の発生や流行にきわめて深い関係があり，生活水準や健康水準の向上および予防措置によって抑制できる。

2）病邪の侵入経路

病邪が人体を侵犯する経路は，病邪の種類によって異なる。先人の論述によると，主な経路は以下のごとくである。

- **皮毛から入る**

 皮毛は一身の表を主り，衛気の作用により正常に開闔して生体内外の環境を統一し，外邪の侵襲を防御する。衛気の機能が低下すると，皮毛が固密でなくなって外邪が虚に乗じて侵入し，衛気が外邪と相争し皮毛の開闔が失調する「衛表の症候」が形成される。

- **口鼻から入る**

 「口鼻の気は，天気に通ず」で，外界の病邪は呼吸を通じて生体に侵入しやすい。

 鼻気は肺に通じるため，呼吸によって病邪が口鼻から侵入すると，病位は上焦の手太陰肺が主になることが多い。風温・秋燥など，初期に肺経の病変が中心になる温病では，病邪は口鼻から呼吸を通じて侵入する。葉天士は「温邪は上に受け，首先に肺を犯す」と述べ，病邪の侵入経路だけでなく病位も明らかにしている。

 口気は胃に通じ，口と胃は飲食物を摂納するため，不潔な飲食により邪毒が侵入することが多い。隋代の《諸病源候論》に「人は吉凶により坐席し飲み啖うあり，而して外邪悪毒の気あれば，食飲に随い五臓に入り，内に沈滞し，外に流注し，人をして肢体沈重し，心腹絞痛し乍ち瘥え乍ち発さしむ。その食によりてこれを得るをもって，故にこれを食注と謂う」とあるのが，これに相当する。邪が口から入ると，病位は中焦脾胃が主になることが多い。湿温・湿熱痢など湿熱の邪による温病は，この類型に属する。

病邪の侵入経路に関する古人の認識は，臨床観察から得た結論であり，経験の蓄積とともに豊富になり発展した。明・清以前の大多数の医家は，「皮毛は一身の表を主る」の理論と，外感病の初期に皮毛の開闔失調の症状がよくみられるという客観的事実から，外邪はすべて皮毛から侵入すると考えていた。明・清代になって，呉又可・葉天士・薛生白らの温病学家が，温病初期の病位の臨床観察をもとに，「温邪は上に受け，首先に肺を犯す」あるいは，「直ちに中道に趣く」という侵入経路を提示して，感染経路に関する理論を新たに発展させ，臨床の実際により適合するものとなった。

3）発病の類型

温病の種類は非常に多いが，発病時の症候から，表証として発病する「新感温病」と，裏証として発病する「伏気温病」の二類型に大別できる。

新感温病は，時令の邪を感受してすぐに発病する温病である。初期の病変は表にあり，発熱・悪寒・無汗あるいは少汗・頭痛・咳嗽・舌苔が薄白・脈が浮数など衛表の症候が主体であり，病変は表から裏へ浅から深へと伝変し，一般に症状が重くはなく経過も長くない。初期の治療は解表透邪が基本である。代表的な新感温病は，風温・暑温・湿温・秋燥

などである。

　伏気温病は，感受した外邪が体内に伏蔵し，時を経たのちに発病する温病で，裏証が主体になって発病する。特徴は，初期から灼熱・煩燥・口渇・尿が濃い・舌質が紅・舌苔が黄など裏の鬱熱症候が主にみられることである。伏熱が裏から外達するのは，病状が好転することを示し，裏熱がさらに内陥して深入するのは，病状の悪化をあらわす。伏気温病

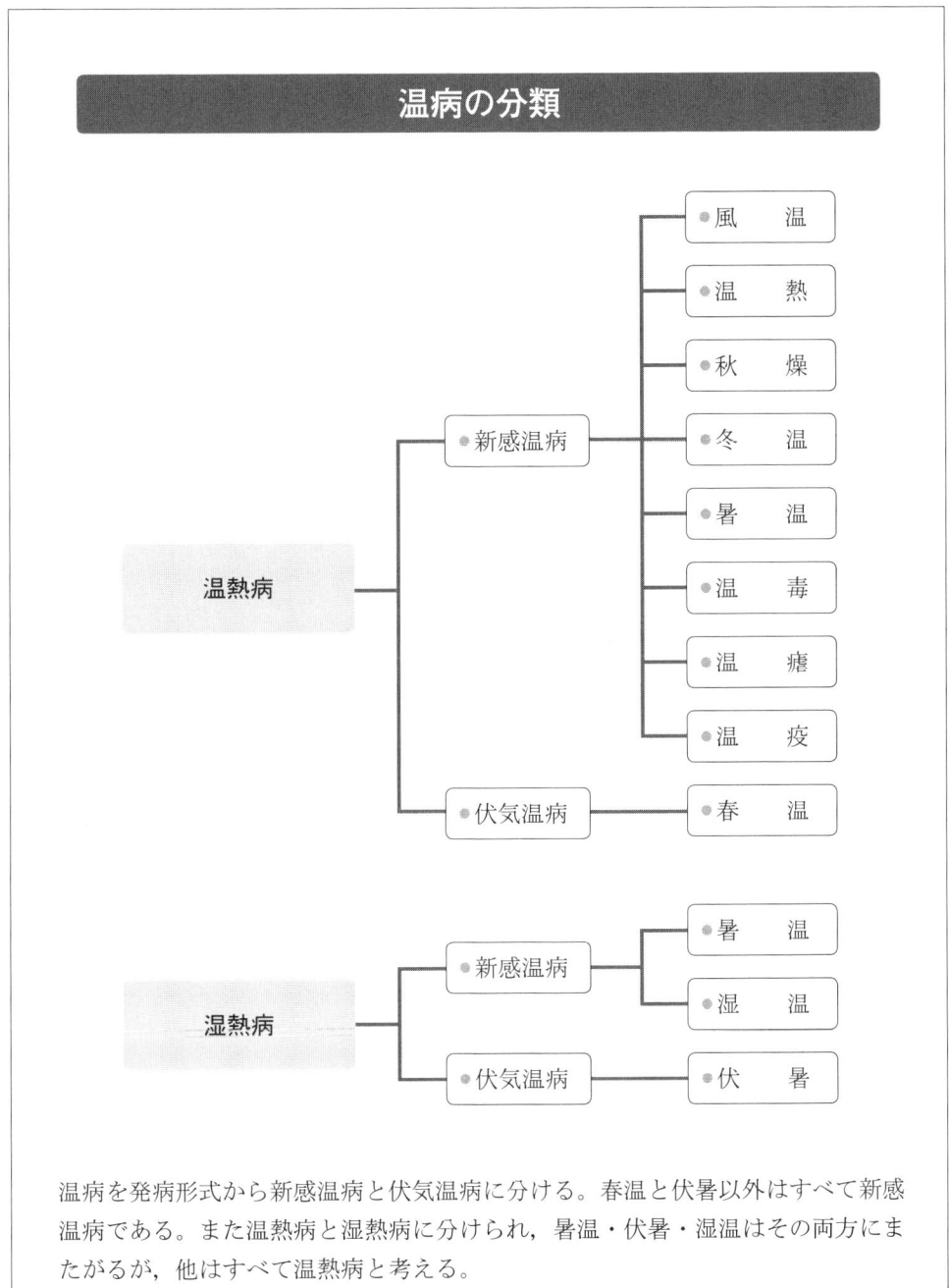

温病を発病形式から新感温病と伏気温病に分ける。春温と伏暑以外はすべて新感温病である。また温熱病と湿熱病に分けられ，暑温・伏暑・湿温はその両方にまたがるが，他はすべて温熱病と考える。

は，一般に症状が重く経過も長い。初期の治療は清泄裏熱が主である。代表的な伏気温病は，春温・伏暑である。

以上，二種の発病類型の一般的な特徴を述べたが，臨床的には特殊な症候もみられる。たとえば，新感温病に属する暑温では，早期から気分の症候を呈して衛分の過程はごく短く，伏気温病の伏暑は，初期に表証を伴って表裏同病を呈する。また，伏気温病での裏熱には病位や病機に違いがあり，邪伏膜原・邪伏少陰・邪舎営分など，邪が伏する部位に関する説が提示されているが，発病後の症候から推断した結論である。

新感温病と伏気温病という分類は，概念的には「邪を受けてすぐに発病するか否か」の区別であるが，実際には症候の観察にもとづいて決定されており，発病初期の症候の特徴と時令の主気との関連から概括されている。臨床上の意義は，邪を受けてすぐに発病するか伏蔵するかにあるのではなく，初期の発病形式の違いを理論的に示すことにより，病位の浅深軽重を区別し，病機と伝変の趨向を提示して，適切な治療法を確定することにある。現代の認識からすると，新感温病と伏気温病の区別は，主として病邪の性質・軽重および個体の反応状態などと関係があり，病邪を感受して即発するか伏在の後に発病するかという問題に拘泥すべきではない。

3．発病と季節

自然界には約1年を周期とする陰陽の消長があり，春から夏には陽気が次第に盛んになって暑くなり，秋から冬には陰気が次第に旺じて寒くなるというように，季節の変化がみられる。運気学説においては，毎年同様にくり返される季節の変化を，「初の気」から「終の気」の六段階に分けて「六気」として認識し，さらに各気を四節気に区分した「二十四節気」によって気候の変化をとらえている。

上述したように，温病の発病は自然因子と深く関っており，各種の温病にはそれぞれ好発する季節があるので，知っておく必要がある（図参照）。

新感温病は以下のようである。

風温：「初の気」から「三の気」の夏至以前に発病する。なお，「終の気」に非時（季節はずれ）の温暖によって発病する風温を「冬温」と呼び，これも含めている。

暑温：「三の気」の夏至以降から「四の気」の間に発病し，とくに小暑と大暑の間に多い。

湿温：「三の気」の夏至以降および「四の気」に発病し，「四の気」に多い。

秋燥：「五の気」に発病する。

伏気温病については以下のようである。

春温：「終の気」に邪を受け，「初の気」から「三の気」の夏至以前に発病する。

伏暑：「三の気」の夏至以降から「四の気」に邪を受け，「五の気」「終の気」に発病する。

なお，温疫・温毒は年間すべてを通じて発病する。

参考までに，四季と二十四節気および西暦との関係を**表**に示した。

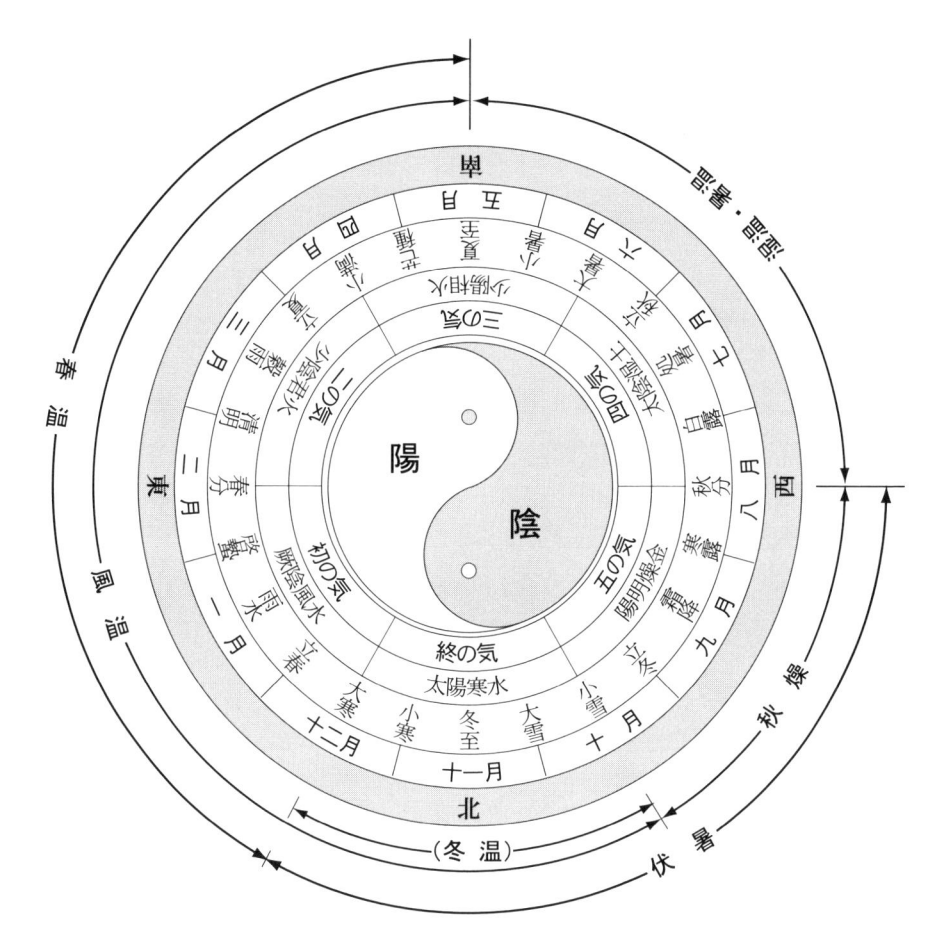

図　季節と温病の発生（図中の「月」は陰暦を示す）

表　四季と二十四節気と西暦の関係

季節	春	夏	長夏　秋	冬
節気	立春 雨水 啓蟄 春分 清明 穀雨	立夏 小満 芒種 夏至 小暑 大暑	立秋 処暑 白露 秋分 寒露 霜降	立冬 小雪 大雪 冬至 小寒 大寒
西暦（太陽暦）	二月三日〜五日 二月十八日〜二十日 三月五日〜七日 三月二十一日〜二十二日 四月四日〜六日 四月十九日〜二十一日	五月五日〜九日 五月二十日〜二十二日 六月五日〜七日 六月二十一日〜二十二日 七月六日〜八日 七月二十二日〜二十四日	八月七日〜九日 八月二十二日〜二十四日 九月七日〜九日 九月二十二日〜二十四日 十月八日〜九日 十月二十三日〜二十四日	十一月七日〜八日 十一月二十二日〜二十三日 十二月六日〜八日 十二月二十一日〜二十三日 一月五日〜七日 一月二十日〜二十一日

注：長夏については，種々説明があるが，晩夏と考えてよい。

第4章 温病の弁証

温病の弁証では，衛気営血弁証と三焦弁証が主体である。

1．衛気営血弁証

衛気営血弁証は，清代の葉天士の創設である。《内経》および先人の衛気営血に関する論述をもとに，自己の臨床経験を結びつけたうえで理論化し，温病の病理変化および症候を概括した弁証論治の方法である。

1）衛気営血の症候と病理

衛分証（えぶんしょう）

衛分証は，温熱の邪がはじめて人体を侵襲し，肺衛と相争し衛気を阻遏した病変である。症候の特徴は，発熱・微悪風寒・頭痛・無汗あるいは少汗・咳嗽・口渇・舌の尖辺が紅・舌苔が薄白・脈が浮数などで，弁証の要点は発熱・微悪風寒とわずかに口渇がある。

《霊枢》本臓篇に「衛気は分肉を温め，皮膚を充たし，腠理を肥やし，開闔を司るゆえんのものなり」とあるように，衛気は主として体表に敷布して肌膚の温養をたすけ，外邪の侵襲に抵抗して駆邪外出し，内は肺気と相通じて毛孔・汗腺の開闔を司る。温病の初期は，温熱の邪を上に受けてまず肺衛が侵され，肺の合である皮毛に病変が生じ，衛気がまず邪に抵抗する。衛気と邪が相争して発熱し，衛陽が邪に阻遏されて肌膚を温養できないと悪寒を生じるが，温熱の邪による病変なので寒軽熱重である。また，邪が肺衛を鬱阻して皮毛の開闔が失調すると，無汗あるいは少汗を呈する。頭は「諸陽の会」であり，陽熱が清空を上擾すると頭痛が生じ，衛気が鬱阻され肺気が宣降できないと咳嗽があらわれる。また，温熱の邪は津液を消耗するため口が渇き，熱が表に鬱すると舌の尖辺が紅・脈が浮数を呈する。舌苔が白は，病変の初期であることを示す。以上のように，邪襲肺衛・肺気失宣が衛分証を特徴づける病機である。

邪が衛分にあるのは病変が最も浅く，一般に軽症で持続時間も短く，治療が正確で時期を失しなければ，邪を表から除ける。邪の程度が甚だしいか治療が不適当であれば，病勢が進展して邪は気分に伝入する。心陰虚の体質・感受した邪が強いとき・失治や誤治による心陰劫傷では，邪が肺衛から心包に逆伝して病状はより悪化する。

第4章　温病の弁証

気分証（きぶんしょう）

　気分証は，邪が裏に入って気機を阻害した病変で，胃・腸・胆・胸膈など病変部位の違いで症状が異なる。陽明熱盛がよくみられ，特徴は壮熱・悪寒がない，悪熱・多汗・口渇がある，冷たい飲みものを欲する，舌苔が黄で乾燥，脈が洪大などである。一般に，気分証の弁証の要点は壮熱・不悪寒・口渇・舌苔黄である。

　気は生命に不可欠な物質の一つで，臓腑百骸を活動させる機能発現の基礎であって全身を防御する機能をもち，《霊枢》決気篇には「上焦は開発し，五穀の味を宣べ，膚を燻じ，身を充たし，毛を沢す，霧露の漑ぐがごとし，これ気たり」とある。衛分の邪を取り除けなければ，必ず裏に向かって伝変して気分に入り，気機を障害する。邪が陽明気分に入ると，邪正が激烈に相争して，つよく発熱し，内部の陽熱が体表部へと外迫すると，悪寒は消失して悪熱があらわれる。裏熱が蒸騰し津液を外迫すると多量の汗が出て，熱邪による傷津と同時に，汗として津液を失うためにつよい口渇を生じ，冷たい飲みものを欲しがる。熱盛であるから舌苔は黄に変化し，熱により気血が涌騰するため脈は洪大になる。陽明熱盛の病理的特徴は，邪盛でかつ正気の抵抗力が強いため邪正相争が激しく，熱盛になり津液を消耗することである。

　気分の病変は衛分より深く，経過が長くて症状も重いが，正気がまだ衰えておらず抵抗力もあるため，時期を失せずに適切な治療を行えば治癒する。治癒できないと，邪盛正傷となり進展して営分・血分に内陥する。ただし，陽明熱盛は気分証のうちの一つの病変にすぎず，邪が表から裏に入っているが入営動血には至っていないすべての病証が，気分証の範囲に属する。

営分証（えいぶんしょう）

　営分証は，熱邪が深入して営陰を劫灼し心神を擾乱する病変である。症候の特徴は，夜間の高熱・口は乾くがあまり飲みたくない・心煩・不眠・時に譫語・不鮮明な斑疹・舌質が紅絳・脈が細数などである。弁証の要点は夜間の高熱・心煩・譫語・舌質紅絳である。

　《素問》痺論篇に「営は，水穀の精気なり，五臓を和調し，六腑を灑陳（散布の意味）し，すなわちよく脈に入るなり，故に脈を循り上下し，五臓を貫き，六腑に絡すなり」，《霊枢》邪客篇に「営気は，その津液を泌し，これを脈に注ぎ，化してもって血となり，以て四末を栄し，内は五臓六腑に注ぐ」とあるように，営は水穀の精微から生じ，脈中に流注し血液の組成成分になって運行し，全身を栄養する物質で，血中の津液とみなすことができる。清泄されない気分の熱邪が津液を劫灼して営分に侵入したり，あるいはもともと営陰に虚があり，邪が肺衛から営分に内陥したり，あるいは体内に鬱伏した熱邪が徐々に営陰を消耗して，営分から病変が発生する。営分に陥入した熱邪が津液を灼傷するため，口渇・脈が細数・舌質が紅絳を呈する。衛気が陰分に入る夜間には邪正相争が激しくなるため，夜間に高熱が出る。邪熱が血中の津液を蒸騰して口に上承するため，口は渇くが飲みたくないあるいは口渇がない。営熱が血絡に波及して迫血外出する趨勢にあるため，不鮮明な斑疹が生じる。営は心に通じ，心は神明を主るため，邪熱が心神を擾乱して意識を障害し，軽ければ心煩・不眠，重ければ譫語・意識消失などをきたす。以上のように，営分証の病

機は営分熱盛・熱損営陰・擾乱心神である。

　営分の病変は気分より深く血分より浅いため，邪は外方の気分に転出するか，内陥して血分に入ることになり，適切に治療して邪を気分に外出させれば軽快に向かい，そうでなければ血分に深入して危急状態に陥る。

血分証（けつぶんしょう）

　血分証は，熱邪が深入して耗血・動血をひき起こした病変である。症候の特徴は，発熱・躁擾・意識障害・譫語・舌質が深絳などを呈し，吐血・鼻出血・血便・血尿・瀰漫性の斑疹などの出血症状がみられる。弁証の要点は，舌質が深絳・斑疹・出血である。

　《霊枢》決気篇に「中焦は気を受け汁を取り，変化して赤し，これを血という」，《霊枢》本臓篇に「人の気血精神は，生を奉じて性命を周らすゆえんのものなり。……これ故に血和せば，すなわち経脈は流行し，復して陰陽を営り（内外を営運し），筋骨は勁強し，関節は清利するなり」とあるように，血は脈中を流れて全身をめぐり，気を載運し津液を布散して五臓六腑・四肢百骸を栄養する。営分の熱邪が気分に転出せずに留まると必ず血分に陥入し，衛分・気分の邪も血分に直接侵入することがある。熱邪が血分に入ると，営分の病変が増悪するだけでなく，一面では熱毒過盛で血絡の損傷を加重し迫血妄行して，口・鼻・大小便の出血あるいは斑疹をひき起こし，一面では邪熱が耗血するとともに血と熱が結びついて脈絡内で広範な瘀血を形成し，営運を障害し気血を阻滞して瘀熱交結を生ずる。心は血を主り，神を蔵すため，熱邪が入血すると心神が擾乱して躁擾・意識障害・譫語が生じる。以上のように，血分証の病機は熱甚迫血・熱瘀交結である。

　熱入血分は病位が最も深く，温病の極期・末期にみられ重篤である。邪勢が衰えず正気が衰微すると，病状が急速に悪化するが，積極的に適切な治療を行って邪勢を減衰させ正気が回復すれば次第に快方に向かう。

　表に衛気営血の病理・症候・弁証の要点を示す。

2）衛気営血の病位と相互伝変

　衛・気・営・血は，密接な関連性があり分割できない。「気」は，体内を流動する精微物質の一つであるが，主には物質的な基礎のもとに発現する人体の各種の生理的機能に相当する。「衛」は気の一種であり，脈管外をくまなく運行する気で，三焦を通じて内は臓腑に，外は皮膚・筋肉に分布し，体表を保護して外邪の侵入を防止し，汗腺・立毛筋を調節して体温を調整し，臓腑を温め皮膚を潤滑に保つ機能がある。非特異的あるいは特異的な免疫能や汗腺の調節機能を指し，防衛の気である。「営」は衛との対比で「営陰」とも呼ばれ，脈中にあり，血とともに脈管内を循行し，変化して血を生成し全身を栄養・滋潤する。「血」は，血液のもつ濡養（栄養・滋潤）作用とその物質的基礎のことである。衛と気は「陽」に，営と血は「陰」に属する。

　以上に述べたように衛は表を主っており気の一部で，衛は気の浅層に相当する。営は血中の津液で血液の一部で，営は血の浅層に相当する。葉天士は「衛の後にはじめて気を言い，営の後にはじめて血を言う」と述べ，衛気営血の生理と病理から，温熱の邪が侵入し

温病の病位（衛・気・営・血）

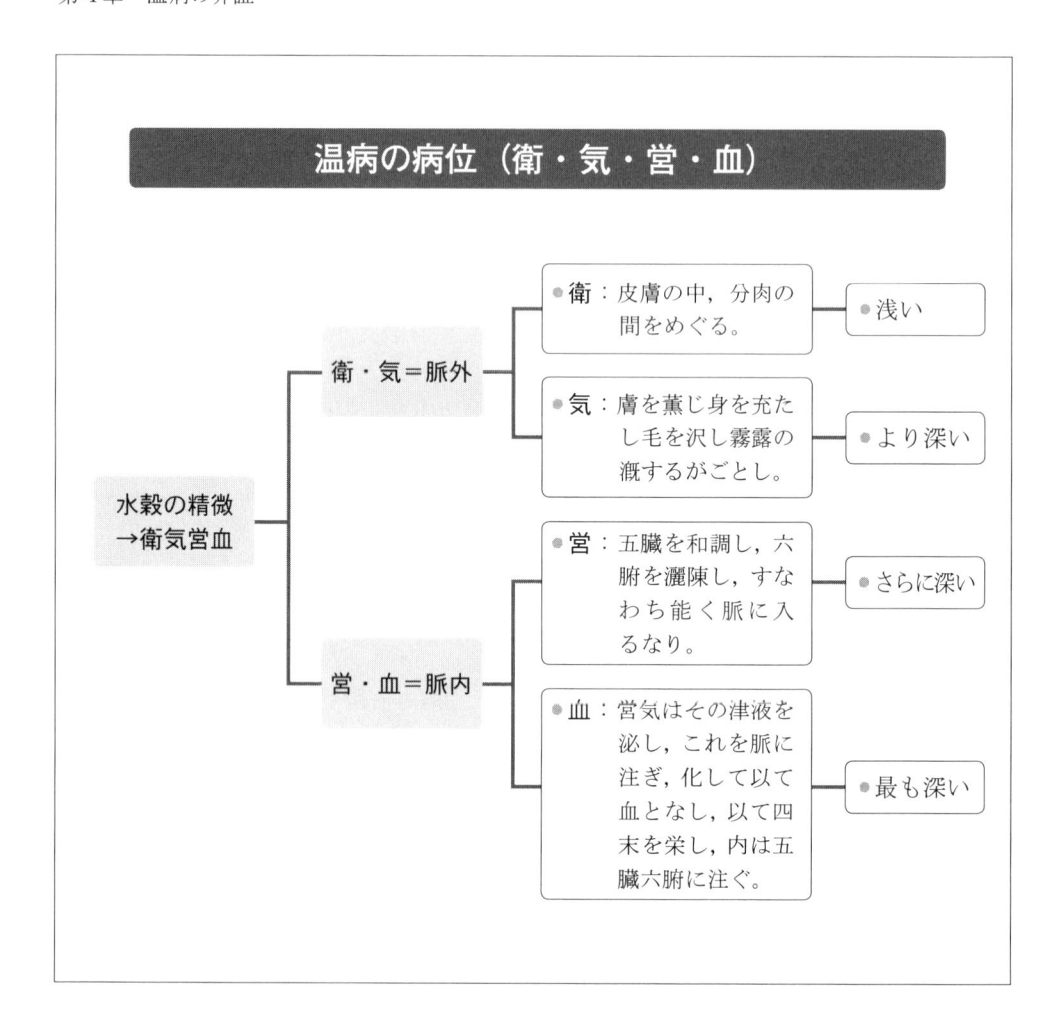

- 衛・気＝脈外
  - 衛：皮膚の中，分肉の間をめぐる。 → 浅い
  - 気：膚を薫じ身を充たし毛を沢し霧露の漑するがごとし。 → より深い
- 営・血＝脈内
  - 営：五臓を和調し，六腑を灑陳し，すなわち能く脈に入るなり。 → さらに深い
  - 血：営気はその津液を泌し，これを脈に注ぎ，化して以て血となし，以て四末を栄し，内は五臓六腑に注ぐ。 → 最も深い

水穀の精微 → 衛気営血

表　衛気営血弁証

証	病理	症候	弁証要点
衛	温邪襲表 肺衛失宣	発熱・微悪風寒・頭痛・無汗あるいは少汗・咳嗽・口は微渇・舌尖辺紅・苔薄白・脈浮数	発熱・微悪寒 口が微渇
気	邪入気分 熱熾津傷	高熱・悪寒せず反って悪熱・汗が多い・渇きがあり冷たいものを飲みたがる・尿が濃い・舌質紅・舌苔黄・脈数有力	高熱 悪寒がない・口渇 舌苔が黄色い
営	熱灼営陰 擾乱心神	身熱があり夜間に甚だしい・口が乾燥するがあまり飲みたがらない・ぼんやりした斑疹・心煩があり眠れない・時に譫語がある・舌紅絳・脈細数	夜間に顕著な身熱 心煩譫語 舌紅絳
血	熱盛迫血 熱瘀交結	身熱があり触診すると熱い・吐血・鼻出血・血便・血尿・びっしりとでる斑疹・意識混濁し異常な行動がありじっとしていない・舌深絳	斑疹 出血症状 舌深絳

た階層の浅深・病変の軽重・相互伝変を概括し，衛分の病変は気分より浅層にあり，血分の病変は営分より深層にあるとした。具体的には次のようにとらえた。邪在衛分は，病位が最も浅く表証に属し，経過が短くて病状は最も軽い。邪在気分は，邪が裏に入って病勢が盛んであり，病位は一層深く臓腑機能を障害し，病状は邪在衛分より重いが，正気がまだ盛んで抵抗力もつよいため，治療が適切であれば好転・治癒する。熱邪が営分・血分に深入すると，営血を消耗するだけでなく心神も障害して病状は最も重い。

以上のように，衛気営血という深浅・軽重の変化は，一般に病変の進行過程における伝変の順序とみなしてよい。温熱の邪は，多くは衛分から始まり裏に向かって伝変するため，衛から気に入りさらに営血に内陥する経過が温病伝変の一般法則である。ただし，感受した邪の性質・体質の強弱・治療の時期と方法の当否など，さまざまな影響を受けるので固定不変ではない。なお，臨床的には不伝と特殊伝変がある。「不伝」は，衛分を侵襲した邪が治療によって外出し，治癒することである。「特殊伝変」は，裏から発病するもので，気分証として初発したり，営血分証として初発して気分に転出し，次第に好転して治癒に向かうものをいう。裏証として初発する病変は，反復することが多くかなり重症である。このほか，気分証が消失しないうちに営血に内陥したり，衛分と気分の病変が同時にみられたり，外透すると同時に内陥することもあり，これらは特殊伝変の異なった形態である。

温病の伝変法則を掌握するには，衛気営血の各段階における症候の特徴を把握することが鍵になる。症候の特徴を知れば，病位の深浅や病機の変化を明確に掌握でき，的確な治療方法を決定できる。葉天士は「衛は汗し，気に入れば清気し，営に入っても透熱転気する機会があり，血に入れば涼血散血する」と述べて，衛気営血の病変に対する治療法則を確立した。

2．三焦弁証

三焦弁証は，呉鞠通（ごきくつう）の創設である。《内経》における三焦の部位の論述と自身の臨床経験を結びつけ，温病における「上から下へ浅から深へ」の病証の転変法則を，三焦を用いて解説するとともに，病邪が侵犯した臓腑の病理変化と症候の特徴を論述し，温病の弁証論治の方法を示した。

1）三焦の症候と病理

上焦証（じょうしょうしょう）（邪在上焦）

手太陰肺と手厥陰心包の病変が含まれ，邪が肺にあるのは病変の初期段階が多い。

呉鞠通は「太陰の病たる，脈は緩ならず緊ならずして動数，あるいは両寸独り大，尺膚（前腕の皮膚）熱し，頭痛み，微悪風寒，身熱し自汗し，口渇き，あるいは渇かずして咳し，午後に熱甚だし」と《温病条弁》で述べている。温熱の邪は口鼻から入り，鼻は肺に通じ，肺の合は皮毛で衛気を統摂しているため，邪が肺を侵すと外は衛気を鬱阻し，内は肺気不宣を生じ，上記の症状があらわれる。表邪が裏に入って熱邪が壅滞（ようたい）し肺気を鬱閉すると，発熱・汗が出る・口渇・咳嗽・気喘（呼吸促迫）・舌苔が黄・脈が数などがあらわれる。ま

た，肺衛の邪が心包に陥入して心竅を阻閉すると「逆伝心包」と呼び，舌質が紅絳・意識混濁・譫語・舌のこわばり・四肢の冷えなどがみられる。衛気鬱阻と肺気不宣は肺の病変が主体であるが，逆伝心包は心包絡の病変で重症である。

中焦証（ちゅうしょうしょう）（邪在中焦）

足陽明胃・手陽明大腸・足太陰脾の病変が含まれ，温病の中期あるいは極期である。

病変が中焦に波及して邪熱が熾盛になると，陽明気分熱盛を呈することが多い。呉鞠通は「面目倶に赤く，語声重濁し，呼吸倶に粗く，大便閉し，小便渋り，舌苔は老黄，甚だしければすなわち黒くむ芒刺あり，ただ悪熱して悪寒せず，日晡（午後4時前後）ますます甚だしきは，伝わりて中焦に至る，陽明の温病なり。脈浮にして洪，躁甚だしきは，白虎湯これを主る。脈沈数にして有力，甚だしきはすなわち脈体かえって小にして実なるは，大承気湯これを主る」と述べるように，温熱の邪が陽明に伝入すると，無形の邪熱が外へ向かって燻蒸するか，有形の熱結による腑気不通（便秘）を生じる。湿熱の邪が脾を侵して気機を痺阻すると，多くは湿温となる。脾は湿土の臓で水湿の運化を主るため，湿熱の邪は脾を侵犯しやすく，身熱不揚・汗が出ても解熱しない・胸腹が痞えて苦しい・悪心・肢体が重だるい・泥状便・尿の混濁・舌苔が白膩・脈が濡緩などの症候がみられる。進行して湿鬱化熱すると，熱証が次第に顕著になり，甚だしければ化燥化火する。

邪在中焦では，病邪が盛んであり抵抗力はまだ衰えていないため，治療が適切であれば伝変せずに治癒する。

下焦証（げしょうしょう）（邪在下焦）

足厥陰肝と足少陰腎の病変が含まれ，末期段階である。

腎は水臓で陰精を蔵し，熱邪が長期に留まって腎陰を耗損すると，発熱・頬部の紅潮・手のひら足のうらの熱感・口乾・咽乾・倦怠・心煩・不眠・脈が虚などを生じる。肝は風木の臓で腎水の滋養をうけており，腎陰が消耗して肝を滋養できない（水不涵木）と虚風内動が生じ，手指の蠕動・甚だしければけいれん・倦怠・四肢の冷え・激しい動悸・舌質が絳で乾燥し痿軟・脈虚などがみられる。温熱の邪は最も傷陰耗液しやすく，温病が下焦に伝入すると肝腎陰虚を呈する。

この時期は，邪熱は衰えていても正気の損傷も大きく，邪少虚多が多い。

表に三焦に属する臓腑の病理・症候・弁証の要点を示す。

2）三焦の病変の段階と相互伝変

三焦に属する臓腑の病理変化と症候は，温病の経過がどの段階にあるかをあらわす。上焦・手太陰肺の病変は初期の段階で，中焦・足陽明胃の病変は極期の段階で，下焦・足少陰腎および足厥陰肝の病変は末期の段階であることが多く，「上焦に始まり，下焦に終わる」といわれる。ただし，これは表から発病する温病についていえることである。病邪に性質の違いがあるために，発病初期にすべてが手太陰肺から始まるとは限らない。たとえば，湿温の初期では足太陰脾の病変が主で邪鬱肌表を兼ねる程度であり，暑温ではごく初

表　三焦弁証

証		病理	症候	弁証要点
上焦	手太陰 (肺)	邪襲肺衛 肺気失宣	発熱・微悪風寒・頭痛・口微渇・咳嗽・脈が浮数・舌苔が薄白	発熱・悪寒・咳嗽 口微渇・脈が浮数
		熱邪襲肺 肺気閉鬱	身熱・発汗・口渇・咳嗽・気喘・舌苔が黄・脈が数など	身熱・口渇・喘咳 黄苔
	手厥陰 (心包)	邪陥心包 機竅阻閉	舌質紅絳・意識が混濁し譫言をいったり意識が低下して話せない・舌がもつれる・四肢が冷たい。	意識が混濁し譫語がある・四肢が冷たい
中焦	足陽明 (胃)	胃経熱盛 薫蒸于外	発熱し悪寒がなく悪熱する・顔面や目が赤い・発汗・口渇・呼吸が粗い・舌苔は黄燥・脈は沈有力	高熱・汗が多い・口渇で飲む・苔は黄燥・脈は洪大
	手陽明 (大腸)	腸道熱結 腑気不通	夕方に高熱・便秘・尿が出にくい・声が重苦しい・舌苔は焦黒で乾燥した黄色・脈沈有力	潮熱・便秘・舌苔は黒黄で燥・脈沈有力
	足太陰 (脾)	湿熱困脾 気機鬱阻	身熱不揚＊・汗が出続ける・胸脘痞悶・吐き気・全身倦怠・舌苔が膩・脈濡	身熱不揚・上腹部の痞え・膩苔・脈濡
下焦	足少陰 (腎)	熱邪久留 腎陰耗損	全身熱感・頬が潮紅・手掌足底が手背足甲より甚だしく熱い・口と咽が乾燥・脈が虚・ぼんやりしている	手掌足底が手背足甲より甚だしく熱い・口咽が乾燥・脈虚・ぼんやりしている
	足厥陰 (肝)	水不涵木 虚風内動	手指の震え・あるいはひきつけ・ボーッとして手足に冷え・心中ビクビクして落ち着かない・舌は痿えて乾燥して絳・脈虚弱	手指が震えたりひきつける。舌は乾燥して絳で痿える・脈は虚弱

＊身熱不揚：自覚的に熱があるが，体表はあまり熱くない現象。

期から中焦陽明の病証があらわれ，暑風・暑厥などでは足厥陰肝・手厥陰心包の症候として発病する。王孟英が「それ温熱は三焦に究まるは，病は必ず上焦に始まり，而して漸に中下に及ぶを謂うにあらざるなり。伏気は内より発す，則ち病下より起こるものこれあり。胃は垢を蔵し汚を納れる所たり，湿温疫毒，病は中より起こるものこれあり。暑邪挟湿は，また中焦を犯す。また暑は火に属し，而して心は火臓たり。同気相求め，邪極めて犯し易し。上焦に始まるといえども，また必ずしもそれ手太陰一経に在ること能わざるなり」と述べている。それゆえ，三焦における経過の段階については，各症例ごとに観察しなければならない。

　三焦に属する臓腑での伝変は，一般に上焦・手太陰肺から始まり，中焦・陽明に向かって伝変して胃熱亢盛あるいは熱結腸腑が生じ，心包に逆伝することもある。中焦の病変が治癒しなければ，多くは下焦の肝・腎に伝入する。呉鞠通が「温病は口鼻より入り，鼻気は肺に通じ，口気は胃に通ず。肺病逆伝すれば，即ち心包たり，上焦の病治さざれば，即ち中焦に伝わる，胃と脾なり。中焦の病治さざれば，即ち下焦に伝わる，肝と腎なり。上焦に始まり，下焦に終わる」と述べたとおりである。ただし，これは一般的な伝変で固定

不変のものではなく，上焦の病変が消失しないうちに中焦の病変を生じたり，中焦の病変が消退しないうちに下焦の病変が発生することもある。

3．衛気営血弁証と三焦弁証の関係

衛気営血弁証と三焦弁証は，相違もあり関連性もある。上焦・手太陰肺衛の病変は衛分証に相当する。上焦・熱入心包は営分証の範囲に入るが，上焦・熱入心包は邪熱が伴生した痰とともに心竅を内閉した病態であるのに対し，営分証は邪熱が営陰を損傷して心神を擾乱した病態である。中焦の足陽明胃と足太陰脾の病変はすべて気分証の範囲に属するが，気分証は中焦だけでなく上・下焦にも波及し，邪が表から裏に入ってはいるが営血には及んでいない病証が，すべて気分証の範囲に入る。下焦・肝腎の病変と血分証は症候に明らかな違いがあり，下焦・肝腎の病変が熱邪による傷陰で虚証に属するのに対し，血分証は熱迫血溢が主体で実中有虚であり下焦の病変とは限らない。

衛気営血弁証と三焦弁証は，温病の病機・病変部位・病勢・伝変・症候などを明らかにして治療の方法を確立するもので，共通点があり，経とし緯として相輔する内容をもっている。臨床においては，両者を有機的に結合してはじめて全面的な弁証論治を行うことができる。

第5章 温病の診察法

　温病の診察法も望・聞・問・切の四診にほかならないが，発病が急激で変化が多く，臨床的にも特徴があるところから，弁舌・験歯・弁斑疹白㾦および弁神・弁脈・常見（よくみられる）症状の弁別などが主体になる。これらの診察法を正確に運用すれば，衛気営血弁証・三焦弁証および四時温病についての診断・治療の根拠が得られる。正確な診察と弁証にもとづいてはじめて有効な治療ができるので，診察法を十分に把握することが重要である。

1．弁舌

　弁舌は温病の診察において大切である。舌は人体の重要な部位で，多くの経絡が通じているため，感受した邪の性質・病変の浅深・津液の盈虧（えいき）・臓腑の虚実などが舌象に反映される。舌象には舌苔と舌質があり，主に形態・色沢（いろつや）・潤燥などの変化を観察する。

1）弁舌苔

　舌苔の色沢・潤燥・厚薄などを観察する。舌苔の変化は，主として衛分と気分の病変を反映する。

(1) 白苔

　　白苔には厚薄の別がある。薄は邪が衛分にあることを示し，初期の軽浅な病変にみられる。厚は邪が気分にあることを示し，多くは湿熱の邪の侵襲でみられる。舌苔の厚薄・潤燥の違いから，以下のような白苔がみられる。
・薄白苔でやや乾燥，舌の尖辺がやや紅：温熱の邪が侵襲した初期で邪が衛分にあることを示し，風温の初期にみられる。風寒の初期にも薄白苔がみられるが，舌苔が潤沢で舌色は正常である。
・薄白苔で乾燥，舌の尖辺が紅：表邪未解で肺津に損傷があることを示す。津液不足の外感風熱・風熱の邪による津液の消耗・燥熱の邪の肺衛侵犯の初期などでみられる。
・厚白苔で粘膩（ねんじ）：湿と熱が結びつき濁邪が上汜したことを示し，粘稠な唾液をとも

なうことが多い。湿温の湿阻気分でみられる。
- 厚白苔で乾燥：脾湿が残るが胃津に損傷があることを示す。胃燥気傷，すなわち胃津が不足して上承せず肺気が損傷を受けて津液を布散できない状態である。
- 白膩苔，舌質が紅絳：湿遏熱伏，すなわち湿邪が気分を阻遏し熱邪が内伏していることを示す。熱毒が営分に入り，湿邪が残存するときにもみられ，鑑別を要する。
- 白滑膩の厚苔で積粉状，舌質が紫絳：湿熱穢濁が膜原を鬱閉したことを示し，多くは重篤である。
- 白苔で厚く板状：胃中の宿滞に穢濁の鬱伏を兼ねていることを示す。
- 白砂苔（水晶苔）：白く乾燥してサンドペーパー状を呈する苔で，邪熱が迅速に胃に入って化燥し，舌苔が黄色に変わらないうちに津液が灼消されたことを示す。
- 白霉苔：舌全面がかび状の白苔で覆われ，甚だしければ口腔内から口唇・顎にまで及ぶ。アフタをともなったり，砕いた飯粒状の苔を呈することもある。穢濁が内鬱し胃気が衰敗したことを示し，予後不良が多い。

まとめると，白苔で①薄は表，厚は裏を主り，②潤沢なら津液は傷れておらず，乾燥していれば津液に損傷があり，③厚濁粘膩は湿痰穢濁の存在をあらわす。一般には，白苔は表を主り，湿を主り，病状が軽く予後は良好である。ただし，白砂苔は熱結在裏を，白霉苔は胃気衰敗を示し，いずれも重い裏証で，白苔中の例外である。

(2) 黄苔

黄苔の多くは白苔から変化したもので，熱邪が気分に入ったことをあらわす。その黄苔が厚いか薄いか，潤っているか燥いているか，および白苔を兼ねるか否かなどを子細に観察する。

- 薄黄苔：薄黄で乾燥がなければ，邪熱が気分に入った初期で津液の損傷はない。薄黄で乾燥していれば，気分熱盛で津液の損傷がある。
- 黄白苔：邪熱が気分に入り，表邪が残存していることをあらわす。
- 老黄苔：焦黄で乾燥し起刺をともなう舌苔で，裂紋を呈することもあり，陽明腑実でみられる。
- 黄膩苔あるいは黄濁苔：湿熱内蘊をあらわし，湿熱の邪あるいは暑湿の邪が気分に留連する（居座る）ときによくみられる。

まとめると，黄苔は①裏を主り，②実に属し熱に属し，③薄は病位が浅く，厚は病位が深い，④潤沢ならば津液の損傷がなく，乾燥していれば津液に損傷がある。黄厚焦燥は陽明腑実で，黄膩厚濁は湿熱蘊阻である。黄白相兼は，邪は入裏したが表邪も残っている衛気同病である。

(3) 灰苔

温病の経過では以下の三種がみられる。
- 灰燥苔：陽明腑実で陰液が損傷したときに生じることが多い。
- 灰膩苔：温病で痰湿内阻があることを示し，胸腹が痞えて苦しい・口渇があり熱

飲を欲する・唾が多いなどの症状が多い。
- 灰滑苔：陽虚有寒で，四肢の冷え・脈が細・嘔吐・下痢などをともなうことが多い。湿温の湿重熱微で，寒湿に変化したときにもみられる。

灰苔は寒・熱・虚・実・痰湿などを反映するが，舌苔の潤燥および全身症候から弁別する必要がある。

(4) 黒苔

温病でみられる黒苔は，大多数が黄苔あるいは灰苔から転化したもので，病状が重篤であることを示す。
- 黒苔が乾燥して起刺があり，舌質も乾燥し粗糙で硬い：陽明腑実を瀉下しなかったために熱毒熾盛になり，陰液が耗損したことを示す。
- 黒苔で甚だしく乾燥あるいは枯燥：温病後期にみられることが多く，下焦に深入した熱邪による真陰の耗竭を示す。舌体が乾燥して萎縮し，くすんだ絳色を呈することが多い。舌苔は厚くなく起刺もないので，陽明腑実の黒苔とは区別できる。
- 舌全面の黒潤苔：温病で痰湿を兼挟することを示す。もともと胸膈に伏痰があり，発熱・胸悶・口が渇いて熱飲を欲するなどをともなうが，他に険悪な症状はない。
- 乾燥した黒苔，舌質は淡白でつやがない：湿温で湿邪が化熱して営血に深入し，陰絡を灼傷して大量に下血し，気随血脱をきたすとみられる。病変の進行が迅速で，舌苔が変化しきれないため黒苔のままであるが，陽気が血とともに失われるので舌質は淡白でつやがない。

黒苔が反映する病変は熱盛傷陰が多い。一般に，乾燥し焦げたような黒苔は熱邪極盛あるいは熱灼真陰を示し，潤滑な黒苔の多くは痰濁の内伏が同時にあり，症候と合わせて弁別する必要がある。

2）弁舌質

舌は心の苗，心は血の主であるから，舌質の色沢・形態などの観察から，熱入営血の病変を弁識できる。温病でみられる舌質の変化は，主として紅舌・絳舌・紫舌である。

(1) 紅舌

正常の淡紅舌よりやや濃い紅色で，邪が営分に侵入しつつあることをあらわす。衛分証・気分証でも，邪熱の亢盛により舌質が紅になるが，尖辺に限局し，舌苔がみられることが多い。営分証では舌全面が純紅で無苔である。
- 舌尖が紅で起刺がある：心火上炎をあらわし，紅絳舌の初期にみられることが多い。
- 紅舌で裂紋あるいは紅点がある：心営の熱毒極盛を示す。
- 紅舌無苔で柔嫩（じゅうどん）：潮潤にみえるが触れると乾燥しており，熱邪が消退しはじめているが津液が回復していないことを示す。
- 淡紅舌で乾燥しつやがない：正常の淡紅舌より淡で，心脾の気血不足か気陰両虚

に多い。温病後期で邪熱は去ったがまだ気陰が回復していないときにみられる。

温病でみられる紅舌には多くの類型があるが，反映する病変は虚と実にほかならない。邪実は熱在心営で鮮明な紅赤を呈し，正虚は気陰不足で淡紅でつやがない。

(2) 絳舌

絳は深紅色で，多くは紅舌から進展して絳舌になる。絳舌と紅舌があらわれる病理は基本的には同じであるが，絳舌は紅舌よりも病変がいっそう深く重い。

- 湿潤した純絳舌：熱入心包をあらわす。
- 乾燥した絳舌：火邪によって営陰が耗損している。
- 黄白苔のある絳舌：邪熱が営分に入り，気分にも邪が残存する。
- 粘膩垢苔のある絳舌：邪熱が営血にあって痰湿穢濁を挟有しており，心包を蒙閉して意識障害を生じやすい。
- 無苔（鏡面舌）の絳舌：舌面が鏡のようにピカピカした平滑無苔で乾燥して唾液がなく，胃陰衰亡をあらわす。
- 乾枯した痿軟の絳舌：真陰枯涸を示し，極めて重篤。

絳舌を呈する病証にも虚実があり，湿潤した純絳舌および乾燥した絳舌は心営熱盛で，鏡面のようなピカピカした舌あるいはしなびたように乾枯した舌は胃腎の陰津枯竭である。同時に舌苔の有無を観察すべきで，黄苔があれば邪熱が入営したが気分にも邪が残り，粘膩垢苔があれば熱在営血で痰湿穢濁を兼挟する。

(3) 紫舌

紫舌は絳より濃い暗色で，絳舌が進行して，病変がより深く重く，営血の熱毒が甚だしいことをあらわす。このほか，他の原因で紫舌が生じることもある。

- 焦紫舌で起刺をともなう（楊梅舌）：舌面が楊梅状（表面が無数の小顆粒に覆われるヤマモモの果実状）を呈し，血分熱毒の極期で，動血動風の前兆である。
- 紫晦舌で乾燥（猪肝舌）：豚の肝臓のような晦い色調で，肝腎陰精が竭きた重篤な症候で，予後は不良である。
- 紫舌で瘀暗，触れると湿潤：瘀血があることを示し，多くは胸脇や腹部に刺痛などの症状があり，もともと瘀血の傷害を伴った温病患者にみられる。

このほか，舌色が淡紫青で滑苔を呈するのは陰寒であって，悪寒・四肢の冷え・脈が微など虚寒の症候がみられ，温熱に属する紫舌とは明らかに異なる。

紫舌にも虚実の違いがあり，焦紫で起刺を伴うのは熱毒極盛で，紫で瘀暗は瘀血を兼挟した実証であり，紫晦乾枯は肝腎陰竭で虚証に属する。紫で青滑は多くが虚寒で，温病でみるのはまれである。

3）弁形態

舌体の形態の観察は，弁証するうえで一定の価値をもつ。
- **(1) 舌体の強硬**：気液が不足して脈絡が滋養されていない。動風の可能性がある。

- (2) **舌体の短縮**：内風擾動あるいは痰濁内阻を示す。
- (3) **舌巻嚢縮**：舌体が巻縮し陰嚢が縮み上がっていることで，病変が厥陰に及んだ危急状態である。
- (4) **舌体の痿軟**：舌体が軟かくて萎えており，伸縮させたり門歯を越えて伸ばせない。肝腎の陰精が衰竭しかけている。
- (5) **舌斜舌顫**：舌が偏位したり細かく震える。多くは肝風内動を示す。
- (6) **舌体の脹大**：腫大すると同時に黄膩な垢苔が満布していれば湿熱蘊毒の上氾である。脹大で紫晦を呈するのは酒毒衝心である。

2．験歯

　歯牙の観察も温病の診断法の一つである。葉天士が「再に温熱の病は，舌を看ての後に，またすべからく歯を験るべし。歯は腎の余たり，齦は胃の絡たり。熱邪は胃津を燥かさざれば必ず腎液を耗う」と述べているように，温病では胃津を耗傷しまた腎液を劫爍しやすく，験歯は熱邪の軽重・津液の存亡を判断するうえで参考価値がある。

1) 歯牙の乾燥

　津液が耗損すると上布できず，歯は濡潤されないので乾燥する。病変には軽重浅深の違いがある。
- (1) **光燥如石**：表面が乾燥しているがなお光沢がある。胃熱で津液を損傷したが真陰はまだ竭きていないので，病状はあまり重篤ではない。温病の初期にみられ悪寒・無汗をともなうのは，衛陽が鬱し表気が通じずに津液が敷布しないためで，発散して表気を疏通すれば津液が上布し，歯はすぐに湿潤する。
- (2) **燥如枯骨**：歯の表面が乾枯して光沢がない。真陰が枯涸しており，予後不良である。

2) 歯縫の出血

　歯と歯齦の境界からの出血で，病変に虚実の違いがある。胃に因るものは実，腎に因る者は虚に属す。
- (1) **歯縫出血と歯齦の腫脹疼痛がある**：出血が鮮紅色で量が多いのは，胃火の衝激で実証に属する。
- (2) **歯縫出血はあるが歯齦の腫脹疼痛はない**：出血が滲む程度なら，多くは陰虚の腎火上炎で虚証に属する。

3．弁斑疹・白㾦

　温病では経過中に，斑疹・白㾦がよく出現し，色沢・形態・分布などの観察は，邪の軽重・病位の浅深・症候の順逆などの弁別に重要である。

1）弁斑疹

斑疹は，温病における重要な症状の一つである。斑と疹は形態が異なるが，同時に出現することが多いため，古医書では斑に疹を含めたり，斑疹と総称する。

1. 斑と疹の形態上の区別

皮膚表面にあらわれる紅色の皮疹で，大きく片状をなし圧迫しても退色しなければ「斑」，小さく粟粒状で不鮮明あるいは隆起があれば「疹」という。ただし，疹に関する見解は医家によってまちまちなので，注意を要する。

2. 斑疹の発生機序

斑疹は熱邪が営血に侵入したことを示し，章虚谷（しょうきょこく）は「熱は営中に閉ず，故に多く斑疹を成す」と述べている。陽明熱熾で邪熱が営血を内迫して血が肌肉から外漬すると斑になり，肺に鬱した邪熱が営分に内竄して肌膚の血絡から外出すると疹を生じるため，「斑は陽明より出で，疹は太陰より出づ」といわれ，陸子賢（りくしけん）も「斑は陽明熱毒たり，疹は太陰風熱たり」と述べている。このように斑疹の形成には，病位に肺と胃の違いがあり，病変に浅深の違いがある。

3. 斑疹発生の臨床的意義

斑疹が透発する前には，灼熱・煩躁・口渇・舌質が絳・舌苔が黄・脈が数などを呈することが多く，目がかすむ・難聴などは発斑の前兆であり，胸苦しい・咳嗽などは発疹の前兆である。斑疹の透発は邪気の外露であるため，斑疹の色沢・形態・分布の疏密・透出時の脈と症状などを観察して，症状の軽重・予後の良否を判断し，治療の方針を確定する。

(1) **色沢**：紅色で生気と潤いがあれば「順」であり，血行が流暢で邪熱が外透している徴候である。頬紅のような鮮やかな赤色は血熱熾盛を，鶏頭（けいとう）の花のような紫紅色は熱毒が深重であることを，黒色は火毒極盛で最も険悪であることを，それぞれ示す。黒くても光沢があれば，熱毒熾盛ではあるが気血が充溢しており，正しく治療すれば救える。黒く不鮮明で周囲が赤いのは，火鬱内伏で気血になお活性があり，大量の清涼透発剤を用いると，紅色に変わって救える場合がある。黒色で晦暗は，元気が衰敗して熱毒が錮結（こけつ）しており，予後は不良である。

　　斑疹の色沢が濃くなるのは病状の増悪を示し，雷少逸（らいしょういつ）（清代の医家。《時病論》を著す）は「紅は軽く，紫は重く，黒は危うし」と指摘している。

(2) **形態**：斑疹の形態は症状の軽重・予後の良否と一定の関連があり，余師愚（よしぐ）（清代の医家。余霖（よりん））は「苟（いや）しくもよく細心に審量し，鬆浮（しょうふ）緊束の間に神を明らかにし，臨証の頃（あいだ）に生死を決す」と述べている。斑疹が皮膚面に広く撒き散らしたように浮いてまばらに見えるのは，邪毒が外泄したことを示し，予後は良好で順証である。斑疹が緊束し根があって針や矢のように皮膚面から突出するのは，熱毒が深伏し錮結して透出しがたいことをあらわし，予後不良の逆証である。

(3) **疏密**：斑疹の分布の稀疏・稠密は熱邪の軽重を反映し，平均してまばらに分布しているのは熱毒が軽浅で予後良好であり，稠密で片状に融合しているのは熱毒が深重で予後がよくない。このことについて葉天士は，「見るべくして，多くは見るべからず」と指摘している。

(4) **脈証**：斑疹とともに脈象と症候を分析することが，弁証の助けになる。斑疹が透発して熱が下がり爽快になるのは，邪熱が外達し外解して裏が和したことを示す。発斑しても解熱せず，あるいは発斑しすぐに消退し意識が昏濁し四肢が冷え伏脈を呈するのは，正気が邪に勝てず毒火が内閉した危急症候である。

(5) **治療上の参考**：斑疹の治療には一定の原則がある。斑は陽明邪熱が迫血して生じ，疹は太陰風熱が血絡に内竄(ないざん)して発生するため，斑には清胃泄熱・涼血化斑が，疹には宣肺達邪・清営透疹が適し，斑と疹が同時にみられるときは，化斑を主に透疹を兼ねる。裏実壅盛のために斑疹が閉伏して外透しないときは，裏実（腑実）を通下すべきで，内壅が通じれば表気が疏暢になって熱が斑とともに外透する。斑疹の治療では以下の注意が必要である。初発時には熱邪を氷伏させないように寒涼薬は過用してはならない。また，昇提や滋補はみだりに用いるべきではなく，誤用すると熱勢を助長したり熱邪を内閉し，吐血・鼻出血・けいれん・意識障害などが生じる。

（附）陰斑

陰斑とは，淡紅色で不鮮明な斑がまばらに分布し，胸背部に数点みられる程度で，四肢の冷え・口渇はあまりない・顔面紅潮・不消化下痢・脈は洪数ではないなどをともなう。温病に寒涼薬を過用したり吐下を誤用したために，中気が虚乏して陰寒が伏し，格拒された相火が血とともに上行し，肌膚に溢出して生じる。治療は肉桂・附子などで引火帰原すべきであり，寒涼薬を投与すると生命の危険がある。温病実火の発斑とはまったく異なるので，仔細に鑑別しなければならない。

2）弁白㾦(はくばい)

白㾦は，気分に留連する（居座る）湿熱の邪が衛表を鬱蒸するために，皮膚面に形成される細小の白色疱疹である。頸項から胸腹に多く，四肢には少なく，頭面部にみられることはまれである。

白㾦は発熱して汗が出るたびに透発する。湿熱の邪は粘膩で除去しにくく，1回の発汗ですべてが透解することはなく，熱が高くなり汗をかくごとに少しずつ透出し，反復して何度も発生する。一般に，透発前には湿熱が鬱蒸するために胸悶がみられ，透発して病邪が外達すると緩解する。

白㾦を観察して，邪の性質と津気の盛衰を弁別する。白㾦は湿熱の邪が原因であり，湿温・暑温挟湿・伏暑などの湿熱の邪による病変でみられる。これらの病変に対し，滋膩の薬物を用いたり，軽清開泄を行わない場合に，最も生じやすい。水晶色を呈して豊満で顆粒が

はっきりした白瘖が生じ，熱勢が次第に衰えて気分が爽快になるのは，津気が充足して正気が邪を外透できていることを示すよい徴候である。枯骨色で内容のない白瘖（枯瘖）がみられ，熱が下がらず意識障害を伴うときは，津気ともに枯竭して邪気が内陥する危険な徴候で，葉天士は「白きこと枯骨のごときは多凶，気液竭くるがためなり」と指摘している。

白瘖に対しては透熱化湿・宣暢気機を用いるが，枯瘖の津気両竭には急いで養陰益気する必要がある。白瘖は湿熱の蘊蒸に因り，病変は気分にあり衛分ではないため，疏散の必要はなく，また単純な清裏熱も適切ではない。それゆえ，呉鞠通は「純辛走表，純苦清熱は，みな忌むところに在り」と警告している。

4．弁脈

脈診は温病においても重要な診断法の一つである。温病の経過中によくみられる脈象は以下のようである。

1）浮脈・洪脈・数脈・滑脈

(1) **浮脈**：表を主り，邪は衛分にある。温病の初期の邪在衛分では，脈が浮で数を兼ねることが多い。浮大で芤は陽明熱盛で津気にすでに虚があり，浮で促なら裏の鬱熱が外達しようとしている。

(2) **洪脈**：浮大洪盛の脈で，熱証・実証を示し，陽明熱盛でよくみられる。洪大で芤を帯びるのは津気に損傷がある。寸脈のみが洪大なのは肺経の気分熱盛である。

(3) **数脈**：一般に熱証をあらわし，常に他の脈象を兼ねてみられる。数で浮を兼ねれば温邪在表を，数で洪大有力を兼ねれば気分熱盛を，数で躁急を兼ね浮でも沈でもなければ裏の鬱熱をあらわす。数脈で細を兼ねるのは，多くが熱が営血に入り営陰が耗損したか，邪熱が下焦に入り真陰が劫灼されたためである。また，脈が虚で数を呈するのは，邪少虚多で内に虚熱がある徴候である。

(4) **滑脈**：熱盛邪実で正気も充盈している。滑で弦は痰熱結聚が多く，濡滑で数は湿熱交蒸が多い。

2）濡脈・緩脈・弦脈・沈脈・伏脈

(1) **濡脈**：湿邪による病変に多くみられる。濡で数は湿熱交蒸をあらわし，濡緩で小は湿邪偏重である。濡細で無力は，久病で正気が虚し胃気が回復していない徴候である。

(2) **緩脈**：湿温でよくみられ，気機が宣暢できないことを示す。久病で胃気が回復していないときにもみられるが，多くは緩無力である。

(3) **弦脈**：弦で数は熱が少陽に鬱し胆熱が熾盛であることを，弦で滑を兼ねるのは痰熱が多い。弦勁（つよくてかたい）で数は邪熱亢盛や肝風内動を示す。

(4) **沈脈**：裏証を主り，実邪の内結が多いが，虚証にもある。沈で有力は，腸胃の熱結あるいは下焦蓄血である。沈で無力は，多くは腸胃熱結による津液の消耗をあらわ

す。沈細で渋は真陰耗損を示す。
- (5) **伏脈**：裏証を主る。戦汗が始まりかけるとまず脈が伏になり，四肢の冷えや爪のチアノーゼがみられる。陰陽離決で陽気が脱しかけているときは，脈が伏で触れにくい。

5．弁神色

神気と皮膚色の観察であり，これによって正気の盛衰や邪熱の軽重を弁別する。

1）察神気

有神か無神かを弁別する。神は心に蔵され，外候は目にあるため，神気を察するには眼神の観察が重要である。

有神とは，眼光が明亮で精彩があって，瞳が敏捷に動き，意識が清明で呼吸が平均し，食欲が正常で行動が軽快であることをいう。有神であれば，邪が軽く正気に損傷がなく臓腑機能が正常で予後が良好であり，あるいは温病が治癒しつつあり正気が回復している。

無神（失神とも称する）とは，目に輝きがなく瞳の動きが緩慢であったり，目を閉じて倦臥し元気がなく物を言うのがおっくうであったり，意識が明瞭でなくボソボソととりとめもない独り言をいい，撮空（両手撮空ともいう。意識昏迷時にあらわれる両手で何かをつかもうとするような動作）したり，循衣摸床（意識昏迷時にあらわれる意味もなく衣服やベッドの端をまさぐるような動作）し，あるいは凝視して呼吸が弱くものを言わず，両手をだらりとひろげ失禁するなどの症候を指す。無神であれば，邪が重くて正気が虚し，甚だしければ元気が虚脱して心神を守れていない状態で，病状は重篤で予後は不良である。

2）観膚色

皮膚色の変化は邪の性質や病状の軽重などを反映し，《霊枢》邪気臓腑病形篇に「十二経脈，三百六十五絡，その血気みな面に上りて空竅に走く」とあるように，顔面の皮膚色の観察は重要である。

- (1) **面赤**：一般に発熱の症状で，火熱上炎で生じる。顔面全体が赤いのは陽明熱熾であり，両頬の紅潮は腎精虚損の虚火上炎で温病後期にみられる。
- (2) **面垢**：油濁あるいは煤けたような垢じみた暗い色調で，裏熱の燻蒸で生じる。戴天章が「温疫は蒸散を主り，散ずればすなわち緩み，面色多くは鬆緩にして垢つき晦し，人は蒸気を受ければ，すなわち津液は面に上溢し，頭目の間は垢つき滞多く，あるいは油膩のごとく，あるいは烟燻（煙でいぶす）のごとし，これを望みて憎むべきは，みな瘟疫の色なり」と述べている。
- (3) **面黄**：湿邪による病変をあらわす。顔色が淡黄で頭痛・悪寒・身体が重だるく痛む・胸苦しい・食欲不振・口渇がない・舌苔が白などをともなうのは，湿温の初期で湿邪が衛気を阻遏していることをあらわす。顔面と目が蜜柑のように鮮明な黄色になるのは湿熱の蘊蒸で，湿熱黄疸でみられる。黄色で晦暗は，寒湿の黄疸で，温病で

はまれである。
(4) **面黒**：温病の経過中に顔色が黒くなるのは，火極まれば水に似るの症状であり，予後不良である。

6．弁症状

温病でみられる複雑多様な症状は，各種の温熱の邪がひき起こした衛気営血および三焦に所属する臓腑の病変を反映しており，温病でよくあらわれる症状を正確に弁別すれば，病因・病機を把握できる。したがって，詳細に問診して症状を比較鑑別することが，確実な弁証の重要な鍵である。温病でみられる一般症状は以下のようである。

1）発熱

発熱は，各種の温病に必発する症状の一つで，正気が病邪に抵抗して争う全身的反応である。正気が邪に勝てば熱が消退し邪は消失する。発熱が持続すると津気を消耗し，甚だしければ陰竭陽脱をきたして死亡する。

内傷病でも発熱がみられるが，緩徐に発熱して経過も長く，多くは持続性の微熱を呈し，手足心熱・盗汗・自汗・頭のふらつきなどをともなうこともあり，経過中に衛気営血という各段階の推移はみられない。温病の発熱は一般に急激に発生し，初期には悪寒発熱あるいは寒戦（悪寒戦慄）壮熱（高熱）を呈し，発熱の経過中に衛気営血各段階の症候がみられ，全体の経過は内傷発熱より短い。

温病の初期は正気が旺盛で病変は軽浅であり，実証の発熱である。中期は正盛邪実で邪正相争が激しく，実証の発熱が多い。後期には邪熱が長期に持続して陰津を耗損するため，一般には虚証の発熱であるが，腎陰耗損・心火亢盛による発熱は虚実相兼である。

温病における発熱の主な類型には以下のようなものがある。

(1) **発熱悪寒**：発熱に悪寒をともなうことで，温病初期の邪在肺衛の症状である。王学権（おうがくけん）は「熱邪は首先に肺を犯し，肺は皮毛を主る，熱すれば則ち気張り清粛の権を失い，腠理は反って疏（あら）く，すなわち凛冽（りんれつ）と悪寒す，然して多くは口渇き，汗し易く，脈証は傷寒と迥（はる）かに別る」と述べ，温病の悪寒は傷寒とは違うことを説明している。

(2) **寒熱往来**：発熱と悪寒が交替して往来起伏し，瘧（マラリアなど）に似ている。熱邪が半表半裏に鬱して，少陽の枢機不利が生じたための症状である。

(3) **壮熱**（そうねつ）：熱勢（しせい）が熾盛で，悪熱があって悪寒はないことが多く，邪正相争が激しくて裏熱の蒸迫であらわれる。熱邪が陽明に入ると壮熱を呈することが多い。

(4) **日晡潮熱**（にっぽちょうねつ）：発熱が午後につよくなることをいう（日晡とは申の刻で，午後3～5時に相当する）。熱結腸腑でみられることが多い。

(5) **身熱不揚**（しんねつふよう）：邪熱が稽留しているが，体表部には明らかな熱象がみられないことをいう。湿邪が熱邪を鬱遏していることを示す（湿遏熱伏）。

(6) **発熱夜甚**：発熱が夜間に高くなることで，邪熱が営陰を灼消したことをあらわす。

(7) **夜熱早涼**：夜に発熱し，夜が明けると解熱することで，解熱しても汗をかかない

ことが多い。温病の後期で，邪が陰分に留伏していることを示す。
  (8) **低熱**：温病後期で熱勢が低微になるとみられる微熱で，手掌や足底のほうが手足の甲より熱感がつよい。肝腎陰虚で邪少虚多の徴候である。

2）汗

汗は，水穀の精微から化生した津液が蒸化されて腠理毛竅から排泄されたもので，正常状態では生理的な現象である。津液が虚損して汗源が不足したり，腠理の開闔が失調すると，汗に異常が生じるため，汗の異常を観察すれば，津液耗損の程度や腠理の開闔の状態を判断できる。章虚谷(しょうきょこく)は「汗を測るは，これを測り以て津液の存亡，気機の通塞を審(つまびら)かにするなり」と述べる。

  (1) **無汗**：温病初期の邪在衛分の段階でみられる無汗は，邪が肌表に鬱して腠理を閉塞したためで，発熱・悪寒・頭痛・身体痛などをともなう。進行して邪が営分に入って無汗となるのは，営陰が劫灼されて汗源が不足するためで，煩躁・灼熱感・舌質が絳・脈が数細などをともなう。
  (2) **時有汗出**：熱勢の起伏にともなって出る汗をいい，汗が出ると熱がやや下がるが，また熱が上昇する。湿と熱が相蒸するために生じ，呉鞠通は「もし中風系れば，汗出でれば則ち身痛は解して，熱は作(な)らざるなり。今継いで復た熱するは，すなわち湿熱相蒸の汗なり，湿は陰邪に属し，その気は留連し，汗によりて退くこと能わず，故に継いで復た熱す」と解説している。
  (3) **大汗**：全身に大量の汗が出ることをいう。高熱・口渇・水分を欲する・心煩などをともなえば，気分熱熾で津液の外泄を迫るためである。突然に大汗が出て止らず，口唇や歯の乾燥・舌質が紅で無津・恍惚状態・脈が散大などを呈すれば，亡陰の脱証である。多量の冷汗・皮膚が冷たい・四肢の冷え・顔色がわるい・元気がない・ものを言う気力がない・脈が伏で触れにくい・舌質が淡白でつやがないなどがあれば，気脱亡陽である。
  (4) **戦汗**：悪寒戦慄して汗が出ることをいい，病邪が気分に留連（居座る）して正気と相持し，正気が奮起して邪を外出するときにみられる。戦汗が発生するときは，四肢の冷え・爪のチアノーゼ・脈が沈伏などの前兆がよくみられる。戦汗の後は，一般に邪が消退して正気も虚し，脈が平静になり解熱したのちに次第に快方に向かう。ただし，正気が邪に勝てなければ戦汗後も熱が退かないこともある。邪が内陥して陽気が外脱すると，汗が出て皮膚が冷たくなり，煩躁不安（じっとしていられない）・脈が急疾などを呈する。このほか，全身が戦慄して汗が出ないのは，呉又可が「ただ戦して汗せざるは危うし，中気虧微なるをもって，ただよく降陥し，昇発する能わざればなり」と記すように，多くが中気虧損で，昇発托邪できないためであり，予後不良である。

3）頭身疼痛

頭痛と身体痛は，単独あるいは同時にみられる。疼痛の部位と程度および他の症状を注

意して問診する。

温病の頭痛は，主に経気不利と邪熱上干による。その多くは温熱の邪が肌表に客して経気を阻滞（経気不利）したり，邪熱が化火して清竅に上炎（邪熱上干）するためである。身体痛は，肌腠にとどまる邪が気血の循行を阻害して生じる。

(1) **頭脹痛**：頭が脹って痛むことで，温病の初期にみられ，発熱・悪寒・無汗あるいは少汗・咳嗽などをともなう。風熱が肌表を侵襲して生じる。
(2) **頭昏痛**：頭がふらついて痛むことで，風熱が清竅を上干して生じ，目の充血・目やに・咽喉痛などをともなう。
(3) **頭痛如裂**：切り裂かれるように激烈な頭痛で，つよい身体痛・関節痛・高熱・口渇・狂躁などを呈することが多い。毒火が熾盛で表裏に充満して循経上攻したために生じる。
(4) **頭重痛**：頭を包まれたような重い鈍痛で，湿邪が清陽を蒙閉したために生じる。湿温の初期によくみられる。
(5) **身体痠痛**（さんつう）：肢体が重だるく痛み，しびれて力がはいらず，甚だしければ寝返りもできない。湿熱が肌腠で阻滞し気血の循行を阻害して生じる。

4）口渇

口渇は温病の常見（一般的でよくみられる）症状の一つで，津液が消耗したり陰津が敷布（ひろくいきわたる）しなければ生じる。口渇の程度・水分を欲するか否か・熱飲と冷飲のいずれを好むか，および他の症状を弁別して，熱勢の盛衰・津液損耗の程度・津液が敷布しない原因などを判断する。

(1) **口渇欲飲**：口渇があって水分を欲することで，熱盛津傷の症状である。邪が衛表にあれば，あまり傷津はないため，口渇はごく軽度で飲む量も少ない。邪が気分に入ると津液の消耗が重度になり，つよい口渇があって冷たい飲物を欲し，高熱・大汗などをともない，多くは陽明熱盛による胃津の耗損で発生する。
(2) **口渇不欲飲**：口は渇くが水分を欲しがらない。湿邪が鬱阻して脾気が上昇せず，津液が敷布しないために生じることが多く，薛生白（せっせいはく）は「熱はすなわち液昇らずして口渇き，湿はすなわち飲内（うち）に留まりて飲を引かず」と述べている。身熱不揚・胸腹の痞満・舌苔が白膩などをともなうのは，湿温初期の湿邪偏盛にみられる。温病に痰飲を兼ねる場合も，口渇があって水分を欲しないか，口が渇いて熱い飲物を欲することがあるが，少量しか飲まず，飲んでもすっきりしない。邪熱が営分に伝入して営陰を灼消すると，口が乾いても飲みたくなかったり，あまり口渇がないのは，邪熱が営陰を蒸騰して口に上承させるためである。

このほか，口苦と口渇があれば，胆火内熾で津液が損傷を受けたことを示し，寒熱往来・心煩・脈が弦数などをともなう。

5）嘔吐

嘔吐は胃失和降の症状で，温病の経過には以下の状況がみられる。

(1) **悪心嘔吐**：軽ければ悪心だけであるが，重ければ悪心とともに嘔吐や乾嘔し，あるいは飲食すると嘔吐する。温病の初期で発熱・悪寒・頭身疼痛をともなうのは，外邪が束表し温熱の邪が犯胃することによる。温病の中期に出現し，痞え・腹満・舌苔が白膩をともなうのは，湿濁による脾胃の昇降失調のためで，発熱・心煩・腹の痞満・舌苔が黄膩あるいは黄濁をともなうのは，湿熱が中焦を痞塞して胃気が上逆するためである。

(2) **嘔吐酸腐**：腐酸臭のある吐物を嘔吐し，噯気・食べたくない・腹部の膨満・甚だしければ疼痛などをともなう。飲食物が胃内に積滞して和降を阻害するために生じ，温病で食滞を兼ねることを示す。

(3) **嘔吐清水（痰涎）**：稀薄な水様物あるいは酸苦味のあるサラサラした液体を嘔吐し，口苦・心煩などをともなうことが多い。湿熱が内留し胆火が胃に乗じて胃気を上逆させたために生じ，湿温・伏暑などでみられる。

(4) **頻吐如噴**：噴出性の頻発する嘔吐で，高熱・激しい頭痛・項部強直・けいれんなどをともなう。肝風内動して胃に横逆したために生じ，春温などでみられる。

(5) **嘔吐渴利**：嘔吐とともに口渇があって水分を欲し，下痢して肛門の灼熱感をともない，多くは胃腸有熱である。

(6) **乾嘔気逆**：乾嘔だけで吐かず，しゃっくりが出る。痩せる・舌質が紅・無苔あるいは少苔などを呈するのは，胃陰大傷による胃気上逆で，温病の後期にみられる。

6）胸腹脹痛

前胸部・胸脇部・上腹部・下腹部などの脹満疼痛をいい，脹って痛むものも痛むだけのものも含む。胸腹部の診察は，温病の重要な診察法の一つで，王孟英は「およそ温証を視れば，必ず胸脘を察す」と述べている。胸腹の診察では按圧が大切で，「拒按」すなわち按圧されるのを嫌うのは実，「喜按」すなわち按圧すると楽になるのは虚に属する。胸腹脹痛は気機が舒暢しないために生じ，原因は湿濁・積滞・瘀血などが多く，諸症状を総合して鑑別する。

(1) **胸部疼痛**：温病でみられる胸痛は，肺熱が肺絡を傷害し肺気不利をきたしたために生じ，発熱・咳嗽・咳で増悪する疼痛・すっきり出ない痰などをともなう。風温の邪熱壅肺でよくみられる。

(2) **胸悶脘痞**：胸苦しく胸が痞えることで，湿邪が清陽を蒙閉して気機が宣暢できないために生じ，薛生白は「湿は清陽を蔽えば則ち胸痞す」と述べる。湿温の初期で湿邪が気機を阻遏したときによくみられ，食欲不振・舌苔が白膩などをともなう。

(3) **胸脇疼痛**：痰熱が少陽を鬱阻して胆熱が熾盛になったために生じ，発熱・口苦などをともなう。

(4) **胃脘満痛**：上腹部が脹って痛むことで，湿熱痰濁が胃気を鬱滞させるために生じる。舌苔が黄濁であれば湿熱あるいは痰熱を，白膩であれば痰湿を示す。

(5) **胃脘連腹脹**：腹部全体が脹ることで，湿困中焦で昇降が失調し気機が鬱滞したために生じ，悪心・嘔吐・舌苔が厚膩などをともなう。

- (6) **腹痛陣作**：一定時間続く腹痛が生じることで，腸腑の気機阻滞による。湿熱が腸中の宿滞と結びついて腸道の伝導を失調させたときは，泥状あるいは味噌状の便ですっきりと出ない・甚だしければ便秘・舌苔が黄膩あるいは黄濁などを呈する。温熱が食積と結びついたときは，腹痛とともに便意が生じて排便後に痛みがやや緩解し，腐臭のある噯気・呑酸・食べたくないなどをともなう。
- (7) **腹脹硬痛**：腹が硬く脹って痛む。熱結腸腑にみられ，潮熱・便秘・譫語・意識昏濁などをともなう。
- (8) **少腹硬満疼痛**：下腹部が硬く膨満して痛む。多くは下焦蓄血で，狂躁状態・黒色の大便・舌質が紫絳などをともなう。熱入血室でもみられ，月経期に発症して寒熱往来・精神状態の異常などを呈する。

7）大小便

　大小便の性状・色調・回数・量などを観察する。
　温病で発熱すると尿色は次第に濃くなる。初期は淡黄色であるが，気分熱盛になると濃く少量になる。明らかな異常は，小便渋少と小便不通である。
- (1) **小便渋少**：排尿が円滑でなくポタポタとしかでず，尿色は濃い。熱盛傷津でよくみられ，小腸熱盛で膀胱に下注したときにも発生し，ときにつよい口渇をともなう。
- (2) **小便不通**：呉鞠通が「湿熱の小便不通は，膀胱開かざるの証なし」と指摘するように，膀胱熱結で津液が枯涸した「熱結液乾」が多く，心煩・舌質が紅で乾燥などをともなう。湿阻小腸で泌別ができないための小便不通もあり，湿熱の上蒸による頭脹・意識朦朧・悪心・舌苔が垢膩などを呈する。

　大便の異常は，主として腸道の伝導失調によって起こる。
- (3) **大便不通（便秘）**：主として熱結腸腑が原因で，腹の脹痛・拒按・意識昏濁・譫語・舌苔が黄で乾燥し起刺があるなどを呈する。津液枯涸の腸燥による大便不通もあり，一般に腹満や脹痛がなく，口の乾燥・舌質が紅・少苔などを呈し，温病後期にみられることが多い。
- (4) **便稀熱臭**：悪臭のある水様下痢で灼熱感をともなう。主な原因は腸腑積熱で，発熱・口渇などを呈し，風温でよくみられる。稀薄な水様下痢で異常な悪臭があり，腹痛・拒按・舌苔が乾燥で起刺などをともなうのは，熱結傍流（傍流は溢流の意）である。
- (5) **大便溏垢**（とうこう）：大便が味噌状あるいは泥状を呈し，すっきりと排便できない。湿熱が積滞と結びついて腸道を阻滞したために生じ，悪心・嘔吐・舌苔が黄濁などをともなう。

8）神志

　心は神を蔵し営血の運行を主るため，邪熱が心神や営血を擾乱すると，意識に異常が生じる。病邪の性質により擾乱の経路が異なるので，あらわれる症状も多様で，それぞれが病機を反映しているために，関連する症候を総合して鑑別する必要がある。
- (1) **神昏譫語（昏譫）**（せん）：意識がはっきりしないか消失し（神昏），うわごとを言う（譫語）。

温病における心神（意識状態）の障害

症候類型	病機	意識状態	その他の症状
熱鬱胸膈	膈中に鬱した邪熱が心包を逼す。	心煩懊悩。横臥しても起き上がっても落ち着かない。	身熱があり，舌苔は微黄。
湿熱痰蒙（湿熱醸痰・蒙蔽心包）	気分の湿熱が醸蒸して痰濁となり心包を蒙蔽する。	神志昏蒙。半覚醒のような状態で，ときにうわごとをいう。	身熱があり，舌は黄膩苔，脈は濡滑で数。
熱結腸腑	陽明（胃）に結した熱邪が心に乗じる。	昏譫。朦朧状態で，発語も不明瞭。	潮熱。便秘や熱結傍流がある。舌苔は老黄。脈は沈実有力。
熱入営分	営分の熱邪が心を擾す。	意識状態が不安定で，ときにうわごとをいう。	身熱があり，夜間に顕著。ぼんやりした斑点。舌は絳で，脈は細数。
熱入血分	血分の熱邪が心を擾す。	神昏。意識が混濁し，落ち着きがなく手足を動かし，狂人のような状態。	身熱があり，斑疹がでて，各種の出血症状があらわれ，舌は深絳。
熱入心包（熱陥心包）	熱邪が心包に内陥して心竅〔舌〕を閉阻し，神明が乱れ，気血の運行が失調する。	昏譫あるいは昏憒してものを言わない。	身熱があり，手足は冷たい，舌がもつれ，舌は絳。
治癒後	余邪未浄，邪犯心包あるいは営血と余邪が相搏して心主を阻遏する。	意識が朦朧として，言葉が不明瞭。あるいは意識が混濁して言葉を発しない。	病後で熱はすでに退いている。

心煩・ときに譫語・舌質が絳・無苔を呈するのは営分証の営熱擾心で，狂躁・斑疹・吐血・血便がみられるのは血分証の血熱擾心であり，身体が熱い・四肢の冷え・ものを言わない・舌質が絳などを呈するのは熱入心包による神明擾乱である。いずれも病邪が心の営血を侵犯した結果であるから，舌質は絳あるいは深絳を呈する。このほか，昏譫して声が濁り，潮熱・便秘・腹満硬痛・舌苔が黄で乾燥がみられるのは，熱結腸腑による邪熱上擾であり，気分の病変であるために舌苔は黄燥を呈する。

(2) **神志昏蒙**：意識がぼんやりとしてときに明瞭になることもあり，醒めているような眠っているような感じで，ときにうわごとを言う状態である。気分の湿熱が醸蒸して生じた痰濁が心包絡を蒙閉し，心神を擾乱していることを示す。舌苔が黄垢膩・脈が濡滑で数などをともない，湿温でみられることが多い。

(3) **昏憒不語**：意識が完全に消失し（昏憒）ものも言わない状態で，神志異常のうちでは最も重篤で，多くは熱閉心包による。内閉外脱のときは，肢体の冷え・顔面が灰色・舌質が淡でつやがない・脈が微で絶えそうなどがみられる。

(4) **神志如狂**：意識の障害があって躁動し狂躁状態を呈する。多くは下焦蓄血で瘀熱

が擾心したために生じ，下腹の硬満疼痛・大便が黒い・舌質が紫暗などをともなう。

9）痙厥

　筋脈が拘急して手足が痙攣することを「痙」あるいは「動風」といい，意識障害や四肢の冷えを「厥」という。痙と厥は同時にみられることが多いため，「痙厥」と称する。温病でみられる痙厥は，足厥陰肝・手厥陰心包と密接な関係がある。邪熱が熾盛になって木火相煽したり，陰精が消耗して心肝を上済できないために発生する。熱熾によるけいれんは急激で力があるために，「実風内動」と称し，陰精不足によるけいれんは緩徐で無力であったり蠕動を呈するので，「虚風内動」と呼ばれる。

(1) **実風内動**：急激に発症して強いけいれんが頻発し，四肢のけいれん・項部強直・牙関緊急・後弓反張・両眼凝視などとともに四肢の冷え・意識障害・脈が洪数あるいは弦数で有力がみられ，熱極による肝風の内生である（熱極生風）。高熱・口渇・多飲・大汗・舌苔が黄をともなうのは陽明熱盛による肝風内動で，高熱・咳喘・汗出をともなうのは肺金が火邪に侵されて肝木を抑制できず（金不制木）に生じた肝風内動（金囚木旺）で，神昏譫語・舌質が絳をともなうのは心営熱盛による肝風内動である。

(2) **虚風内動**：手足が緩徐にふるえたり，口角がピクピクとひきつったり，つよい動悸を呈し，微熱・頬の紅潮・五心煩熱・痩せる・元気がない・口乾・難聴・声が出ない・舌質が絳で枯痿などをともなう。熱邪が下焦に侵入して陰精を消耗し，筋脈が濡養されないと生じ，多くは温病の後期にみられる。

　このほか，肝が濡養されず痰湿をともなう虚実兼挟の肝風内動があり，湿温の後期にみられる。

　温病で痙厥が生じるのは病変が重篤なことを示し，発作が頻回でなかなか止まなければ予後は非常に悪い。

10）出血

　温病でみられる出血は，一般に邪熱が営血に深入した迫血妄行を示す。急激に多くの部位に出血したり，特定部位の出血が主で他の部位の出血を兼ねることが多い。局部に間歇的な出血を呈する内科雑病とは異なる。温病では出血の部位・量・色および他の症状などを観察する必要がある。

(1) **広汎出血**：喀血・鼻出血・血便・血尿・皮下出血・性器出血などを含める。鮮紅色の出血は熱盛動血であり，神昏譫語・舌質が深絳などをともなう。出血量が多いと気随血脱をきたして，出血が止まずに肢体の冷え・意識朦朧・ものを言わない・舌質が淡でつやがないなどを呈する。

(2) **喀血（咳血）**：咳嗽あるいは喀痰とともに出血することで，肺からの出血である。出血量が少なく瘀暗色で胸痛・呼吸促迫をともなうのは，風熱壅肺で肺絡が損傷され生じることが多い。初期は血の混じった痰を喀出し，続いて大量の喀血あるいは口鼻からの出血が生じ，煩躁・顔色が暗・脈が急疾などを呈するのは，暑熱傷肺に

より肺絡からの出血が口鼻から溢出したもので,「暑瘵」と呼ばれ予後がきわめて悪く,化源(生化の源,則ち脾胃を中心とする五臓の物質代謝)が急速に不足して死亡することが多い。呉鞠通が「咳して衄するは,邪は肺絡を閉じ,清道に上行す,汗出で邪泄すれば生くること可なるも,然らざればすなわち化源絶ゆ」と述べているとおりである。

(3) **便血**:鮮血が下るのは腸絡の損傷で,温熱の邪が営血に深入したために生じる。黒色の大便も便血であり,呉又可が「尽く下を失するに因り,邪熱は久しく羈り,以て泄するに由なく,血は熱がために搏たれ,経絡に留まり,敗れて紫色となり,腸胃に溢れ,腐り黒血となり,便色は漆のごとし」と述べているように,腸腑の蓄血証でよくみられ,下腹の硬満疼痛・神昏如狂・舌質が暗紫などをともなう。

第6章 温病の治療

　温病の治療は弁証論治にもとづくべきで，症候から病因・病機を明らかにし，相応の治法を確定し方薬を選定して，病邪を除去し気機を調整して正気を扶助し健康を回復させる。

　治法を確立するうえで重要なことは，病邪の性質を明らかにすることと，衛気営血弁証と三焦弁証によって病機の変化を明確にすることである。

　温病をひき起こす主な病因は温熱の邪であるが，季節により病邪に風熱・温熱・暑熱・湿熱・燥熱などの違いがあり，治法も異なる。たとえば，風熱在表には疏風泄熱し，暑湿在表には清暑化湿透表し，湿遏肌表には宣表化湿し，燥熱在表には疏表潤燥するなど，治法を選択して用いる必要があり，これを「審因論治」という。

　病機が異なれば治法も異なる。葉天士が《温熱論》に「衛に在らばこれを汗して可なり，気に到りて才て清気すべし，営に入りてはなお透熱転気すること可なるも，……血に入らば就ち耗血動血を恐れ，直ちにすべからく涼血散血すべし」と述べたのは，衛気営血の病理変化にもとづく治療大法であり，通常の状況では違背してはならない原則である。違反すれば治療するたびに誤りを犯して重大な結果を招くことになる。呉鞠通が《温病条弁》治病法論において「上焦を治するは羽のごとし，中焦を治するは衡のごとし，下焦を治するは権のごとし」と述べたのは，三焦に所属する臓腑の病理変化にもとづいた治療原則である。さらに，「上を治するに中を犯さず」「中を治するに下を犯さず」と注意し，三焦の治法にも厳格な区別があることを示している。

　このほか，患者の体質および兼挟証の有無なども，温病治療では軽視できないポイントである。たとえば葉天士は，腎虚の患者に対しては邪が虚に乗じて侵入するのを防ぐために益腎薬を加える必要があるとし，「いまだ邪を受けざるの地を先に安んず」と説いている。また，清法を用いる場合でも，陽虚には6〜7割の清熱で中止して寒涼薬が過度にならないようにし，陰虚有火では解熱したのちも「炉烟熄むといえども，灰中に火あり」で再燃を防止すべきである。このように体質を考慮した治療は，臨床上大きな意義をもつ原則であり，挟痰・挟食積・挟気滞・挟血瘀なども適切な配慮を要する。

　各種の治法は，確立した弁証にもとづいて運用されるため，ある治法は適応する症候が同じであれば異なる温病にも用いることができ（異病同治），同一の温病でも症候が違えば治法が異なる（同病異治）。

第6章 温病の治療

1．主な治法

衛気営血弁証・三焦弁証および審因論治にもとづいた治法には，解表・清気・和解・化湿・通下・清営涼血・開竅・熄風・滋陰・固脱などがある。

1）解表法（げひょうほう）

表邪を駆除し表証を解除する治法で，腠理を疏泄して邪を外出する。温病初期の邪在衛分に用い，風熱・暑熱・湿熱・燥熱などの病邪の違いに応じて，以下のような解表法がある。

（1）疏風泄熱（そふうせつねつ）

通常は「辛涼解表」といい，辛散涼泄によって衛表の風熱を疏散する治法。風温の初期で，風熱の邪が肺衛を侵襲して発熱・微悪風寒・無汗または少汗・軽度の口渇・咳嗽・舌の尖辺が紅・舌苔が薄白・脈が浮数などの症候を呈するものに用いる。

辛涼泄衛の薄荷・桑葉・菊花・蟬退・金銀花・連翹・竹葉，および宣肺の前胡・杏仁・桔梗・牛蒡子などを使用する。散邪を強めるために，辛温の淡豆豉・荊芥などを配合することもある。【代表方剤】桑菊飲・銀翹散。

（2）透表清暑（とうひょうせいしょ）

外は寒湿を散じ，内は暑熱を清する治法。冒暑（病名，陰暑ということもある）で，夏期に暑熱を感受したうえに寒湿の邪が肌表を外束し，頭痛・悪寒・肢体が重だるい・発熱・無汗・口渇・心煩などがみられるときに用いる。

辛温芳香の香薷を主体に，軽清宣透により内蘊の暑熱を除く金銀花・連翹・白扁豆などを配合して使用する。【代表方剤】新加香薷飲。

（3）宣表化湿（せんぴょうけしつ）

肌表の湿邪を疏散する治法。湿温の初期で，湿熱の邪が衛分・気分を侵して悪寒・頭重・身体が重だるい・四肢がだるい・微熱・少汗・胸苦しい・腹満・舌苔が白膩・脈が濡などがみられるときに用いる。

芳香宣透の藿香・紫蘇・白豆蔲・佩蘭・厚朴花・蒼朮・白芷・薄荷，および宣肺理気・化湿の杏仁・厚朴・半夏などを使用する。【代表方剤】藿朴夏苓湯・三仁湯。

（4）疏表潤燥（そひょうじゅんそう）

肺衛の燥熱を疏解する治法。温燥で，燥熱の邪が肺を犯して頭痛・発熱・咳嗽・少痰・咽の乾燥・咽痛・鼻腔や口唇の乾燥・舌の尖辺が紅・舌苔が薄白で乾燥などの症候がみられるときに用いる。

軽宣の桑葉・薄荷・淡豆豉，宣肺の杏仁，および潤肺生津の沙参（浜防風）・梨皮・麦門冬・玉竹などを組み合わせて対処する。【代表方剤】桑杏湯。

なお，解表法は適宜に加減すべきであり，陰虚の表証には滋陰解表を，気虚の表証には益気解表を用い，痰・食滞・気滞・血瘀などを兼挟するときは，それぞれに対応した祛邪法を併用する。

温病に解表を用いるときは，以下の注意が必要である。

①一般に辛温開表発汗は助熱化火するため禁忌であり，「客寒包火」に対して一時的に微辛軽解を用いてよいだけである。
②効果があれば使用を中止し，発泄による傷津を防ぐ。

2）清気法（せいきほう）

気分の邪熱を清泄する治法。温熱の邪は気分を侵犯することが多いため，温病でよく使用される。気分証は邪正相争が最も激しい段階であり，治法を誤ったり時期を失すると，邪が陽明の裏に結したり営血に内陥し，甚だしければ液涸動風などの危急状態を招く。それゆえ，気分の病変の処理が，温病の進行や転帰における重要な鍵になる。病位の浅深・病邪の性質などにより，異なった治法を用いる必要がある。

(1) 軽清宣気（けいせいせんき）

熱邪を透泄して気機を宣暢する治法。邪が気分に入ったばかりで胸膈に鬱し，熱勢はつよくないが気機が宣暢せずに熱感・軽微な口渇・胸中が何ともいえず苦しい・舌苔が薄黄などを呈するときに用いる。

宣鬱達表の淡豆豉と，清熱泄火の山梔子を組み合わせる。【代表方剤】梔子豉湯。

(2) 辛寒清気（しんかんせいき）

気分の邪熱を清泄する治法。陽明気分の邪熱熾盛で，高熱・汗が出る・心煩・口渇・舌苔が黄で乾燥・脈が洪数などを呈するときに用いる。

辛寒の石膏・竹葉・寒水石などで透熱清泄するとともに，苦寒・甘寒で滋潤清熱に働く知母・麦門冬・玄参などで傷津を防止する。【代表方剤】白虎湯。

(3) 清熱瀉火（せいねつしゃか）

裏熱を直清して邪火を外泄する治法。気分の邪熱が鬱して化火し，発熱・口が苦い・口渇・煩躁・尿色が濃い・舌質が紅・舌苔が黄などがみられるときに用いる。

苦寒の黄芩・黄連・山梔子・魚腥草などを主体にし，甘寒の麦門冬・沙参・芦根・天花粉・知母・玄参などを適宜加えて苦寒傷陰を防止する。【代表方剤】黄芩湯。

清気法の適用範囲はひろく，上述の治法は概要を示したにすぎない。実際の運用では適宜加減すべきであり，邪が気分に入ったが表邪が残っているときは軽清宣気に透表薬を加えて宣気透表し，気分熱盛で陰液損耗をともなうときには大清気熱に生津養液を加味して清熱養陰し，邪熱壅肺で肺気の閉鬱がみられるときは清泄気熱に宣暢肺気を配合して清熱宣肺し，熱毒壅結し局所の発赤・腫脹・疼痛をともなうときは清熱瀉火に解毒消腫を配合して清熱解毒する。

清気法を運用するときは，以下の注意が必要である。
①邪が気分に入っていないときに用いると，寒涼により邪気を鬱遏（うつあつ）する恐れがあるため，早期から使用してはならない。
②湿熱の病変に単に清気法を行うと，湿邪を氷結させる恐れがある。
③清気法は傷陽するため，陽虚には過量に用いてはならず，効果があれば直ちに中止する。

3）和解法（わかいほう）

　和解・疏泄の効能をもつ治法。邪が表にはなく裏にも結しておらず，少陽に鬱したり三焦に留連したり膜原に鬱しているときに，邪熱を透解し気機を宣通して外解和裏する。以下の和解法がよく用いられる。

(1) 清泄少陽（せいせつしょうよう）

　　少陽半表半裏（胆・三焦）の邪熱を清泄する治法。湿熱（熱＞湿）の邪が少陽枢機を阻滞して胃気の和降にも影響が及び，寒熱往来・口が苦い・脇痛・口渇・尿色が濃い・上腹部の痞え・悪心・嘔吐・舌質が紅・舌苔が黄膩・脈が弦数などがみられるときに用いる。

　　苦寒・芳香で少陽を疏通し邪を外透する青蒿と，少陽邪熱を清泄する黄芩を組み合わせて主薬にし，辛開苦降の陳皮・半夏などで補助する。【代表方剤】蒿芩清胆湯。

(2) 分消走泄（ぶんしょうそうせつ）

　　気機を宣展し三焦を通利して湿熱を分消走泄し，三焦気分の邪を除く治法。湿熱（湿＝熱）の邪が三焦に留連して気機を鬱阻し，寒熱起伏・胸の痞え・腹満・尿量が少ない・舌苔が膩などを呈するときに用いる。

　　上・中・下焦の湿熱を除く黄連・黄芩・滑石などと，祛湿理気の竹筎・枳実・半夏・茯苓などを組み合わせる。【代表方剤】芩連二陳湯。

(3) 開達膜原（かいたつまくげん）

　　膜原の湿濁の邪を疏利透達する治法。湿熱穢濁（えだく）の邪が膜原に滞留して気機を阻滞し，つよい悪寒・発熱・上腹部の痞え・悪心・嘔吐・腹満・舌苔が白膩で積粉状・脈が弦数などを呈するときに用いる。

　　辛苦で温性の厚朴・草果・檳榔子などで膜原の邪を開達し，苦寒の黄芩で清熱し，共同して膜原の邪を清泄する。【代表方剤】雷氏宣透膜原法・達原飲。

　和解法を応用するときは以下の注意が必要である。
①清泄少陽法は透邪泄熱に働くが，清熱の力は弱いため，裏熱熾盛には効果がない。
②分消走泄法・開達膜原法は湿濁の疏化に重点があるため，熱盛で口渇多飲を呈する陽明熱盛とは区別を要する。

4）祛湿法（きょしつほう）

　芳香化濁・苦温燥湿・淡滲利湿の薬物で，湿邪を祛除する治法。気機を宣通し運脾和胃して水道を通利し化湿泄濁に働き，湿熱の病変に用いる。以下のように分類される。

(1) 宣気化湿（せんきけしつ）

　　気機を宣通して湿邪を透化する治法。湿温の初期で，湿熱（湿＞熱）の邪が衛分を鬱遏して午後に発熱や熱感がつよくなる・汗が出ても解熱しない・微悪寒・胸苦しい・腹の痞え・尿量が少ない・舌苔が白膩・脈が濡緩などがみられるときに用いる。

　　芳香宣化の藿香・紫蘇・白豆蔲・佩蘭・白芷・薄荷・蒼朮・厚朴花・半夏などを

使用する。【代表方剤】三仁湯・藿朴夏苓湯・加減正気散。

(2) **燥湿泄熱（そうしつせつねつ）**

辛開苦降により燥湿泄熱する治法。湿邪が化熱し中焦に過伏して気機を阻滞し，発熱・口は渇くが水分を欲しない・腹の痞え・腹満・悪心・嘔吐・舌苔が黄膩などがみられるときに用いる。

苦寒の黄連・山梔子，および辛苦温の半夏・厚朴などを組み合わせ，辛開苦降・清熱燥湿する。【代表方剤】連朴飲。

(3) **分利湿邪（ぶんりしつじゃ）**

滲湿利小便により邪を尿から排泄する治法。湿熱が下焦を鬱阻して，尿量が少ないあるいは尿が出ない・舌苔が白膩などを呈するときに用いる。

淡滲の猪苓・薏苡仁・通草・茯苓皮・淡竹葉・車前子・滑石・茅根などを使用する。【代表方剤】茯苓皮湯。

以上の三法はよく相互に配合して用いられ，上・中二焦の湿邪に対して淡滲利湿法を配合すると，湿熱を分解する効果が得られる。このほか，化湿法を清熱・退黄・和胃・消導などの治法と配合することが多い。

化湿法の運用においては，以下の注意が必要である。
①湿邪と熱邪の軽重と邪の存在部位にもとづいて，適切な化湿薬を用いる。
②化燥した場合は使用しない。
③津液不足の体質には慎重を要する。

5）通下法（つうげほう）

通腑泄熱・蕩滌積滞・通瘀破結などの効能をもち，熱結腸腑・湿熱積滞交結胃腸・下焦蓄血などに用いる。

(1) **通腑泄熱（つうふせつねつ）**

腸腑の実熱を瀉下して除去する治法。熱邪が陽明に伝入して腸腑熱結を生じ，潮熱・譫語・腹満硬痛拒按・便秘・舌苔が老黄あるいは焦黒で起刺がある・脈が沈実などを呈するときに用いる。

苦寒の大黄と，鹹寒軟堅の芒硝を組み合わせ，適宜理気薬を配合する。【代表方剤】大承気湯・調胃承気湯。

(2) **導滞通便（どうたいつうべん）**

腸中の積滞を通導して鬱熱を瀉下する治法。湿熱と積滞が胃腸で交結し，腹の痞満・悪心・嘔吐・味噌状の泥状便・すっきり排便できない・舌苔が黄濁などがみられるときに用いる。

瀉下の大黄・行気消積の枳実を主体に，清熱の黄連・黄芩および利湿の茯苓・沢瀉などを配合する。【代表方剤】枳実導滞湯。

(3) **増液通下（ぞうえきつうげ）**

陰液の滋養に通下を兼ねた治法である。熱結により津液が虚損し，発熱の持続・

便秘・口や口唇の乾燥・舌苔の乾燥などがみられるときに用いる。

滋陰増液の玄参・生地黄・麦門冬などを主体にし，さらに瀉下の大黄・芒硝を配合することもある。【代表方剤】増液湯・増液承気湯。

(4) 通瘀破結（つうおはけつ）

下焦に蓄結した瘀血を破散して通下外泄する治法。瘀と熱が下焦で結し，発熱・下腹の硬満疼痛・排尿は正常・便秘・狂躁状態・舌質が紫絳・脈が沈実などがみられるときに用いる。

瀉下泄熱の大黄・芒硝と，涼血逐瘀の桃仁・牡丹皮・赤芍などを配合して使用する。【代表方剤】桃仁承気湯。

温病では通腑泄熱法を用いることが多く，時期と適用が当を得ておればすみやかに奏効するため，柳寶詒は「胃は五臓六腑の海たり，位は中土に居り，最も善く容納す。……温熱病にて熱胃腑に結し，攻下を得て解するもの，十に六七居り」と述べている。

通下法の運用では，以下の注意が必要である。
①裏実がない場合にみだりに用いてはならない。
②攻下の後に邪がふたたび結聚して，再度攻下する場合には，過度の攻下による正気の損傷をきたさないよう慎重に行う必要がある。
③虚弱者あるいは病中に甚だしく正気が損耗して裏結を呈するときは，攻補兼施すべきで，攻下のみを行ってはならない。
④温病後期の津涸腸燥による便秘には，苦寒攻下を用いてはならない。

6）清営涼血法（せいえいりょうけつほう）

清営泄熱・涼血解毒・滋養陰液・通絡散血などの効能をもつ治法で，温病の邪入営血に適用する。

(1) 清営泄熱（せいえいせつねつ）

営分の邪熱を清解する治法で，邪を気分に外透させるために軽清透泄を配合することもある。邪熱が入営し，夜間に増強する発熱・心煩・譫語・不鮮明な斑疹・舌質が紅絳・無苔・脈が細数などを呈するときに用いる。

鹹寒・甘寒で入営養陰する犀角・玄参・麦門冬を主体に，清心に働く連翹・蓮子心・黄連・竹葉巻心および透熱の金銀花・連翹などを配合して使用する。【代表方剤】清営湯・清宮湯。

(2) 涼血散血（りょうけつさんけつ）

血分の邪熱を涼解するとともに，活血散血する治法。熱邪が血分に侵入して迫血妄行し，灼熱感・躁擾・甚だしければ狂乱や譫妄・斑疹の密生・吐血・血便・舌質が深絳あるいは紫絳などを呈するときに用いる。

鹹寒・甘寒で涼血滋陰に働く犀角・玄参・生地黄・白芍などを主体に，涼血散血の牡丹皮・赤芍・番紅花・鼈甲などを配合する。【代表方剤】犀角地黄湯。

(3) 気営（血）両清（きえいりょうせい，きけつりょうせい）

清営涼血と清泄気熱を兼ねた治法。気分熱盛で邪熱が営血分に内逼した気営（血）両燔となり，高熱・口渇・煩躁・斑疹・甚だしければ神昏譫妄・目がかすむ・強い口臭・全身の関節痛・舌苔が焦黄あるいは焦黒・舌質が深絳あるいは紫絳などがみられるときに用いる。

辛寒・苦寒の清気熱薬と，鹹寒・甘寒の清営涼血薬を配合して使用する。【代表方剤】加減玉女煎・化斑湯・清瘟敗毒飲。

清営涼血法の応用では，以下の注意が必要である。
①邪熱が気分にあり，営血分に入っていないときは，用いてはならない。
②挟湿のものには慎重を要する。
③熱入営血は手足厥陰（心包・肝）に影響があり，開竅法・熄風法を配合することが多い。

7）開竅法（かいきょうほう）

心竅の蒙閉を開通して神志を蘇醒させる治法。邪入心包あるいは痰濁蒙閉心竅に適用する。以下の二法がよく用いられる。

（1）清心開竅（せいしんかいきょう）

清心・透絡・開竅によって神志を清醒させる治法である。熱入心包による神昏・昏憒不語・発熱・舌のこわばり・四肢の冷え・舌質が紅絳あるいは鮮絳・脈が細数などの症候に用いる。

芳香開竅の麝香・竜脳・鬱金，清心解毒の牛黄・黄連などを配合して使用する。【代表方剤】安宮牛黄丸・至宝丹・紫雪丹。

（2）豁痰開竅（かったんかいきょう）

湿熱痰濁を清化し竅閉を宣通する治法。湿熱が鬱蒸して伴生した痰濁が清竅を蒙閉し，意識が朦朧とし時に覚醒する・時に譫語・舌質が紅・舌苔が黄膩あるいは白膩・脈が濡滑数などを呈するときに用いる。

化湿豁痰し開竅する菖蒲・鬱金・竹瀝などと，湿熱を清利する山梔子・竹葉・木通などを配合して使用する。【代表方剤】菖蒲鬱金湯。

開竅法を使用するうえでは，以下の注意が必要である。
①清心開竅と豁痰開竅は適用する病態が違うため，竅閉の性質を弁別しなければならない。
②熱入営分でも昏閉がみられないときは，早期に用いないほうがよい。
③邪閉心竅によらない神昏には用いてはならない。
④開竅法は応急の措置であって本治ではないため，症状にもとづいて他法を配合して運用すべきである。

8）熄風法（そくふうほう）

内風を平熄して痙厥を抑制する治法。裏熱燔灼による熱盛動風あるいは陰虚で陽を抑制できない肝風内動に適用する。虚実の違いにより以下の二種がある。

(1) 涼肝熄風（りょうかんそくふう）

清熱涼肝・熄風止痙の治法である。邪熱熾盛により肝風をひき起こし，高熱・けいれん・後弓反張・牙関緊急・意識障害・舌質が紅・舌苔が黄・脈が弦数などがみられるときに用いる。

熄風止痙の羚羊角・鉤藤（釣藤鈎）・菊花・桑葉などと，清熱滋陰の生地黄・玄参・白芍などを配合して使用する。【代表方剤】羚角鉤藤湯。

(2) 滋陰熄風（じいんそくふう）

育陰潜陽により内風を平熄する治法。温病の後期に真陰が虚損して肝木を涵養できないために虚風が内動し，手指の蠕動・甚だしければけいれん・元気がない・舌質が乾絳で痿軟・脈が虚細などがみられるときに用いる。

潜陽熄風の牡蛎・亀板・鼈甲などと，滋陰填精の阿膠・鶏子黄・地黄などを配合して使用する。【代表方剤】大定風珠。

症状に応じた加減が必要で，実風で意識障害をともなえば涼肝熄風に清心開竅を配合し，陽明熱盛を兼ねれば清気泄熱を配合し，営血分熱盛をともなえば清営涼血を配合する。虚風内動には症状に応じて固脱法も配合する。

熄風法の運用には，以下の注意が必要である。
①内風の虚実を弁別し，実風では涼肝に，虚風では滋陰潜陽に重点をおくべきで，混淆してはならない。
②風薬（とくに虫類薬）によって津液が奪われたり，滋陰薬によって邪が留連することがある。
③小児では，衛分証・気分証の段階で熱性痙攣を起こしやすいため，清熱透邪に重きをおく。熱が退けばけいれんは止まるため，熄風薬を少量用いてもよいが，涼肝熄風薬だけで対処してはならない。

9）滋陰法（じいんほう）

生津養陰の薬物で陰液を滋補する治法。陰液を滋補し，潤燥し火を制する。温熱の邪は最も陰液を耗傷しやすく，温病後期には真陰の虚損が顕著になる。陰液消耗の程度は予後に影響するため，呉錫璜(ごしゃくこう)は「一分の津液を存するを得れば，便ち(すなわち)一分の生機あり」と述べており，初期から津液の消耗を予防し，津液が損傷したときは救陰の処置を講じなければならない。温病で用いる滋陰法を以下に要約する。

(1) 滋養肺胃（じようはいい）

甘涼濡潤の薬物で肺胃の津液を滋潤する治法。肺陰不足あるいは邪熱消退後の肺胃津傷で，口や咽の乾燥・乾咳・少痰・乾嘔・食欲がない・舌苔の乾燥・舌質が紅・少苔などを呈するときに適用する。

生津滋潤の沙参（浜防風）・玉竹(いずい)（葳蕤）・天花粉・麦門冬などを使用する。【代表方剤】沙参麦冬湯・益胃湯。

(2) 増液潤腸（ぞうえきじゅんちょう）

甘寒と鹹寒の薬物を配合して生津養液・潤腸通便する治法。邪熱は消退したが陰液が回復せず，津涸腸燥によって便秘・咽や口の乾燥・舌質が紅で乾燥などを呈するとき用いる。

滋養滑腸の玄参・生地黄・麦門冬などを使用する。【代表方剤】増液湯。

(3) 塡補真陰（てんぽしんいん）

鹹寒滋液の薬物で真陰を塡補する治法。温熱の邪が久留して真陰を劫燥し，微熱・頬部の紅潮・手のひら足のうらのほてり・口や咽の乾燥・元気がない・眠りたがる・つよい動悸・舌質が絳・少苔あるいは無苔・脈が虚細あるいは結代などを呈するときに適用する。

滋補真陰の阿膠・亀板・鼈甲，および滋陰補血の生地黄・白芍・麦門冬などを配合して使用する。【代表方剤】加減復脈湯。

温病においては陰液の保護が急務で，滋陰法を用いる機会は非常に多い。滋陰解表・滋陰通下・滋陰熄風などのように，他の治法との組み合わせもよくある。

滋陰法の使用にあたっては，以下の注意が必要である。
①陰液が損傷されていても，邪熱が亢盛であれば，滋陰だけを行ってはならない。
②陰傷で湿邪が残存している場合はとくに慎重を要し，化湿しても傷陰せず，滋陰しても湿をとどめないように注意しなければならない。

10）固脱法（こだつほう）

虚脱の救急法で，主として気陰外脱あるいは亡陽虚脱に用いる。温病では，正気が虚して邪気太盛になるか，過度の発汗や瀉下で津液を急激に損傷して陰損及陽になると，正気が暴脱しやすい。固脱法には以下の二種がある。

(1) 益気斂陰（えっきれんいん）

益気生津・斂汗固脱の治法。気陰両傷の正気欲脱で，急速に解熱・多汗・呼吸促迫・身体がだるい・元気がない・舌絳・少苔・脈が散大無力などを呈するときに用いる。

益気生津の人参・麦門冬と斂汗固陰の五味子を使用する。【代表方剤】生脈散。

(2) 回陽固脱（かいようこだつ）

回陽斂汗して固脱する治法。陽気が暴脱して四肢の冷え・多量の汗・元気がなく踡臥する・顔面蒼白・舌質が淡で潤・脈が微細で絶えそうなどを呈するときに用いる。

大辛大熱の附子・乾姜，益気の人参，鎮摂の竜骨・牡蛎などを配合する。【代表方剤】参附竜牡湯。

臨床では陰津と陽気がともに脱する場合もあるため，両法を適宜組み合わせて運用する必要がある。また，正気欲脱で意識障害が生じるのは内閉外脱であり，固脱と開竅を併用すべきである。

固脱法の使用にあたっては，以下の注意が必要である。

①すみやかに投薬する。
②投薬の回数・間隔・用量などは適切にする必要があり，病状の変化に応じて調整しなければならない。
③固脱できたのちは，火熱の再燃と陰液の虚損に注意を払い弁証論治する。

2．兼挾証の治療

1）兼痰飲（けんたんいん）

痰と飲は同源で，いずれも津液の布散が障害されて醸成される。性状の違いにより，濁稠のものを「痰」，清稀のものを「飲」という。温病で痰飲を兼挾するのは，ふだんから停痰宿飲がある場合と，病変の経過で産生される場合がある。痰飲が生じる主な原因は，病邪が気分に留連して三焦気化を失調させ，津液が布散しないために痰飲が醸成されるか，邪熱が熾盛で津液を熬爍（煮つめる）して痰濁を生じることである。前者は痰湿内阻を，後者は痰熱互結をひき起こすことが多い。

痰湿内阻では，胸腹が痞えて苦しい・悪心・嘔吐・口渇があり熱飲を欲する・舌苔粘膩などがみられる。王孟英は「およそ温病を視れば，必ず胸脘を察す，もし拒按すれば，……多くは痰湿を挟む」と指摘している。主治の方薬に理気化痰燥湿薬を配合し，温胆湯などを用いる。

痰熱互結の症候は，病変部位によって異なる。痰熱壅肺では，咳嗽・黄色粘稠痰・舌苔黄粘膩などがみられ，清肺化痰の栝楼・貝母・海蛤殻・竹筎などを加える。邪熱内陥による動風閉竅で痰熱壅盛を呈するときは，意識障害・けいれん・舌のこわばり・よだれ・甚だしければ喘鳴・舌質絳・舌苔黄粘膩などがみられ，清熱熄風・開竅剤に清化痰熱の天笁黄・胆南星・石菖蒲・鬱金・竹瀝などを加える。

2）兼食滞（けんしょくたい）

食滞を兼挾する主な原因は，発病前から飲食物の停積があるか，発病後に無理に食べて食滞内停となるかである。食滞では，胸腹が痞えて苦しい・呑酸・腐臭のある噫気・食臭を嫌う・腹満・腹鳴・放屁の頻発・舌苔厚・脈が沈渋あるいは滑実などがみられる。消食導滞薬を加えるが，上腹部の症状が主なら消食和胃の保和丸などを，下腹部の症状が主なら導滞通腑の枳実導滞丸などを用いる。

3）兼気鬱（けんきうつ）

多くは情志失調により肝気が鬱して舒暢せず，肝脾不和をきたす。気鬱では，胸脇の満悶あるいは脹痛・ため息・胃部の痞え・嘔気・食欲不振・脈が沈伏あるいは弦渋などがみられる。主治の方薬に理気解鬱の枳殻・青皮・香附子・佛手・鬱金・紫蘇梗などを加える。

4）兼血瘀（けんけつお）

もともと瘀血がある場合が多いが，温病の経過中に月経が発来し熱邪が血室に陥入して瘀熱互結を生じたり，熱入血分による血絡損傷で血絡瘀滞を生じることもある。血瘀では，胸脇の刺痛・下腹の硬満疼痛・暗紫色の斑疹・舌質が紫暗で潤などがみられる。葉天士は「熱は営血に伝わり，その人素瘀傷有りて胸脇中に宿血在り，熱を挟みて搏つ，その舌色必ず紫にして暗，これを押でれば湿る」と，瘀熱兼挾の弁証要点を示している。一般に主治の方薬に活血散瘀の桃仁・紅花・赤芍・丹参・当帰尾・延胡索・山楂子などを加える。瘀血が下焦に蓄結し，下腹の硬満疼痛・排尿正常・便秘・意識錯乱・舌質が瘀紫などを呈するときは，通瘀破結の桃仁承気湯などを用いる。

3．回復期の調理

　温病では，邪熱が消退しても正常状態には回復していないため，有効かつ適切な措置により健康を回復させ，再燃・遷延を予防することが大切である。病後の調理の範囲は広く，精神状態・飲食・日常生活などのほか，薬物による調理も重要である。温病の病後は，衰弱・機能失調・余邪未清などが主体であるから，薬物は補益・機能調整・余邪の清泄などを主に用いる。

　温病の回復期で，邪熱が消退しても気血虚損が回復せず，顔色がわるい・元気がない・倦怠感・声に力がない・言葉がとぎれる・舌質が淡紅・脈虚などがあれば，調補気血の集霊膏（人参・枸杞子・天門冬・麦門冬・生地黄・熟地黄・牛膝）の加減を用いる。気血両傷により元気がない・空腹感がなく食べられない・熟睡できない・舌の乾燥などがあれば，益気養液の薛氏参麦湯（西洋参・麦門冬・石斛・木瓜・生甘草・生穀芽・鮮蓮子）・三才湯（天門冬・生地黄・人参）などを使用する。ただし，気津両傷でも余熱が残っていれば，益気養液に清余熱を兼ねた竹葉石膏湯（竹葉・石膏・半夏・麦門冬・人参・甘草・粳米）などを用いる。胃腸の津液未復による口や咽の乾燥・口唇のひびわれ・便秘には，益胃生津の益胃湯（沙参・麦門冬・生地黄・玉竹・氷砂糖）あるいは増液潤腸の増液湯（玄参・麦門冬・生地黄）などを用いる。

　湿温・伏暑などの湿熱病の病後で，胃気が行らず余邪が残存して，胃部の不快感・腹が減るが食べられない・舌苔が薄白などを呈するときは，芳香醒胃・清滌余邪の薛氏五葉芦根湯（藿香葉・薄荷葉・枇杷葉・佩蘭葉・鮮荷葉・芦根・冬瓜仁）を用いる。邪が消退しても脾胃が虚弱で運化できずに内湿を生じ，消化不良・四肢無力・泥状～水様便・脈虚弱・舌苔薄白・甚だしければ肢体の浮腫などがみられるときは，健脾和中・理気化湿の参苓白朮散（白扁豆・人参・白朮・茯苓・甘草・山薬・蓮子肉・桔梗・薏苡仁・砂仁）などを用いる。

第7章 温病の予防

　予防とは，適切な方法と処置によって疾病の発生を防止することで，《周易》は「君子は患を思うをもってこれを予防す」と説く。温病は伝染性をもつものが多く，早期に予防しなければ伝播・流行をひき起こして生命に脅威を与えるため，予防はとくに重要である。

1. 温病予防の歴史

　中医学における疾病予防の考えは《内経》に発し，《素問》四気調神大論篇には「已病を治さず未病を治す」「それ病すでに成りて後にこれを薬し，乱すでに成りて後にこれを治むるは，譬えてなお渇して井を穿ち，闘いて錐を鋳るがごとし，また晩からずや」とあるように，二千年以上前に無病早防の重要性を認識している。また，ある種の疾病は伝染し流行することを知っており，《素問》刺法論篇は「温気は流行す」「五疫の至るや，みな相染り易く，大小を問うことなく，病状は相似る」と記している。さらに「救療を施さず，相移り易からざる者を得ること可なるはいかん？……相染まざるは，正気内に存し，邪は干すべからず」と，正気が強盛であれば病邪の侵襲を防いで感染を免れうることを強調している。同時に，「その毒気を避く」と指摘し，病邪と接触しないことが感染の防止になることも明らかにしている。これらの論述は，現在でも重要な意味をもっている。

　《内経》以後，歴代の医家は臨床経験をまとめて多くの予防知識を学んできた。《諸病源候論》は温病を「須らく預じめ服薬し及び法術（道士，祈祷師などが用いた妖術）をなし以てこれを防ぐべし」としており，《肘後備急方》《千金要方》は20余首の温病予防の方剤を記載している。

　伝染の経路について，古人は飲食・呼吸などをあげており，3～4世紀の《釋名》は「注病，一人死し一人復た得るは，気は相灌注するなり」と注病（注は住に通じ邪気が住みつく）が呼吸伝染することを明示し，《千金要方》は「原それ霍乱の病たるや，みな飲食による，鬼神の関わるにあらず」と飲食の不摂生が病因とする。《温疫論》では「邪は口鼻より入る」とし，飲食や呼吸による邪の伝染経路をより明確に示した。また，昆虫や動物が媒介する伝染病について，清・洪稚存の《北江詩話》には「時に趙州に怪鼠あり，白日に人家に入れば，即ち地に伏し血を嘔きて死す。人その気に染まり，またたちどころに殪せざるもの無し」とあり，熊立品の《温疫彙編》には「憶うに昔年夏に入りて，瘟疫

63

大行し，紅頭の青蠅千百群をなすあり，およそ人家に入れば，必ず瘟を患いて死亡するものあり」などの記載がある。

　以上のような認識から，疾病の伝染を予防する具体的で有効な多くの方法がうまれた。《礼記》に「鶏初めて鳴けば……室堂及び庭を灑掃す」，《楚辞・漁夫》には「新たに沐するものは必ず冠を弾き（冠の塵をはじきはらう），新たに浴するものは必ず衣を振う」などとあり，当時から清潔と環境衛生を重視していたことがわかる。唐・孫思邈の《千金要方》は「生肉を食すなかれ」「常に地に唾せざるに習う」と述べ，飲食を慎み地面に痰を吐かないよう求めている。また，宋・庄綽は《鶏肋篇》で「縦え細民（貧賤の民）道路に在るとも，また必ず煎水を飲むべし」と述べ，清・王孟英の《霍乱論》は「人烟稠密の区は，疫癘時行す，……故に民の上および有心有力の人たれば，平日即ちよろしく留意すべし，あるいは河道を疏浚し，汚を積ましむることなく，あるいは井泉を広鑿し，濁を飲ましむることなければ，直ちに民を寿域に登らすこと可なり」と指摘し，汚水の排除・糞便の処理・清潔な水源などを重視している。

　蚊や蠅が伝播する疾病を予防するために，後漢代には蚊帳を用い，南宋では食卓に蠅帳を使用している。また，昆虫や動物を駆除あるいは滅殺する方法も数多く発明され，北宋・劉延生の《孫公談圃》には「泰州の西溪は蚊多く，使者行きて左右を按じ，艾をもってこれを燻ず」，《瑣砕録》には「木別の芳香分は両に停め，雄黄少し許りまた秤るべし，黄昏に到る毎に一炷（香の数をあらわす助数詞）を焼けば，床に安んじ枕を高くし天明（夜明け）に到る」とあり，また南宋・洪邁《夷堅志》によると宋代には「蚊薬を貸しもって自給す」の専門店があった。薬物の烟燻による駆蚊法は現在でも広く用いられている。《本草綱目》には砒霜は「飯に和し鼠を毒す」とあり，歴代の本草の文献には百部・藜芦・明礬・銀朱などの滅蠅・殺虱の薬物が記載されている。これらの方法は，温病の発生と伝播を防止するうえで，ある程度の効果をあげている。

　「その毒気を避く」ための簡単な方法は，患者の隔離である。《晋書》王彪之伝には「永和末（356年）に疫癘多く，旧制は朝臣家にて時疾染易三人以上あらば，身に疾なしといえども，百日宮に入るを得ず」とあり，患者と接触しているものは発病していなくても暫時往来を禁じていたことがわかる。唐・釋道宣の《続高僧伝》には「癘疫を収養し，男女坊を分つ」とあり，麻風（癩）の患者を男女別に「癘人坊」に収容しており，明・蕭大亨の《夷俗記》にも「およそ痘瘡を患えば，父母兄弟妻子を論ずることなく，倶に一切避匿して相い見えず」とあり，患者を隔離して伝染・播散を防止していたことが記されている。

　伝染を予防する最も積極的な処置は，接種免疫である。18世紀の《李氏免疫類方》が証拠をあげて立証するように，この方法は中国で創立され，免疫という語も中国固有のものである。古くは晋代の《肘後備急方》に「療猘犬（狂犬）咬人方：すなわち咬める所の犬を殺し，脳を取りこれを傅ければ，後に復び発せず」とあるのが，人工免疫法の試みである。明代には種痘術が発見されて人工免疫法の発端になり，清・兪茂鯤の《痘科金鏡賦集解》に「また聞く種痘法は明朝の隆慶年間（1567～72年）に起こり，寧国府太平県，姓氏失考せる，異人の丹伝の家よりこれを得て，ここより天下に蔓延す」とあり，明・周暉の《瑣事剰録》にも「陳評事に一子生まれ，……いまだ種痘にいくばくならずして，

夭す」と記されていることから，明代に種痘術があったことは確かであるが，具体的な方法は不明である。《医宗金鑑》は清代の種痘術について痘衣法・痘漿法・早苗法・水苗法など具体的な記述を行っている。種痘法は広く行われて健康の保護に役立ち，17世紀にヨーロッパに伝わり，1798年には英人ジェンナーが牛痘苗による安全確実な天然痘の予防方法を発見した。ただし，当時の歴史的条件と科学水準から，種痘術は主流にはなれずに次第に淘汰され，中医学においても確実な温病の予防方法は発展しなかった。

2．温病の予防方法

温病が伝染し流行する基本的要因は，伝染源・感染経路・感受性である。予防に関しては幾多の方法があり，現在では特異的な人工免疫法が実用化されて大きな効果をあげている。以下に，中医中薬による予防方法の要点を述べる。

1）正気を培固し身体を強壮にする

《素問》には「精を蔵すれば，春に温を病まず」とあり，正気の養護が温病の予防に重要な作用を果たすことを明示している。養生保健の方法として，気功・保健灸・五禽戯・太極拳・各種武術などの身体鍛練が考え出され，四季の気候変化への順応・労働と休養の適切な組み合わせ・情志の舒暢・食事や欲望の摂制・衛生の保持などを重視する。「正気内に存すれば，邪は干(おか)すべからず」で，抵抗力を強めることが温病予防では重要である。

2）患者を隔離して伝染を防ぐ

伝染性のある温病の患者は，早期に発見して診断・治療すると同時に，隔離して蔓延を防ぐ必要がある。このほか，患者の衣服・喀痰・糞便などの適切な処理，飲食物の衛生や食事前の手洗いに留意し，さらに媒介する昆虫や動物の駆除も重要である。

3）薬物で感染を予防する

通常の状況下では薬物で予防する必要はないが，温病が大流行している場合は未病者に使用して伝染を予防する。古代には薬物による予防法は内服・佩帯（身につける）・烟燻・粉身・懸掛(けんけい)など多種があり，太乙流金方・歳旦屠蘇酒・闢温病粉身散・治温令不相染方・朱蜜丸などの方剤が用いられた。現在の予防薬は当時と基本的には同じで，金銀花・連翹・大青葉・板藍根・黄連・黄芩・蒲公英・野菊花・貫衆・紫草・千里光・魚腥草・土茯苓・蚤休・山豆根・大蒜などの清熱解毒に働く薬物で，状況に応じて単味あるいは複合で使用して一定の効果をあげている。たとえば，連翹・金銀花・貫衆などは風温に，大蒜あるいは金銀花・野菊花・蒲公英などは流行性脳脊髄膜炎（春温に属する）に，大青葉・板藍根・牛筋草などは日本脳炎（暑温・湿温に属する）に，黄芩は猩紅熱（爛喉痧に相当する）に，黄連は腸チフス（湿温に相当する）に，それぞれ予防薬として用いられて有効である。

各論

第1章

風温

　風温は，春冬の時期に風熱の邪を感受してひき起こされる急性の外感熱病である。初期に発熱・微悪風寒・咳嗽・軽度の口渇など肺衛の症候を呈することが特徴で，多くは風盛の春に発生し，冬に発病するものをとくに「冬温」という。

　風温の名称は，《傷寒論》に初めて「もし汗を発しおわり，身灼熱するものは，名づけて風温という」の記述があるが，熱病を誤って発汗した後の壊証について述べたもので，本篇での風温とは概念が異なる。宋代に朱肱は《類証活人書》に，風温の病因を「その人素風に傷れ，また熱に傷るるにより，風と熱相搏ち，即ち風温を発す」とし，症状については「脈は尺寸倶に浮，頭疼み身熱し，常に自汗出で，体重く，その息は必ず喘し，四肢収まらず，嘿嘿とただ眠らんと欲す」と述べ，治法は「治は少陰・厥陰に在り」「汗を発すべからず」とした。清代になると葉天士が「風温は，春月に風を受く」と明確に述べ，風温を春季の新感温病とした。その後，陳平伯が風温の専門書である《外感温病篇》を著し，風温の病因・病機・証治を系統的に論述し，「風温の病をなすは，春月と冬季に多く居り，あるいは悪風し，あるいは悪風せず，必ず身熱し咳嗽し煩渇す，これ風温証の提綱なり」と説いて，風温が発生する季節と初期の症候の特徴を明示した。これ以降，風温は独立した病変として論じられるようになり，理法方薬も具体的かつ詳細になった。

　現代医学のインフルエンザ・急性気管支炎・大葉性肺炎などは，風温として弁証論治するとよい。

病因・病機

　風温の病因は，春季あるいは冬季に風熱の邪を感受することである。春季は風木の令（時候）であり，気候は温暖で風が多く，人体の陽気が昇発する時期である。虚弱者は腠理が固密でなく，生活が不摂生で正気にすきが生じると，風熱の邪を感受して発病する。葉天士が「風温は，春月に風を受け，その気すでに温かし」と述べ，呉鞠通が「風温は，初春に陽気開き始め，厥陰令を行い，風は温を挟むなり」と説くのは，このことを指す。また，冬季に気候が異常で寒いはずなのに温暖であると，正気不足のものはこの変化に適応できず，風熱の邪を感受して風温（冬温）が発生する。呉坤安が「およそ天時晴燥にして，温

第1章　風　温

風は暖きに過ぎ，その気を感ずれば，即ちこれ風温の邪なり」と明確に説くように，風温は「温風は暖きに過ぐ」の条件で生じる。

　風熱の邪は多くは口鼻から侵入し，まず最も高位に位置する肺を犯すので，風温の初期は邪が上焦にあり手太陰肺経が病変の中心になる。このことを，呉鞠通は「およそ温を病めば，上焦より始まり，手太陰に在り」と説く。肺は気を主り衛に属し，合は皮毛にあり，衛気は皮毛に敷布するために，病変の初期は発熱・悪風寒・咳嗽・軽度の口渇などの肺衛の症候があらわれる。肺衛の邪が解さなければ，陽明胃に順伝するか厥陰心包に逆伝するという2つの伝変の趨勢がみられる。葉天士は「温邪は上に受け，首先に肺を犯し，心包に逆伝す」と述べて，風温の初期における病変の所在と伝変の規律を明確に指摘した。邪熱が陽明胃に順伝すると，衛分から気分に転じて陽明邪熱熾盛を呈し，邪熱が心包に逆伝すると，必ず神昏（意識障害）・譫妄などの神志異常の症候があらわれる。病変の経過において，邪熱が肺に壅滞すると痰熱喘急が，熱が血絡に入ると斑疹が出現し，後期には肺胃傷陰を呈することが多い。以上が風温の特徴である。

弁証の要点

①春・冬に発生する外感熱病では，風温を考える。
②発病の初期に発熱・悪風寒・咳嗽・口渇・脈浮などの肺衛の症状がみられ，ついで肺熱壅盛などが出現すれば，風温の主要な診断根拠になる。
③春季に発病する春温との鑑別が必要である（春温を参照）。

弁証論治

　初期の邪在肺衛には辛涼宣解によって駆邪外出し，邪が気分に伝入すれば辛寒清熱あるいは苦寒攻下し，心包に内陥した場合は清心開竅する。後期になり，邪熱が消退して肺胃の傷津がまだ回復していない場合は，甘寒により肺胃の陰津を清養する。葉天士は《三時伏気外感篇》の自注で，「この証は初め発熱喘嗽するにより，首に辛涼を用いて上焦を清粛す，薄荷・連翹・牛蒡・象貝・桑葉・沙参・梔皮・蔞皮・花粉のごとし。もし色蒼く熱甚だしく煩渇すれば，石膏・竹葉を用い辛寒清散す，痧疹もまたまさにこれを宗ぶべし。もし日数多くに漸ても，邪解するを得ざれば，芩・連・涼膈もまた選用すべし。熱邪逆伝し膻中に入るに至り，神昏し目瞑く，鼻竅に涕涙なく，諸竅閉じんと欲すれば，その勢は危急なり，必ず至宝丹あるいは牛黄清心丸を用う。病減じて後の余熱は，ただ甘寒にて胃陰を清養すれば足るなり」と説いて，風温の経過の各段階における治療方法を具体的に述べた。

風温の弁証論治

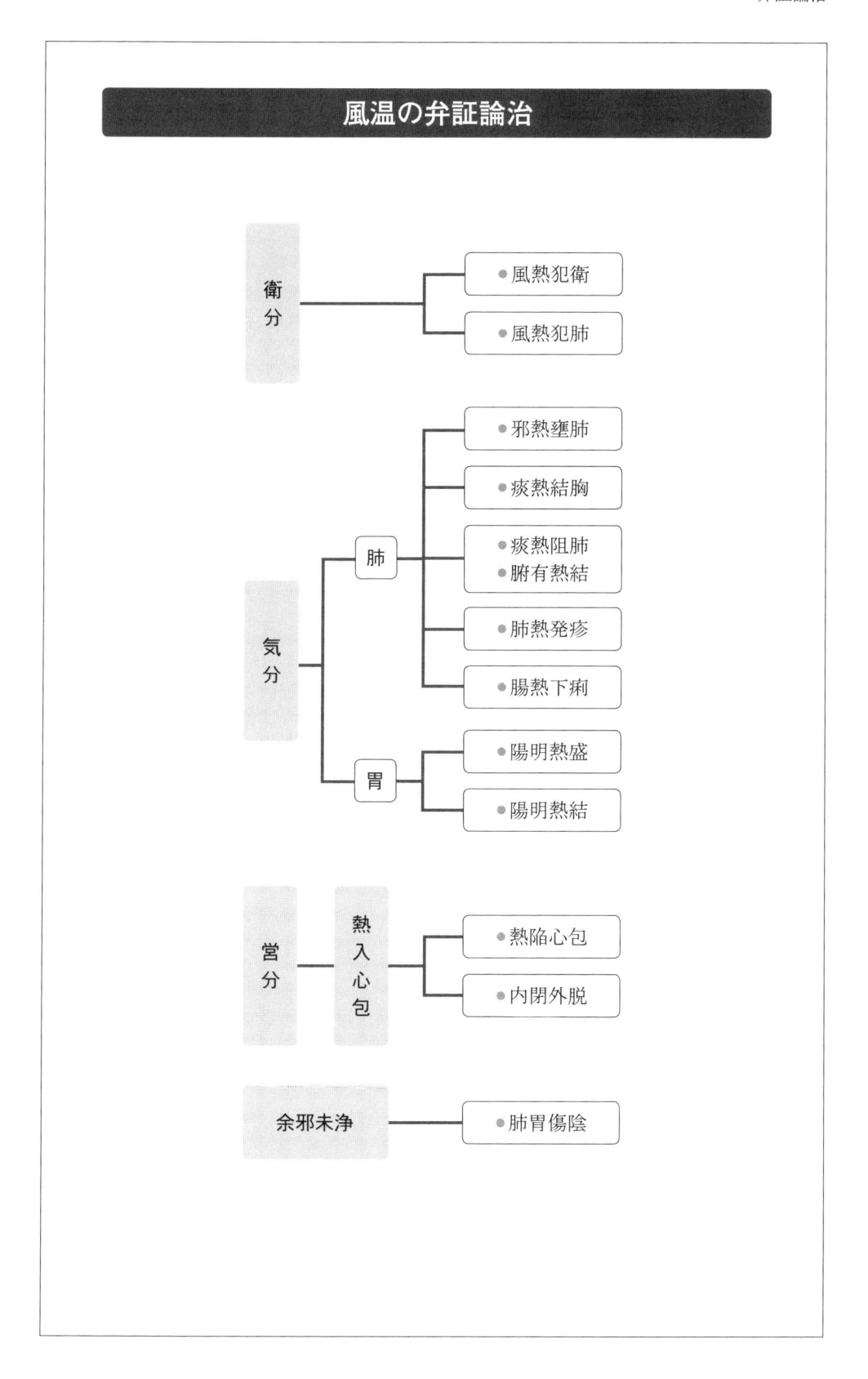

- 衛分
  - 風熱犯衛
  - 風熱犯肺

- 気分
  - 肺
    - 邪熱壅肺
    - 痰熱結胸
    - 痰熱阻肺・腑有熱結
    - 肺熱発疹
    - 腸熱下痢
  - 胃
    - 陽明熱盛
    - 陽明熱結

- 営分
  - 熱入心包
    - 熱陥心包
    - 内閉外脱

- 余邪未浄
  - 肺胃傷陰

第1章　風　温

邪襲肺衛

1）風熱犯衛（ふうねつはんえ）

症候　発熱・微悪風寒・無汗あるいは微汗・頭痛・咳嗽・咽痛・軽度の口渇・舌苔が薄白・舌の尖辺が紅・脈が浮数など。

病機　風温の初期で，邪が肺衛を侵襲した病態。

　　邪が肺衛を侵犯し邪正が相争するので発熱し，衛気を鬱遏すると微悪風寒・無汗を生じる。風熱の邪が腠理を開泄するために軽度の発汗がみられることもある。衛気が鬱阻され，経脈が不利すると頭痛が，肺気が宣暢しないと咳嗽がみられる。風熱が上攻して咽部の気血を壅滞させると，咽痛・発赤を生じる。風熱の邪は化熱が速く容易に津液を損傷するので，初期から軽度の口渇を感じるが，激しい口渇があって水分を欲する裏熱亢盛の症候とは異なる。風熱の邪が表にあり裏熱は盛んでないので，舌苔は薄白・舌の尖辺が紅・脈が浮数を呈する。

　　本証は外感風寒と同様に発熱・悪寒などの表証を呈するが，風寒では発熱は軽度で悪寒がつよく，口渇はなく脈が浮緩あるいは浮緊である。

治法　辛涼清解

方薬　銀翹散（ぎんぎょうさん）《温病条弁》

　　連翹一両（30g）　金銀花一両（30g）　桔梗六銭（18g）　薄荷六銭（18g）
　　竹葉四銭（12g）　生甘草五銭（15g）　荊芥四銭（12g）　淡豆豉五銭（15g）
　　牛蒡子六銭（18g）

　　上を杵き散となし，毎服六銭（18g），鮮芦根湯にて煎じ，香気大いに出れば即ち取りて服し，煮過ぎることなかれ。肺薬は軽清を取る，煮過ぎればすなわち味厚にして中焦に入るなり。病重きは約二時（4時間）に一服し，日に三服，夜に一服す，軽きは三時（6時間）に一服し，日に二服，夜に一服す，病解せざれば再び作り服す。けだし肺位は最も高く，薬重きに過ぎれば，すなわち病所に過ぎ，少用なればまた病重く薬軽きの患あり，故に普済消毒飲の時時軽揚法に従う。今人もまた間に辛涼法を用い，多く効見れざるあるは，けだし病大にして薬軽きの故なり，一たび効見れざれば，改弦易轍（方針を変更する）に随いて転去転遠（ますます遠ざかる）し，即ち更張（変更）せず緩緩と延べ数日後に至れば，必ず中下焦証を成すなり。

　　胸膈悶えるは，藿香三銭・鬱金三銭を加え，膻中を護る。渇甚だしきは，花粉を加う。項腫れ咽痛むは，馬勃・元参を加う。衄するは，芥穂・豆豉を去り，白茅根三銭・側柏炭三銭・梔子炭三銭を加う。咳するは，杏仁を加えて肺気を利す。二三日にして病なお肺に在り，熱漸に裏に入れば，細生地・麦冬を加え津液を保つ。再に解せず，あるいは小便短なれば，知母・黄芩・梔子の苦寒と麦・地の甘寒を加え，合わせて陰気を化して，熱淫の勝つ所を治す。

邪襲肺衛

方意 呉鞠通が「上焦を治するは羽のごとし，軽きにあらざれば挙がらず」と述べているように，軽清宣透の薬物で肺衛の邪を清宣する。

荊芥・淡豆豉・薄荷の軽清宣透によって表邪を外透し，牛蒡子・甘草・桔梗で利咽止痛し，連翹・金銀花・竹葉で清熱宣透し，芦根で清熱・生津止渇する。

少量の辛温薬を大剤の清涼薬に配合し，辛散透邪の効能をもちながら温燥の弊害がなく，辛涼で平和な剤であるために，呉鞠通は本方を「辛涼平剤」と称し，「この方の妙は，預めその虚を護り，純然と上焦を清粛し，中下を犯さず，開門揖盗（門を開けて賊をひき入れる）の弊なく，軽をもって実を去るの能あり，これを用うるに法を得れば，自然と効を奏す」と述べている。風熱犯衛による発熱・悪寒・無汗に適した配合になっている。

悪寒が消失すれば，辛温の荊芥・淡豆豉は去るべきである。本方を湯剤として用いる場合は，上記の薬量を適宜減量し，煎出時間は長くなり過ぎないようにする。穢濁湿邪が気分を阻滞して胸膈部の苦悶感を呈する場合は，芳香辟穢（穢れを除く）の藿香・鬱金を加えて気機を疏利する。温熱の邪による津液の灼消で口渇が甚だしい場合は，生津清熱の天花粉を加える。温毒による項頸部の腫脹や咽喉痛を兼挟する場合は，解毒消腫の馬勃・玄参を加える。熱傷陽絡による鼻出血には，辛温助熱の荊芥・淡豆豉を除き，涼営止血の茅根・側柏炭・梔子炭などを加える。肺気不降による咳嗽がつよい場合は，宣肺降気の杏仁を加える。熱が裏に陥入し営陰を損傷した場合は，清熱滋営の生地黄・麦門冬を加える。熱傷津液による尿量減少には，苦寒の知母・黄芩・山梔子と，甘寒の麦門冬・生地黄を加えて清熱化陰する。

2）風熱犯肺（ふうねつはんぱい）

症候 咳嗽・軽度の発熱・軽度の口渇・舌苔は薄白・脈は浮など。

病機 風熱の邪が肺を侵犯して肺気の宣降を阻滞し，肺気上逆による咳嗽をきたす。

邪が軽微なので発熱は軽度で，初期で傷津も軽度なので口が少し乾く程度である。舌苔が薄白・脈が浮は，邪が軽浅であることを示す。

方薬 桑菊飲（そうぎくいん）《温病条弁》

杏仁二銭（6g） 連翹一銭五分（4.5g） 薄荷八分（2.4g） 桑葉二銭五分（7.5g）
菊花一銭（3g） 桔梗二銭（6g） 生甘草八分（2.4g） 芦根二銭（6g）

水二杯にて，煮て一杯を取り，日に二服す。

二三日解せず，気粗く喘に似，燥は気分に在るは，石膏・知母を加う。舌絳にして暮に熱し，甚だしく燥き，邪初めて営に入るは，元参二銭・犀角一銭を加う。血分に在るは，薄荷・葦根（芦根）を去り，麦門・細生地・玉竹・丹皮各二銭を加う。肺熱甚だしきは，黄芩を加う。渇すれば，花粉を加う。

方意 辛涼軽透の桑葉・菊花・連翹で風熱を除き，宣肺の桔梗と降気の杏仁で肺気の宣降を回復して止咳し，芦根で生津止渇する。甘草は泄熱するとともに諸薬の調和に働く。

邪熱が気分に入り呼吸が粗く呼吸促迫を呈する場合は，清気熱の石膏・知母を加える。肺熱が甚だしければ，清肺熱の黄芩を加える。熱傷津液による口渇には，清熱生津の天花粉を加える。邪熱が営分に入り，舌質が絳で夜間に熱が甚だしい場合は，清営泄熱の生地黄・玄参を加える。熱が血分に入ったときは，透表の薄荷と生津止渇の芦根を去って，涼血滋陰の麦門冬・生地黄・玉竹・牡丹皮を加える。

本方と銀翹散はともに辛涼清解の方剤である。ただし，銀翹散には辛散透表の荊芥・淡豆豉が配合されており，透表の効能がややつよいので「辛涼平剤」と称される。桑菊飲は辛涼薬が大多数で用薬量も少なく，透表の効能は銀翹散より劣るので，呉鞠通は本方を「辛涼軽剤」と称する。ただし，桑菊飲には降肺気の杏仁が配合されており，止咳の効能が銀翹散より優れる。銀翹散の重点は衛にあって熱重であり，桑菊飲の重点は肺にあって熱軽である。

熱入気分

1）邪熱壅肺（じゃねつようはい）

症候 発熱・汗が出る・つよい口渇・咳嗽・呼吸困難・胸苦しい・胸痛・舌質が紅・舌苔が黄・脈が滑数など。

病機 風温の邪が化熱して裏に入り，邪熱が肺経気分に壅滞する。

邪熱が裏で熾盛となるため発熱し，邪が表にないために悪寒はない。肺熱が鬱蒸し津液を外迫すると汗が出，邪熱が傷津するので，口渇がつよく水分を欲する。邪熱が壅滞して肺気の宣降を阻むので，呼吸困難・咳嗽が激しく，甚だしければ鼻翼呼吸・胸苦しい・胸痛などをともなう。舌質が紅・舌苔が黄・脈が数は裏熱を，脈が滑は熱盛を示す。

本証は邪熱が衛分から気分に転入したもので，病変はなお肺にあるが，風温初期の邪襲肺衛の症候とは明らかに異なる。

治法 清熱宣肺・平喘

方薬 麻杏石甘湯（まきょうせきかんとう）《温病条弁》

麻黄（節を去る）三銭（9g）　杏仁（皮尖を去り，細かく碾く）三銭（9g）
甘草（炙る）二銭（6g）　石膏（碾く）三銭（9g）
水八杯にて，先ず麻黄を煮，二杯に減じ，沫を去り，諸薬を内れ，煮て三杯を取り，先ず一杯を服し，喉亮かなるをもって度となす。

方意 宣開肺気の麻黄・杏仁，清泄裏熱の石膏，諸薬調和の甘草を配合し，肺熱を清宣する。辛温の麻黄は発汗解表の薬物で，辛寒の石膏は陽明気分の清熱に長じているが，両薬を配合すると，麻黄は発汗解表に働かずに宣肺定喘に転じ，石膏は陽明ではなく肺中の邪熱の清泄に転じる。肺熱が顕著であれば，石膏を多量にして麻黄を減量する。

多痰・つよい咳嗽・胸苦しいなどには，化痰理気の浙貝母・栝楼仁・鬱金を加える。喀痰に血が混じるときは，涼血止血の茅根・仙鶴草・黒山梔子などを加える。肺熱熾盛のため津液を煎熬して痰を生じ，痰熱瘀阻によって肺気の宣降が阻害され，咳嗽・呼吸困難・胸痛・腥臭のある膿痰などを呈する場合は，清肺化痰・逐瘀排膿の芦根・薏苡仁・冬瓜子・桃仁などを加える。熱毒熾盛には，蒲公英・金銀花・連翹・魚腥草などを加えて清熱解毒をつよめる。腥臭のある膿痰が甚だしい場合は，桔梗・甘草・貝母などを加えて化痰排膿を増強する。

本方も辛涼宣透の剤に属するが，宣肺透熱が主体で透表には働かず，辛涼透散の銀翹散・桑菊飲とは異なる。

2）痰熱結胸（たんねつけっきょう）

症候 発熱・顔面の紅潮・口渇があり冷たいものを飲みたがる・飲んでも口渇が止まない・飲むとすぐに嘔吐する・胸腹部に痞満感があり圧痛をともなう・便秘・尿が濃い・舌苔が黄膩で滑・脈が滑数で有力など。

病機 邪熱が内伝して胸脘部で痰と互結した結胸証である。

裏熱熾盛による発熱・悪熱があり，邪熱が上蒸するので顔面が紅潮する。痰熱が胸脘で互結し気機を阻滞するため，胸腹部が痞満して圧痛をともなう。邪熱が傷津するために口が渇いて冷たいものを飲みたがるが，痰が水津の布散を阻むので飲んでも口渇が止まない。また，痰が胃気を内阻して和降できないので，水を飲むと内湿が盛んになって嘔吐する。邪熱が傷津するので便秘し尿が濃い。舌苔が黄・脈が数で有力は邪熱内盛を，舌苔が膩滑・脈が滑は痰熱を示す。

本証の発熱・顔面紅潮・口渇があり冷たいものを飲みたがるなどの症候は，陽明熱盛に似るが，舌苔が黄膩滑で黄燥ではなく，胸脘部の痞満や疼痛があり，陽明経証とは異なる。便秘は陽明腑実に似るが，潮熱・腹部が硬く脹って痛む・舌苔が黄厚で乾燥・脈が沈実などはないので，腑実ではないとわかる。

治法 清熱化痰・開結

方薬 小陥胸加枳実湯（しょうかんきょうかきじつとう）《温病条弁》

黄連三銭（9g）　栝楼三銭（9g）　枳実二銭（6g）　半夏五銭（15g）
急流水五杯にて，煮て二杯を取り，二次に分かち服す。

方意 本方は《傷寒論》の小陥胸湯に枳実を加えたものである。清熱の黄連，寛胸化痰の栝楼，和胃止嘔・化痰散結の半夏，降気開結の枳実を配合し，痰熱を清泄し痞結を開散して気機を宣暢する。痰熱結胸に対する小陥胸湯に，降気開結・通腑の枳実を一味加え，効能を著しく増強させている。

悪心・嘔吐がつよければ，少量の生姜汁・竹筎を加える。

3）痰熱阻肺・腑有熱結（たんねつそはい・ふゆうねっけつ）

症候 潮熱・便秘・喉に痰がつまる・呼吸促迫・呼吸困難・舌苔が黄膩あるいは黄滑・

第1章 風 温

右寸脈が実大など。

病機 肺の痰熱壅阻と腸腑の熱結不通による手太陰肺と手陽明大腸の併病である。

陽明腑実熱結により潮熱・便秘を呈し，邪熱が肺に鬱して津液を煎熬し痰を形成し，痰熱壅盛となって肺を阻滞し粛降ができなくなるので，痰がつまる・呼吸促迫・呼吸困難・右寸脈が実大を呈する。痰熱内阻であるから，舌苔が黄膩あるいは黄滑を呈する。肺と大腸は表裏をなすので，肺気が下降しないと腑気も下行せず，腸腑が熱結によって通じないために肺中の邪熱も外泄する道がない。すなわち，肺と大腸の邪が相互に因果関係をなすのである。

本証と痰熱結胸証は，病位はともに上焦に偏するが，病機がかなり異なる。痰熱阻肺では肺気の宣降が阻まれるので，呼吸困難・咳嗽・喀痰などが必ずみられるが，痰熱結胸は痰熱が胸脘部に結しており肺にはないので，胸腹部の痞満・圧痛が主体である。

治法 宣肺化痰・泄熱攻下

方薬 宣白承気湯（せんぱくじょうきとう）《温病条弁》

　生石膏五銭(15g)　生大黄三銭(9g)　杏仁二銭(6g)　栝楼皮一銭五分(4.5g)
　水五杯にて，煮て二杯を取り，先ず一杯を服し，知らざれば（病勢が衰えなければ）再び服す。

方意 本方は白虎湯・承気湯の方意にもとづいて作製されている。石膏で肺胃の熱を清し，杏仁・栝楼皮で肺気を宣降して化痰定喘し，大黄で腑実を攻下する。

腑実が下通すると肺熱が清泄され，肺気が清粛になると腑気も通降するので，本方は肺熱を清宣し腑気を通降して，宣上導下する臓腑合治の方剤である。呉鞠通は「杏仁・石膏をもって肺気の痺を宣べ，大黄をもって腸胃の結を逐う，これ臓腑合病の法なり」と説いている。宣肺通腑の効能をもつところから，「宣白承気」と名づけられている。

4）肺熱発疹（はいねつはっしん）

症候 発熱・皮膚の紅疹・咳嗽・胸苦しい・舌質が紅絳・舌苔が薄黄・脈が数など。

病機 肺経気分の邪熱が営絡に波及した状態である。

邪熱が肺に内鬱しているので，発熱して悪寒はない。鬱した肺熱が営分に波及し血絡に竄入するため，紅色の粟粒大あるいは不鮮明な皮疹である紅疹が発生する。熱鬱により肺気の宣発ができず，咳嗽・胸苦しいなどを呈する。

陸子賢は《六因条弁》で「疹は太陰風熱たり」と説くように，風温は肺の病変が中心で，病変の経過において紅疹が発生しやすく，風温の特徴のひとつでもある。

治法 宣肺泄熱・涼営透疹

方薬 銀翹散去豆豉加細生地丹皮大青葉玄参方（ぎんぎょうさんきょとうしかさいしょうじたんぴだいせいようげんじんほう）《温病条弁》

連翹一両（30g）　金銀花一両（30g）　桔梗六銭（18g）　薄荷六銭（18g）
竹葉四銭（12g）　生甘草五銭（15g）　荊芥四銭（12g）　大青葉三銭（9g）
牡丹皮三銭（9g）　玄参一両（30g）

方意　銀翹散から辛温の淡豆豉を除いて肺経の鬱熱を宣透外出させるとともに，涼営泄熱・解毒散瘀の生地黄・牡丹皮・大青葉・玄参で営熱を清し，宣肺泄熱・涼営透疹の効能をもたせている。

表鬱の症状がない場合は，辛温の荊芥も除去すべきである。

5）腸熱下痢（ちょうねつげり）

症候　発熱・頻繁な悪臭のある黄色の下痢・肛門の灼熱感・腹痛・舌苔が黄・脈が数など。

病機　肺胃の邪熱が大腸に下移した病態である。

肺と大腸は表裏をなし，胃は腸に連なるので，肺胃の邪熱が外解せず，内結による腑実も形成しないときは，大腸に下注して津液と糞便を下迫し，熱臭のある黄色の下痢が頻回に生じ，腹痛・肛門の灼熱感をともなう。発熱・舌苔が黄・脈が数は，裏熱をあらわす。

本証の悪臭のつよい下痢や肛門の灼熱感は，熱結傍流に似ている。熱結傍流は，燥屎が内結して下行しない病態であり，邪熱が津液を下迫して悪臭のある黄色水様物の下痢を生じ，必ず腹部の硬満・腹痛・圧痛をともなう。本証は無形の熱邪が大腸に下迫するので，水様物ではなく黄色の泥状便で糞便を混じえ，燥屎（そうし）の内結がないので腹部の硬満・圧痛などはない。

治法　苦寒清熱止痢

方薬　葛根黄芩黄連湯（かっこんおうごんおうれんとう）《傷寒論》

葛根半斤（9g）　甘草（炙る）二両（6g）　黄芩三両（9g）　黄連三両（9g）
上四味，水八升をもって，先ず葛根を煮，二升を減じ，諸薬を内（い）れ，煮て二升を取り，滓を去り，分かち温め再服す。

方意　昇清止痢の葛根，苦寒清熱・堅陰止痢の黄芩・黄連，甘緩和中の甘草からなり，全体で腸中の邪熱を清し下痢を止める。

肺熱が明らかなら，清肺宣気の金銀花・桑葉・桔梗などを加える。腹痛が甚だしければ，和営止痛の白芍を加える。下痢に膿血が混じるときは，清熱解毒・涼血止痢の白頭翁を加える。悪心・嘔吐があれば，化湿止嘔の藿香・竹筎を加える。

6）陽明熱盛（ようめいねっせい）

症候　高熱・悪熱・汗が多い・口渇があり冷たい飲物を欲する・舌質が紅・舌苔が黄で乾燥・脈が洪あるいは滑数など。

病機　陽明裏熱熾盛である。

熱邪と正気がともに旺盛で邪正相争が激烈であり，裏熱が蒸騰するために高熱・悪熱・舌質が紅・舌苔が黄を呈し，裏熱が津液を外迫するので汗が多い。邪熱に

第1章　風　温

よる津液の耗傷と多量の汗による傷津で，舌苔が乾燥し口渇があり，冷たい飲物を多量に飲みたがる。裏熱内盛で脈気を鼓動し気血が涌盛になるので，脈が洪大あるいは滑数を呈する。

高熱（大熱）・汗が出る（大汗）・口渇があり水分を欲する（大渇）・脈洪大が，陽明熱盛の「四大主症」で，弁証のポイントである。

治法　清熱保津

方薬　白虎湯（びゃっことう）《温病条弁》

石膏（砕く）一両（30g）　知母五銭（15g）　生甘草三銭（9g）　粳米一合（20g）
水八杯にて，煮て三杯を取り，分かち温め三服す。病退けば後服を減ず，知らざれば（病勢が衰えなければ）再に作り服す。

方意　白虎湯は陽明裏熱を清泄する主方である。辛寒で裏熱を清泄し外透する石膏，苦潤で清熱生津に働く知母，養胃生津の甘草・粳米により，裏熱を清泄・外透させ津液を保護する。

清熱生津の作用をつよめる必要があれば，金銀花・鮮石斛・芦根などを加える。熱盛で津気が消耗し，背部の微悪寒・脈が洪大で芤をともなう場合は，益気生津の人参を加える（白虎加人参湯）。肺熱壅盛で咳嗽・呼吸困難などを呈するときは，杏仁・栝楼皮・金銀花・魚腥草などを加える。

呉鞠通は白虎湯を「辛涼重剤」と称し，「白虎は慓悍にして，邪重ければその力にあらざれば挙ぐることあたわず，これを用いて当を得れば，立竿見影（立ちどころに効果がある）の妙あり，もしこれを用うるに当ならざれば，禍は旋踵ならず（禍を素早く取り除けない）」と説いている。

運用においては禁忌に注意せねばならない。《傷寒論》は「その表解せざれば，白虎湯を与うべからず」と指摘し，呉鞠通はさらに明確に「脈浮弦にして細なれば，与うべからざるなり，脈沈なれば，与うべからざるなり，渇せざれば，与うべからざるなり，汗出でざれば，与うべからざるなり」と白虎湯の四禁を示している。すなわち，表邪未解・裏熱未盛・非陽明実熱には禁忌である。

7）陽明熱結（ようめいねっけつ）

症候　日晡潮熱・時に譫語・便秘あるいは悪臭のある水様物の瀉下・腹部が硬く膨満して痛み圧痛がつよい・舌苔が黄厚で乾燥し芒刺がみられる・甚だしければ舌苔が灰黒で乾燥・脈が沈で有力など。

病機　肺経の邪熱が解さず，陽明に順伝して積滞と結し，燥屎を形成した状態である。

邪熱が裏で内結しているので発熱・悪熱がみられ，陽明経気が主る時刻である日晡（申の刻すなわち午後4時頃）に，邪正相争が激しくなるので，発熱・悪熱が夕方に増高する「日晡潮熱」を呈する。裏熱が燻蒸して神明を擾乱すると，時にうわごと（譫語）を言う。邪熱が腸中の糟粕と結して燥屎を形成すると，大便が秘結し，時に熱邪が腸液を下迫して燥屎の傍から流出させると，悪臭のある水

様物を排出する「熱結傍流」を呈する。腸中に燥屎が結滞するので，腹部の硬い膨満・疼痛・圧痛がみられる。舌苔が黄厚あるいは灰黒で乾燥・脈が沈で有力は，裏熱傷津と裏の積滞を示す。

治法 攻下熱結

方薬 大承気湯（だいじょうきとう）《温病条弁》

大黄六銭（18g）　芒硝三銭（9g）　厚朴三銭（9g）　枳実三銭（9g）

水八杯にて，先ず枳・朴を煮，後に大黄・芒硝を内れ，煮て三杯を取る。先ず一杯を服し，約二時（4時間）許りにて，利を得れば後服を止む，知らざれば（病勢が衰えなければ），再に一杯を服し，再に知らざれば，再服する。

小承気湯（しょうじょうきとう）《温病条弁》

大黄五銭（15g）　厚朴二銭（6g）　枳実一銭（3g）

水八杯にて，煮て三杯を取り，先ず一杯を服し，宿糞を得れば，後服を止む，知らざれば再に服す。

調胃承気湯（ちょういじょうきとう）《温病条弁》

大黄三銭（9g）　芒硝五銭（15g）　生甘草二銭（6g）

方意 気分の邪熱と大腸の糟粕が結した陽明腑実であり，燥屎内結によって気機が閉塞されて気鬱化火し，火が熾盛になると燥結がさらに強くなり，これにより火がますます熾盛になるという悪循環をくり返すのであり，病変のポイントは燥屎内結にある。熱盛傷津に対して清熱養陰を行っても，「揚湯止沸」（かまどから湯を持ち上げて沸騰を止める，すなわち一時しのぎ）にすぎず，攻下熱結により燥屎を除去すれば，邪熱が孤立して自然に消滅する。これが「釜底抽薪」（かまどから薪を引きぬく，すなわち根本的に問題を解決する）の方法で，燥熱が去れば津液もそれ以上損傷されないので，熱結を攻下することが津液の保存につながり，「急下存陰」の効果が得られる。

　三承気湯は，いずれも攻下熱結・通調気機の効能をもつ。

　大承気湯は，苦寒の大黄で腸中の積滞を蕩滌（除き去る）して熱結を攻下し，鹹寒の芒硝で軟堅通下し，苦辛の枳実・厚朴で通降して行気破滞し，大黄・芒硝の攻下を助ける。本方は三承気湯中で峻下の効能が最もつよいので，「峻下実熱法」といわれる。

　小承気湯は，大承気湯から芒硝を除いて他薬の薬量を減じており，攻下の効力は大承気湯より緩和で，「行気通下法」といわれる。

　調胃承気湯は，大黄・芒硝で熱結を攻下し，甘草で薬性を緩和にして緩下に働かせる。腸中の熱結を攻下するだけでなく，胃中の積熱を泄して胃気を調和させるので，調胃承気と名づけられている。行気の枳実・厚朴を用いず，緩和の甘草を加えており，三承気湯の中で最も効力が緩和であり，「緩下実熱法」と称する。

第1章 風 温

　　大承気湯は作用が最も峻烈であるから，燥屎による腹部の硬い膨満・腹痛・圧痛があって，正気が衰えていない場合にのみ用いる。熱結はあるが燥堅ではなく，腹部の膨満や痞えがつよいときは，小承気湯を用いる。調胃承気湯は作用が最も緩和であり，胃気を調和する効能をもつので，腑実の軽症で痞満が明らかでなく，胃中の積熱で胃気が和さない場合に用いる。

　　三承気湯は《傷寒論》の方剤であり，《温病条弁》に引用して枳実・厚朴の量を減らしたのは，傷寒と温病では病因・病機が異なるためである。温熱の邪は化燥傷陰しやすいので，燥烈の枳実・厚朴を減量する。一般に，温熱病では調胃承気湯加減を用いることが多く，大・小承気湯を用いることは少ない。

　　舌苔が灰黒で乾燥し傷津が甚だしい場合は，玄参・生地黄・麦門冬などを加えて，攻下泄熱・生津養液すべきである。

熱入心包

1）熱陥心包（ねつかんしんぽう）

症候　身体の灼熱感・呼吸が粗い・喘鳴・四肢の冷え・神昏・譫語あるいは昏憒不語・舌のこわばり・舌質が紅絳・脈が細数など。

病機　邪熱が心包に陥入して心神を擾乱した状態。

　　邪襲肺衛に対する治療の遅れや誤治，あるいは元来の心気不足などに乗じ，邪熱が内陥して心包に逆伝して発症することが多い。葉天士が「温邪は上に受け，首先に肺を犯し，心包に逆伝す」と説いたように，風温の経過中に多くみられ，病態は重篤である。

　　邪熱が内陥しているので身体の灼熱感がある。邪熱が津液を煎熬（せんごう）して痰を生じたり，素体に痰湿があって邪熱が内陥すると，痰と熱が膠結して心包絡を蒙閉し，心神が異常になり意識障害（神昏）やうわごと（譫語）あるいは完全な意識消失（昏憒不語）を呈する。また，痰熱が気機を阻滞して陽気が四肢末端に達しないので，四肢が冷える。熱閉が浅ければ四肢の冷え（肢厥）は軽く，熱閉が深ければ冷えはつよく，「熱深ければ厥もまた深く，熱微なれば厥もまた微なり」といわれる。舌は心の苗であり，痰熱が心竅を阻塞すると舌がこわばる。痰熱が壅盛すると，呼吸促迫・喘鳴をともなう。舌質が紅絳・脈が細数は，営熱と営陰の損耗を示す。

　　本証と熱入営分には神昏譫語がみられるが，病機がやや違い，程度も異なる。熱入営分の神昏は，営熱によって心神が擾乱されて生じ，痰濁による内閉がないため，神昏譫語は軽度で時に覚醒することがあり，舌のこわばりや肢厥などはない。

治法　清心開竅

方薬　清宮湯で安宮牛黄丸あるいは紫雪丹・至宝丹を服用する。

清宮湯（せいきゅうとう）《温病条弁》

玄参三銭（9ｇ）　蓮子心五分（1.5ｇ）　竹葉巻心二銭（6ｇ）　連翹心二銭（6ｇ）
　　犀角（磨冲）二銭（6ｇ）　連心麦門冬三銭（9ｇ）

　熱痰盛んなるは，竹瀝・梨汁各五匙を加う。喀痰清ならざるは，栝楼皮一銭三分を加う。熱毒盛んなるは，金汁・人中黄を加う。漸に神昏せんと欲するは，銀花三銭・荷葉二銭・石菖蒲一銭を加う。

安宮牛黄丸（あんぐうごおうがん）《温病条弁》

　　牛黄一両（30ｇ）　鬱金一両（30ｇ）　犀角一両（30ｇ）　黄連一両（30ｇ）　朱砂
　　一両（30ｇ）　冰片二銭五分（7.5ｇ）　麝香二銭五分（7.5ｇ）　真珠五銭（15ｇ）
　　山梔子一両（30ｇ）　雄黄一両（30ｇ）　金箔衣　黄芩一両（30ｇ）

　上を極細末となし，煉老蜜にて丸となし，毎丸一銭（3ｇ），金箔にて衣となし，蠟にて護る。脈虚なるは人参湯にて下し，脈実なるは銀花・薄荷湯にて下し，毎服一丸とす。兼ねて飛尸卒厥，五癇中悪，大人小児痙厥の熱によるものを治す。大人の病重く体実なるは，日に再服し，甚だしきは日に三服に至る，小児は半丸を服し，知らざれば（病勢が衰えなければ）再に半丸を服す。

紫雪丹（しせつたん）《温病条弁》

　　滑石一斤（500ｇ）　石膏一斤（500ｇ）　寒水石一斤（500ｇ）　磁石水煮二斤（1,000ｇ）
　　搗きて煎じ，渣を去り後薬を入れる。
　　羚羊角五両（150ｇ）　木香五両（150ｇ）　犀角五両（150ｇ）　沈香五両（150ｇ）
　　丁香一両（30ｇ）　升麻一斤（500ｇ）　玄参一斤（500ｇ）　炙甘草半斤（250ｇ）
　以上八味，ともに搗き鈩り，前の薬汁中に入れて煎じ，渣を去り後薬を入れえる。
　朴硝・硝石各二斤（1,000ｇ），提げ浄め，前の薬汁中に入れ，微火にて煎じ，手を住めずまさに柳木にて攪ぜ，汁の凝せんと欲するを候い，再に後二味を加入す。
　　辰砂（細かに研ぐ）三両（90ｇ）　麝香（細かに研ぐ）一両二銭（36ｇ）
　煎薬に入れ伴匀す。
　合成し火気を退け，冷水にて一二銭（3～6ｇ）を調服す。

至宝丹（しほうたん）《温病条弁》

　　犀角（鎊る）一両（30ｇ）　朱砂（飛す）一両（30ｇ）　琥珀（研ぐ）一両（30ｇ）
　　玳瑁（鎊る）一両（30ｇ）　牛黄五銭（15ｇ）　麝香五銭（15ｇ）

　安息の重湯もって炖化し，諸薬を和して丸一百丸となし，蠟にて護る。

方意　清宮湯は心包絡の邪熱を清する専薬で，心包絡は心の宮城なので「清宮」という。犀角で心熱を清し，玄参・蓮子心・連心麦門冬で清心滋液し，竹葉巻心・連翹心は清心泄熱に働き，全体で心包の邪熱を外方に透達させて清解する。

　痰熱壅盛なら清化熱痰の竹瀝・梨汁を加える。喀痰がすっきり出なければ，清熱化痰・寛胸の栝楼皮を加える。熱毒が盛んなら，清熱解毒の金汁・人中黄を加える。次第に意識障害があらわれるときは，芳香開竅・透熱化濁の金銀花・荷葉・

石菖蒲を加える。

清宮湯は清心熱・養心陰の効能をもつが，豁痰開竅には働かないので，必ず安宮牛黄丸あるいは至宝丹・紫雪丹を併用して，清心涼営・豁痰開竅しなければならない。

安宮牛黄丸・至宝丹・紫雪丹は，いずれも涼性で清熱解毒・開竅止痙の効能をもち，「涼開」の剤に属する。温熱病の竅閉神昏による危急症候に用いて優れた効果を示すので，「三宝」といわれる。安宮牛黄丸は清心豁痰に，至宝丹は開竅醒神に，紫雪丹は止痙熄風に，それぞれ長じる。

2）内閉外脱（ないへいがいだつ）

症候 発熱・意識障害があり，汗が多く呼吸が促迫し，脈が細で無力を呈するか，あるいは顔面が蒼白で珠のような汗が出て四肢が冷え，脈が微細で絶えそうになる。

病機 邪盛正虚あるいは発汗過多による陰液の急激な損傷によって生じる亡陽気脱の危急症候。

邪熱内盛のために発熱し，煎熬して生じた痰と熱が結びつき，痰熱が心包絡を閉阻して神志を蒙閉するので意識障害を呈する。以上が「内閉」である。汗が多くて気陰両傷をひき起こすと，呼吸促迫・脈が細で無力を呈し，陽気が暴脱すると，珠のような汗が出て四肢が冷え，脈が微で絶えそうになる。以上が「外脱」である。

治法 清心開竅・固脱救逆

方薬 安宮牛黄丸あるいは紫雪丹・至宝丹と生脈散あるいは参附湯を併用する。

安宮牛黄丸・紫雪丹・至宝丹（熱陥心包を参照）

生脈散（しょうみゃくさん）《温病条弁》

人参三銭（9g）　麦門冬（心を去らず）二銭（6g）　五味子一銭（3g）

水三杯にて，煮て八分二杯を取り，両次に分かち服す，渣は再に煎じて服す，脈斂せざれば再に作り服し，脈斂するをもって度となす。

参附湯（じんぶとう）《婦人良方》

人参四銭（12g）　熟附子三銭（9g）

人参を別炖し，熟附子は水煎し，汁を取り合わせて服す。

方意 生脈散は，人参で元気を補益し，酸甘化陰の麦門冬・五味子によって陰を守り陽を留める。元気が固まれば汗は外泄しなくなり，陰液が内守すれば陽気は外脱しない。益気生津・斂陰固脱の効能が得られる。

参附湯は，大補元気の人参と，温壮真陽の附子の大補大温により，回陽・益気・固脱の効能をあらわし，陽気暴脱を回復させる。

温病の経過で発生する内閉外脱には，この二方を開竅法と合わせて用いると，扶正祛邪・開閉固脱しうる。ただし，固脱法は危急状態に対する一時的な応急措施なので，すばやく用いると同時に，効果があればすぐに中止する必要がある。

3）熱入心包兼陽明腑実（ねつにゅうしんぽうけんようめいふじつ）

症候 発熱・意識障害・舌のこわばり・四肢の冷え・便秘・腹が硬く脹り圧痛がある・舌質が絳・舌苔が黄で乾燥・脈が数で沈実など。

病機 手厥陰心包と手陽明大腸の病変が同時にみられる病態。

熱陥心包による発熱・意識障害・舌のこわばり・四肢の冷え・舌質が絳などの症候と，燥屎内結の腑実による便秘・腹部が硬く脹って痛み圧痛がある・舌苔が黄で乾燥・脈が数で沈実などの症候がみられる。

発熱・意識障害・四肢の冷えなどは陽明腑実証でも出現するが，舌のこわばりによる発語障害はない。

治法 清心開竅・攻下腑実

方薬 牛黄承気湯（ごおうじょうきとう）《温病条弁》

即ち前の安宮牛黄丸二丸を用い，化開し（溶かし），生大黄末三銭（9g）と調え，先ず一半（半分）を服し，知らざれば（病勢が衰えなければ）再服す。

方意 心包の邪熱が大腸を下灼して燥結が甚だしくなると，心包を上蒸して痰熱を助長するので，上下同治する必要がある。安宮牛黄丸で心包の熱閉を清して豁痰開竅し，生大黄で陽明腑実を攻下して泄熱通腑する。

燥結傷津が顕著なら，芒硝・玄参などを加えて軟堅生津する。心包証が重篤で燥結が軽度なら，まず清心開竅してから攻下する。

余邪未浄

1）肺胃傷陰（はいいしょういん）

症候 微熱あるいは平熱・乾咳・痰が少なく粘稠・口や舌の乾燥・口が渇く・舌質が紅・舌苔が少ない・脈が細など。

病機 風温の回復期によくみられ，邪熱はほぼ消退したが，余熱が残る状態。

余熱が残っていると微熱が生じ，邪熱が消退すると平熱になる。邪熱によって肺津が消耗するので，乾咳がつづき，無痰あるいは粘稠な少量の痰がある。胃津が消耗し，口や舌が乾燥して口が渇く。肺胃の陰津が不足し，舌質が紅・舌苔が少ない・脈が細を呈する。

治法 滋養肺胃津液

方薬 沙参麦冬湯あるいは益胃湯を用いる。

沙参麦冬湯（しゃじんばくどうとう）《温病条弁》

沙参三銭（9g）　玉竹二銭（6g）　生甘草一銭（3g）　桑葉一銭五分（4.5g）

第1章　風　温

麦門冬三銭（9g）　生扁豆一銭五分（4.5g）　天花粉一銭五分（4.5g）
水五杯にて，煮て二杯を取り，日に再服す，久熱久咳のものは，地骨皮三銭を加う。

益胃湯（えきいとう）《温病条弁》

沙参三銭（9g）　麦門冬五銭（15g）　氷砂糖一銭（3g）　生地黄五銭（15g）
玉竹（炒香）一銭五分（4.5g）
水五杯にて，煮て二杯を取り，二次に分かち服す，滓は再に一杯に煮て服す。

方意　沙参麦冬湯は，肺胃の津液を滋養する沙参（浜防風）・麦門冬・天花粉・玉竹（葳蕤）を主とし，白扁豆・甘草で胃気を和養し，軽清宣透の桑葉で邪熱を清泄する。全体で潤肺止咳・泄熱和胃の効能がある。
　微熱がひかないときや咳嗽が止まない場合は，虚熱を清する地骨皮を加える。
　益胃湯は，甘寒生津養陰薬のみからなり，滋養肺胃の効能をもつ。
　沙参麦冬湯・益胃湯はほぼ同じ効能をもち，温病の回復期の傷津に適用する。沙参麦冬湯は肺に重点があって軽宣祛邪の効能ももち，益胃湯は胃に重点があり純補の方剤である。

小結

　風温は，冬・春によく発生する温熱病で，原因は風熱の邪を受けたためである。発病初期は発熱・微悪寒・咳嗽・わずかな口の渇きなど肺衛の病変が多く，経過には順伝（→気分）と逆伝（→営分の心包）がある。

初期は邪が肺衛にあるので辛涼透表する
　肺衛の病変が主 ……………………………………………………………………… 銀翹散
　肺気失宣が主 ………………………………………………………………………… 桑菊飲

肺衛の邪を駆邪外出できずに気分に内伝すると，主な病位は肺・胸膈・陽明胃腸になる
　邪熱壅肺の発熱・咳喘には肺熱を清泄 …………………………………………… 麻杏石甘湯
　痰熱結胸には清熱化痰開結 ………………………………………………………… 小陥胸加枳実湯
　痰熱阻肺で腑の熱結を兼ねれば清熱化痰・攻下腑実 …………………………… 宣白承気湯
　肺熱発疹には宣肺泄熱・涼営透疹 ………………………………………………… 銀翹散加減
　腸熱下痢には清熱止痢 ……………………………………………………………… 葛根黄芩黄連湯
　陽明胃熱で津液を耗傷すれば清熱保津 …………………………………………… 白虎湯
　陽明熱結腑実には軟堅攻下泄熱 …………………………………… 大承気湯・小承気湯・調胃承気湯

熱邪が心包に逆伝すると心神を擾乱する
　熱陥心包には清心開竅 ……………………………………………… 清宮湯＋「三宝」のいずれか
　　　　　　　　　　　　「三宝」　安宮牛黄丸は清熱解毒にすぐれる。
　　　　　　　　　　　　　　　　　至宝丹は豁痰化濁にすぐれる。
　　　　　　　　　　　　　　　　　紫雪丹は泄毒熄風にすぐれる。

内閉外脱すれば開閉固脱 …………………………………「三宝」に生脈散あるいは参附湯を併用
　　熱閉心包＋腑実には清心開竅・急下存陰する ………………………………………牛黄承気湯

　　余熱未浄の肺胃傷陰には肺胃の陰津を滋養する ……………………………沙参麦冬湯・益胃湯

文献摘録

①朱肱《類証活人書》：脈は尺寸ともに浮，頭疼み身熱し，常に自汗出で，体重く，その息必ず喘し，四肢収まらず，嘿嘿としてただ眠らんと欲するは，これ風温と名づくるなり。その人素風に傷れ，また熱に傷るるにより，風と熱相搏ち，即ち風温を発す。主に四肢収まらず，頭疼み身熱し，常に自汗出でて解せざるは，治は少陰・厥陰に在り。汗を発すべからず，汗を発すれば即ち譫言独語し，内煩し躁擾して臥するを得ず，もしくは驚癇し，目乱れて精なし。これを療するもの，復たその汗を発し，かくのごとくして死するは，医これを殺すなり。

②章虚谷《医門棒喝》：風温は，冬至に一陽来復し，すなわち陽進みて陰退き，立春以後は，陽気漸く旺ん，由りて温にして熱す，……人虚風を感じ当に温暖の候たれば，即ち温病を成す，故に方書は称して風温となす。

③呉坤安《傷寒指掌》：およそ天時晴燥にして，温風は暖きに過ぎ，その気を感ずれば，即ちこれ風温の邪なり，陽気は燻灼し，先ず上焦を傷る。それ病をなすや，身熱し汗出で，頭脹り咳嗽し，喉痛み声濁る。治は辛涼軽剤にてこれを解すべし，大いに辛温汗散を忌む。古人風温を治するに，葳蕤湯・知母葛根湯あるも，内に麻黄・羌活などの薬あり，みな用うべからず。

　風温吸入すれば，先ず太陰肺分を傷り，右寸脈独り大，肺気舒びず，身痛み胸悶え，頭脹り咳嗽し，発熱し口渇き，あるいは痧疹を発す，主治は太陰気分に在り。豉・梔・桑・杏・菱皮・牛蒡・連翹・薄荷・枯芩・桔梗・桑葉の類にて，これを清しこれを解す。痰嗽には貝母を加え，声濁り揚らざれば兜鈴を加え，火盛の脈洪には石膏を加え，咽痛むは射干を加え，飽悶すれば川鬱金・枳殻を加え，乾咳し喉燥けば花粉・蔗漿・梨汁を加え，咽喉鎖じて痛めば莱菔汁を加う。

第2章

春温

　春温は，春季に発生する急性熱病で，一般に発病が急峻であり病状はやや重篤で変化が多く，風温とは経過が異なるために，「伏気温病」のひとつと考える。病変の初期から，高熱・つよい口渇・甚だしいと意識障害やけいれんなどの裏熱の症候があるのが特徴である。

　春温については，歴代の医学文献中に多数の論述があり，多くは《内経》の「冬に寒に傷るれば，春に必ず温を病む」にもとづいて，春温を「伏寒化熱」によって発生する「伏気温病」とみなしている。後世の医家はこれを基礎に認識を深め発展させた。宋代の郭雍は《傷寒補亡論》ではじめて「春温」という病名を提示し，さらにその発生には，「冬に寒に傷れ，春に至りて発す」「冬に寒に傷れずして，春に風寒温気を感ずるによりて病む」「春に及び非節の気ありて人に中り疫をなす」の3種があると指摘した。明代初期の王安道は，春温は熱邪が内から外に達して発症し，伏邪の内発によって裏熱の症候を呈すると述べ，「清裏熱」を主な治療原則とした。葉天士も春温は伏邪による病変であるとし，「春温の一証，冬令に収蔵いまだ固からざるによる，昔人は冬寒内に伏し，少陰に蔵るるをもって，春に入り少陽より発すとなすは，春木は肝胆に内応するをもってなり」と述べ，春温に対する理・法・方・薬を系統的に論述した。

　ただし，中医学の文献において春温の概念がすべて一致しているわけではない。春季に発生する各種の温病を春温として概括する人もあり，たとえば邵仙根は《傷寒指掌》の注で，「春温の病に両種あり。冬に寒邪を受けて即ち病まず，春に至りて伏気発熱するは，名づけて春温という。もし春令に太だ熱く，時邪を外受して病むは，これ感じて即ち発するの春温なり」と述べているが，「感じて即ち発するの春温」は風温に相当する。

　現代医学的には，重症インフルエンザ・流行性脳脊髄膜炎などは，春温の弁証論治を参考にするとよい。

病因・病機

　春温の病因は，外因が温熱の邪であり，内因は陰精虚損の正気不足である。《素問》金匱真言論篇に「それ精は，身の本なり，故に精を蔵するものは，春に温を病まず」とあり，陰精を保養できないと，春に温病に罹患する可能性があることが示されている。正虚に乗

じて病邪が裏に侵入するため，発病の初期から裏熱熾盛の症候があらわれる。表証を兼ねることがあっても，非常に短い期間である。初期の症候の違いにもとづき，春温には2種の発病類型があり，ひとつは初期からすぐに裏熱熾盛の症候を呈する「伏邪自発」で，もうひとつは外邪が伏邪をひき動かして発症し，悪寒・頭痛などの表衛証を兼ねる「新感引発」である。

春温は，邪が内に鬱して発し，裏熱熾盛を呈する特徴があるが，邪の軽重や正虚の程度によって，発病初期にも熱鬱気分と熱鬱営分の違いがみられる。熱邪が気分に鬱して発症するものでは，邪が盛んで正気も強盛であり，病状は熱鬱営分より軽く，進行すると営分・血分へと深入する。熱鬱営分では，熱邪が深伏して営陰に虧耗があるので，病状は熱鬱気分より重いが，病変の経過において気分証をともなうときは，病邪の向外透達を示し転帰は良好であり，血分に深入したり下焦の肝腎の陰液を耗傷するときは，陰竭正虚となるので予後は悪い。

春温は裏熱が熾盛であるから，邪熱が容易に心包を侵犯して意識障害を生じる。また，春温に罹患するものは，もともと陰精が虚しているうえに裏熱熾盛によって陰液を耗損するので，熱盛動風を呈することが多く，後期になると肝腎の陰液を灼消して邪少虚多の病態をきたす。

弁証の要点

①春季に発病し，急激に発症して初期から高熱・つよい口渇・汗が出る・尿が濃いなどの裏熱の症候がみられる。同時に頭痛・悪寒・無汗などの衛分証がみられることもあるが，表証は軽度で短時間で消失し，裏熱証のみになる。
②経過中に斑疹・けいれん・意識障害が生じやすく，後期には腎陰耗損・虚風内動を起こしやすい。
③春温と風温はいずれも春季に発生するが，春温は「伏気温病」で病初から裏熱証が主体であり，風温は「新感温病」で初期は肺衛の表熱証が主である。

弁証論治

春温は熱邪が内鬱して裏から発する温病であるから，治療原則は清泄裏熱を主とし，同時に陰液の回復と透邪外出を考慮すべきである。熱が気分にあるときは初期から苦寒で裏熱を清泄し，熱が営分にあるときは清営解毒・透熱外達を主とする。表証をともなう場合は，清裏すると同時に佐として解表する。また，熱盛動血による迫血妄行で斑疹や出血を呈するときは清熱涼血解毒，熱盛動風には涼血熄風し，熱邪による肝腎の傷陰には肝腎の陰を滋陰する。

春温の弁証論治

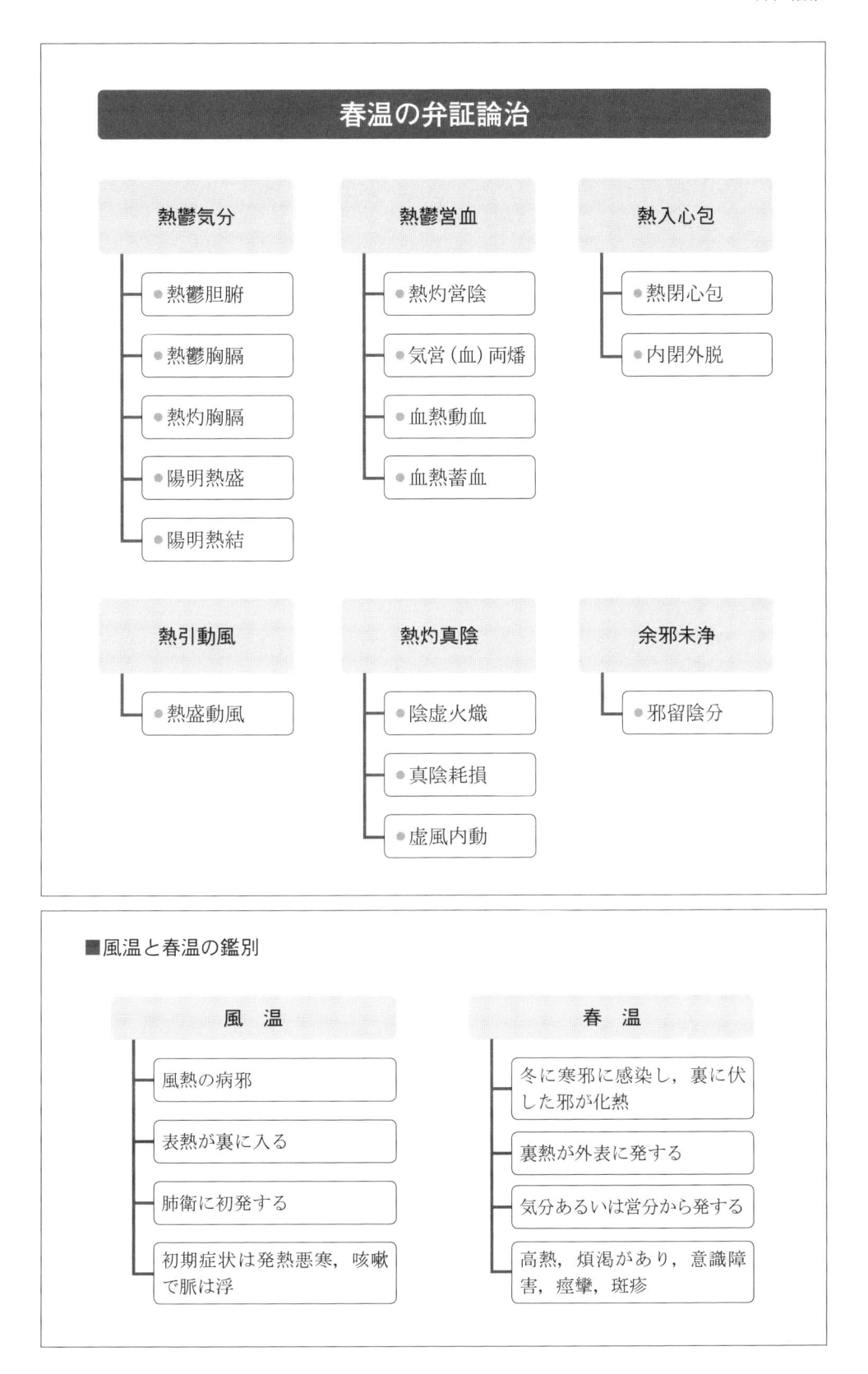

- **熱鬱気分**
  - 熱鬱胆腑
  - 熱鬱胸膈
  - 熱灼胸膈
  - 陽明熱盛
  - 陽明熱結

- **熱鬱営血**
  - 熱灼営陰
  - 気営(血)両燔
  - 血熱動血
  - 血熱蓄血

- **熱入心包**
  - 熱閉心包
  - 内閉外脱

- **熱引動風**
  - 熱盛動風

- **熱灼真陰**
  - 陰虚火熾
  - 真陰耗損
  - 虚風内動

- **余邪未浄**
  - 邪留陰分

■風温と春温の鑑別

風温	春温
風熱の病邪	冬に寒邪に感染し，裏に伏した邪が化熱
表熱が裏に入る	裏熱が外表に発する
肺衛に初発する	気分あるいは営分から発する
初期症状は発熱悪寒，咳嗽で脈は浮	高熱，煩渇があり，意識障害，痙攣，斑疹

第2章 春温

熱鬱気分

1）熱鬱胆腑（ねつうつたんふ）

症候 発熱・熱感・口が苦い・口が渇く・乾嘔・心煩・尿が濃く少ない・胸脇が脹って苦しい・舌質が紅・舌苔が黄・脈が弦数など。

病機 春温の初期で，温熱の邪が胆腑の気分に鬱して発病した状態。

邪熱が裏で鬱して発熱・熱感があり，熱毒が内蒸し胆火が上擾するために口が苦くイライラ（心煩）する。熱邪が傷津し，口が渇いて尿が濃く少ない。胆熱が犯胃し胃気が上逆するので乾嘔する。胸脇は少陽胆の経脈が循行する所であり，胆熱により経脈が行らなくなると胸脇が脹って苦しい。舌質が紅・舌苔が黄・脈が弦数は，胆経鬱熱を示す。

発病初期に頭痛・悪寒・無汗あるいは少汗をともなうときは，表邪による衛気外遏を兼ねており，胆腑熱鬱の症候によって風温初期の衛分証と区別できる。

治法 苦寒清熱・宣鬱透邪。表証を兼ねるときは疏邪透表を佐とする。

方薬 黄芩湯加豆豉玄参方（おうごんとうかとうしげんじんほう）《温熱逢源》

黄芩三銭（9g） 白芍三銭（9g） 炙甘草一銭（3g） 大棗三枚（3g） 淡豆豉四銭（12g） 玄参三銭（9g）

水五杯にて，八分に煮て三杯を取り，一杯を温服す。日に再服し，夜に一服す。

方意 主薬の黄芩は苦寒瀉火により胆熱を直清する。玄参は養陰生津・清熱解毒に働き，白芍・炙甘草・大棗を配合することにより酸甘化陰の効果が得られる。淡豆豉は鬱熱を宣発し透邪外達する。炙甘草は温補に偏するので清熱解毒の生甘草にかえ，偏温の大棗も除いてよい。春温初期には邪熱が少陽から完全には離れていないので，泄熱しつつ透邪する本方が最適である。

少陽の熱鬱による往来寒熱・胸脇が脹って苦しい・心煩が明らかなときは，少陽鬱熱を疏解する柴胡・山梔子を加える。表証を兼ねるときは，表邪を透解する葛根・蟬退・薄荷などを加える。辛温の羌活・独活・荊芥・防風などは，熱勢を助長し津液を耗傷しやすくて変証を起こすので用いない。胆熱が熾盛で上逆犯胃し嘔吐が甚だしい場合は，清泄胆熱の竜胆草・黄連・姜竹筎を加えて止嘔する。

2）熱鬱胸膈（ねつうつきょうかく）

症候 微熱・身体の熱感・心煩・胸中が何ともいえず苦しい・じっとしていられない・舌苔が微黄・脈が数など。

病機 邪熱が胸膈気分に鬱して宣発できない状態。

邪熱が裏にあるので熱感・脈数がみられ，裏熱がつよくなく津液の損傷はないので，一般に熱は高くならず舌質は微黄で，舌の乾燥・口渇などはない。邪熱が胸膈で鬱し心神を擾乱するので，心煩・胸中が何ともいえず苦しい・じっとして

いられないなどを呈する。

治法 清宣鬱熱

方薬 梔子豉湯（しししとう）《傷寒論》

山梔子（擘く）十四個（9g）　淡豆豉（綿にて裹む）四合（9g）
上二味，水四升をもって，先ず梔子を煮て二升を得，豆豉を内れ，煮て一升半を取り，滓を去り，分かち二服となす。

方意 山梔子で清熱し淡豆豉で宣鬱達表し，共同して胸中の鬱熱を清宣する。
衛分証をともなうときは解表透邪の薄荷・牛蒡子・蝉退を，津傷の口渇をともなうときは生津止渇の天花粉を，気逆による嘔吐をともなうときは降逆止嘔の姜竹筎を，それぞれ加える。

3）熱灼胸膈（ねつしゃくきょうかく）

症候 発熱・悪熱・煩躁・胸膈のつよい灼熱感・目の充血・口唇の乾燥・咽の乾燥感・咽痛・口内炎・口渇・尿が濃い・便秘・舌質が紅・舌苔が黄あるいは黄白で乾燥・脈が滑数など。

病機 邪熱が胸膈に壅滞し，津液を灼傷している状態。
裏熱が亢盛で発熱・悪熱があり，邪熱が胸膈を燻灼して，つよい灼熱感・煩躁をともなう。火熱が上炎して気血を上壅するため，目の充血・咽痛・口内炎が生じる。熱盛で津液を灼消して，口渇・口唇の乾燥・咽の乾燥・尿が濃い・舌苔の乾燥がみられる。腑気が下降しないと便秘する。裏熱熾盛により，舌質が紅・舌苔が黄あるいは黄白・脈が滑数を呈する。
腑気不降により便秘をともなうこともあるが，腹部の硬い膨満・腹痛・圧痛・脈が沈実などがないところから，陽明腑実と区別できる。熱鬱胸膈も邪熱が胸膈にあるが，本証はより病状が重く，上焦の火証や便秘をともなう。

治法 清泄膈熱

方薬 涼膈散（りょうかくさん）《和剤局方》

大黄（酒浸）二両（60g）　芒硝一両（30g）　甘草六銭（18g）　山梔子（炒焦）八銭（24g）　薄荷七銭（21g）　黄芩（酒妙）一両（30g）　連翹一両（30g）
粗末とし，毎二銭（6g），水一盞にて，竹葉七片，蜜少し許りを入れ，煎じて七分に至り，滓を去り，食後に温服す。小児は半銭（1.5g）を服すべく，更に歳数（年齢）に随い加減してこれを服す。利下を得て，服を止む。

方意 連翹・薄荷・竹葉・山梔子・黄芩で胸膈の熱鬱を清泄し，大黄・芒硝で通腑して引熱下行する。甘草・蜂蜜は緩急と清火に働く。全体で胸膈の熱邪を清泄する効果が得られる。
陽明腑実証をともなう場合にも，本方が有効である。便秘がなくて煩躁・口渇・口唇の乾燥を呈するときは，芒硝を除いて生津除煩の天花粉・芦根を加える。

4）陽明熱盛（ようめいねつせい）

症候 高熱・顔面紅潮・目の充血・多汗・つよい口渇・冷たい飲みものを欲する・舌質が紅・舌苔が黄で乾燥・脈が洪大あるいは滑数など。

病機 熱邪が少陽から外解せずに陽明に伝入し，裏熱亢盛になった状態。

邪盛正旺で邪正相争が激しく熱盛になり，外は肌肉を燻蒸し内では胃津を外迫するため，高熱・悪熱・多汗などが生じる。陽明の脈は顔面を上栄するので，陽明熱盛では顔面が紅潮し目が充血する。邪熱が盛んで汗も多いので津液が耗損し，口渇がつよく，冷たい飲物を多量にのみたがる。熱邪内盛で気血が涌盛になるので，脈が洪大あるいは滑数になる。舌苔が黄で乾燥するのは，熱盛津傷を示す。

高熱・多汗・つよい口渇・冷飲を好む・脈洪大が，弁証の要点である。

治法 清熱保津

方薬 白虎湯（びゃっことう）《温病条弁》（風温を参照）

方意 陽明熱盛で津傷をともなうので，白虎湯（石膏・知母・生甘草・粳米）で裏熱を清泄し津液を保護する。石膏は辛淡甘寒で胃熱を清するとともに透熱する。苦寒で潤性の知母は，石膏を助けて泄熱するとともに，滋陰潤燥・除煩に働く。甘草・粳米は養胃生津する。全体で清熱保津の効能がある。

熱盛津傷で口渇がつよいときは，山梔子・竹葉・石斛・芦根を加えて清熱解毒・生津除煩する。熱が神明を擾乱して譫語がみられるときは，犀角・連翹・竹葉巻心を加えて泄熱清心する。邪熱が肝経に波及して肝風をひき起こし，手足が痙攣するときは，羚羊角・釣藤鈎・菊花などを加えて涼肝熄風する。気陰両傷で息ぎれ・無力感・脈が芤を呈するときは，人参を加えて清熱・生津益気する。肺熱をともなうときは，薄荷・牛蒡子・竹葉などを加えて，辛涼甘寒により邪熱を外透して鬱熱を解き，表裏を清解する。

5）陽明熱結（ようめいねっけつ）

陽明胃熱が解さずに陽明大腸を下犯し，邪熱が腸中の糟粕と結して便が硬くなり，陽明腑実熱結を形成する。症候・治法・方剤については風温を参考にすればよい。ただし春温では，もともと陰精虚損が存在するとともに，裏熱熾盛による陰液と気の消耗があるために，虚実挾雑を呈することが多く，陽明熱結に陰液虚損あるいは気液両虚を兼ねたり，大腸から小腸にも波及し，小腸熱盛をともなうこともある。

① 陽明熱結・陰液虚損（ようめいねっけつ・いんえききょそん）

症候 発熱・熱感・腹満・便秘・口の乾き・口唇の皸裂・舌苔が焦黄で乾燥・脈が沈細など。

病機 温熱の邪は陽邪で最も陰を傷りやすく，熱結腸燥になり津液耗損がさらに甚だしい状態。

発熱・熱感・腹満・便秘・脈沈は陽明腑実熱結の症候であり，口の乾き・口唇の

乾燥と皸裂・舌苔が焦黄で乾燥・脈が細は陰液虚損を示す。傷陰がつよいほど邪熱が盛んになり，腸の燥結が甚だしくなって陰津がさらに虚すという悪循環になる。

治法 滋陰攻下

方薬 増液承気湯（ぞうえきじょうきとう）《温病条弁》

> 玄参一両（30ｇ） 麦門冬（連心）八銭（24ｇ） 生地黄八銭（24ｇ） 大黄三銭（9ｇ） 芒硝一銭五分（4.5ｇ）
>
> 水五杯にて，煮て三杯を取り，先ず一杯を服し，知らざれば（病勢が衰えなければ）再に服す。

方意 本方は増液湯（玄参・麦門冬・生地黄）加芒硝・大黄である。鹹寒の玄参は滋陰降火に，甘寒の麦門冬・生地黄は滋陰潤燥に働き，三薬を合わせると養陰生津・潤燥通便の効能が得られる。大黄・芒硝は瀉熱軟堅・攻下腑実に働く。

邪熱が除かれて陰虚による腸燥便秘だけになれば，克伐傷正の恐れがある芒硝・大黄を除去し，増液湯で「増水行舟」すべきである。

② 陽明熱結・気液両虚（ようめいねっけつ・きえきりょうきょ）

症候 発熱・熱感・腹痛・便秘・口の乾き・咽喉の乾燥感・倦怠無力・息切れ・舌苔が乾黄あるいは焦黒・脈が沈で無力あるいは沈細など。

病機 陽明熱結腑実に対して下法を使用しなかったために，気陰両虚をひき起こした状態。

発熱・熱感・腹痛・便秘・舌苔が乾黄あるいは焦黒・脈が沈などは陽明腑実であり，口が乾く・咽喉の乾燥感・口唇の皸裂・舌苔が焦・脈が細は陰液虚損を，倦怠無力・息切れ・脈が沈で無力は正気虚衰を示す。

本証は前証と同じく虚実挟雑であるが，前証は腑実の陰液耗傷であり，本証は腑実の気液両虚である。

治法 攻下腑実・補益気陰

方薬 新加黄竜湯（しんかおうりゅうとう）《温病条弁》

> 生地黄五銭（15ｇ） 麦門冬（連心）五銭（15ｇ） 玄参五銭（15ｇ） 生大黄三銭（9ｇ） 芒硝一銭（3ｇ） 生甘草二銭（6ｇ） 人参一銭五分（4.5ｇ）（別煎） 当帰一銭五分（4.5ｇ） 海参両条（洗） 姜汁六匙
>
> 水八杯にて，煮て三杯を取る。先ず一杯を用い，参汁（別煎した人参汁）五分・姜汁二匙を沖（沖服，煎薬とともにそのまま服用）し，これを頓服す，もし腹中に響声あり，あるいは矢気転ずる（ガスが出る）は，便せんと欲すとなすなり，一二時候ちて便せざるは，再に前法のごとく一杯を服す，二十四刻候ち，便せざるは，再に方三杯を服す，もし一杯を服し，即ち便を得れば，後服を止め，益胃湯一剤を酌服す，余参（残りの人参汁）あるいは加入して可なり。

方意 本方は陶節庵の《傷寒六書》記載の黄竜湯を加減したものである。人参・甘草は扶正益気に，大黄・芒硝は瀉熱軟堅・攻下に，麦門冬・生地黄・玄参（増液湯）

は滋陰潤燥に，鹹寒の海参は滋補陰液・軟堅にそれぞれ働く。姜汁で胃腸の気機を宣通し，当帰で血滞を通じ，気血を和暢し胃気を宣通すれば，他薬の祛邪扶正の効能がよりよく発揮できる。

本方と増液承気湯は同じく攻補兼施の方剤であるが，本方は増液承気湯に補気滋陰の薬物を加えたものに相当し，強力な滋陰攻下だけでなく，補気扶正の効能ももつ。

③ 陽明腑実・小腸熱盛（ようめいふじつ・しょうちょうねっせい）

症候 発熱・熱感・腹痛・腹満・便秘・尿が滴下して排尿が困難・排尿痛・尿が濃くて少ない・舌苔が黄で乾燥・脈が沈数など。

病機 陽明腑実で，邪熱が清濁を泌別する小腸に波及し，濁気が邪熱と結びついて膀胱に滲入している状態。

発熱・熱感・腹痛・腹満・便秘は陽明熱結腑実であり，尿が滴下してうまく出ない・排尿痛・尿色が濃く少ないなどは，小腸の熱濁が膀胱に下注したことを示す。

治法 攻下熱結・清泄小腸

方薬 導赤承気湯（どうせきじょうきとう）《温病条弁》

赤芍三銭（9g） 生地黄五銭（15g） 生大黄三銭（9g） 黄連二銭（6g）黄柏二銭（6g） 芒硝一銭（3g）

水五杯にて，煮て二杯を取り，先ず一杯を服し，下らざれば再（さら）に服す。

方意 本方は導赤散合調胃承気湯の加減である。大黄・芒硝で腑実を攻下し，滋陰泄熱の生地黄・赤芍・黄連・黄柏で小腸の熱を除くとともに，充液して尿を通利する。大便と小便を通利することにより，大腸・小腸の邪を両解する。

熱鬱営血

1）熱灼営陰（ねっしゃくえいいん）

症候 夜間に増悪する発熱と熱感・心煩・躁擾・甚だしければ時に譫語・不鮮明な斑疹・口渇がない・舌質が紅絳・舌苔が少ないあるいは無苔・脈が細数など。

病機 営分に鬱伏した邪熱が外発した状態。

もともと，営陰に虚があり受けた邪が重い場合によくみられ，発病の初期から営熱が盛んで営陰が受損し，心神擾乱を呈する。気分証として発病し，邪熱が外解せずに内陥入営する病態もある。邪熱が陰分に入って営陰を損耗するので，舌質が絳・少苔〜無苔・脈が細数などがみられる。衛気が陰に入って邪正相争がつよくなる夜間に，発熱・熱感が甚だしい。熱邪が営陰にあって血中の津液を口に上潮するので，かえって口渇はない。営気は心に通じ，熱毒が入営して心神を擾乱するために，イライラ・じっとしていられない・甚だしいと譫語などを呈する。

熱毒が営中に内閉されて血絡に入ると，不鮮明な斑疹がみられる。

なお，邪が気分から営分に伝入した初期は，舌面に部分的に薄黄苔がみられるが，完全に営分に入ると舌質が純絳を呈し，舌苔は少なくなる。

本証と陽明腑実熱結の神昏譫語は，大渇・大汗・便秘・腹部の満痛・垢苔などの症候があるので区別できる。また，熱陥血分による迫血外溢の斑疹は密集してはっきりとあらわれるので，本証との弁別はむずかしくない。

治法 清営泄熱。表証を兼ねるときは透表を佐とする。

方薬 清営湯（せいえいとう）《温病条弁》

> 犀角三銭（9g）　生地黄五銭（15g）　玄参三銭（9g）　竹葉巻心一銭（3g）
> 麦門冬三銭（9g）　丹参二銭（6g）　黄連一銭五分（4.5g）　金銀花三銭（9g）
> 連翹（連心）二銭（6g）

水八杯にて，煮て三杯を取り，日に三服す。

方意 本方は営分の熱邪を清泄する主方である。鹹寒の犀角で心営の熱を清し，苦寒の黄連を犀角に配して清熱解毒・清心をつよめる。生地黄・玄参・麦門冬は清熱滋陰に働き，金銀花・連翹・竹葉は性が涼で質は軽く，清透泄熱により営分の邪熱を気分に転出して解す。葉天士の「営に入りてはなお透熱転気すること可なり」の法に従っている。丹参は煩燥を除き心血を養うとともに，脈絡を通じ瘀熱を清する。全体で涼営清心・透熱転気の効果をあらわす。

「透熱転気」は，金銀花・連翹・竹葉などの薬物を指すだけではない。営分証で気機不暢を兼ねるときに，宣通気機の薬物を配合して邪熱を外泄させること，および飲食積滞・痰熱内停・湿濁内聚・燥屎内結・瘀血内阻などに，消導・化痰・祛湿・通下・行瘀などの薬物を加えて気機を暢達し，営熱の外達をはかることも含む。

表証があれば，淡豆豉・薄荷・牛蒡子などを加えて表邪を宣透する。黄苔が消失し舌質が深絳になれば，熱毒が営分から血分に転入したことを示すので，金銀花・連翹などの気分薬は除く。

2）気営（血）両燔（きえいりょうはん，きけつりょうはん）

症候 高熱・口渇・煩躁・皮膚の斑疹・甚だしいと吐血や鼻出血・舌質が絳・舌苔が黄で乾燥・脈が数など。

病機 気分の熱邪が熾盛で営血分に波及し，気営（血）両燔を形成した状態。

高熱・口渇・舌苔が黄で乾燥・脈が数は気分熱盛を，舌質が絳・煩躁は営分の邪熱による擾心を，斑疹・吐血・鼻出血などは熾盛な血熱による損絡迫血を示す。

本証の特徴は，気分証と営分証あるいは血分証が同時に存在することで，単純な気分熱盛や熱入営分・血分とは症候が異なる。

治法 気営（血）両清

方薬 一般には玉女煎加減を，斑疹が明らかにみられるときは化斑湯を，重症には清瘟敗毒飲を，それぞれ用いる。

玉女煎去牛膝熟地加細生地玄参方（ぎょくじょせんきょごしつじゅくじかさいしょうじげんじんほう）《温病条弁》

生石膏三両（90g）　知母四銭（12g）　玄参四銭（16g）　生地黄六銭（18g）　麦門冬六銭（18g）

水八杯にて，煮て三杯を取り，二次に分かち服す，渣は再に一鍾（盃）に煮て服す。

化斑湯（かはんとう）《温病条弁》

生石膏（細かく搗く）一両（30g）　知母四銭（12g）　生甘草三銭（9g）　玄参三銭（9g）　犀角二銭（6g）　白粳米一合（1dL）

水八杯にて，煮て三杯を取り，日に三服す。滓は再に一鍾に煮て，夜に一服す。

清瘟敗毒飲（せいうんはいどくいん）《疫疹一得》

生石膏　大剤六〜八両（180〜240g），中剤二〜四両（60〜120g），小剤八銭〜一両二銭（24〜36g）

生地黄　大剤六銭〜一両（18〜30g），中剤三〜五銭（9〜15g），小剤二〜四銭（6〜12g）

犀角　大剤六〜八銭（18〜24g），中剤三〜五銭（9〜15g），小剤二〜四銭（6〜12g）

黄連　大剤四〜六銭（12〜18g），中剤二〜四銭（6〜12g），小剤一銭〜一銭五分（3〜4.5g）

山梔子・桔梗・黄芩・知母・赤芍・玄参・連翹・甘草・牡丹皮・鮮竹葉　各常用量

先ず石膏を煮て数十沸し，諸薬を後下し，犀角は磨汁を和して服す。

方意　玉女煎去牛膝熟地加細生地玄参方は，呉鞠通が《景岳全書》の玉女煎を加減したものである。石膏・知母で気分の熱を清し，玄参・生地黄・麦門冬で涼営滋陰し，全体で清気涼営の効能が得られる。気営同病で熱毒がまだ熾盛でない時期に用いるのがよい。

化斑湯は，白虎湯加犀角・玄参に相当する。呉鞠通が《内経》の「熱内を淫せば，鹹寒をもって治し，苦甘をもって佐とす」の治則にもとづいて制定したものである。斑は胃に属し，胃は肌肉を主り，陽明熱毒が内は営血に迫り外は肌肉を燻蒸するので，白虎湯で清気透熱・泄熱救陰する。明らかな斑は，重い熱毒が脈絡を瘀滞し営血に逼迫していることを示すので，犀角・玄参を加えて清営涼血・解毒する。涼血散血の牡丹皮・赤芍あるいは清熱化斑解毒の大青葉・竹葉・蟬退などを加えてもよい。

清瘟敗毒飲は，白虎湯・涼膈散・黄連解毒湯・犀角地黄湯の四方を組み合わせたもので，これらの方剤を総合した作用をもつ。熱毒を解し気血を清するつよい

熱鬱営血

効能があるので，清瘟敗毒の名があり，熱毒亢盛の重症に用いる。

3）血熱動血（けつねつどうけつ）

症候 夜間に増悪する発熱・身体の灼熱感・躁擾・甚だしいと昏狂や譫妄・片状で紫黒色の斑・吐血・鼻出血・血便・不正性器出血・舌質が紫絳・脈が数など。

病機 血分の熱毒が熾盛で迫血妄行する状態。

　心は血を主り神を蔵し，邪熱が血分に陥入すると神明を擾乱するので，イライラしてじっとしていられず（躁擾），甚だしいと意識が朦朧としたり狂躁や譫妄がみられる。営血の熱盛であるから，夜間に発熱が増強して身体が灼熱する。熱邪が脈絡を損傷して迫血妄行し，血が脈外に溢出してさまざまな出血症状をあらわす。陽絡を傷ると上に溢出して吐血・鼻出血が，陰絡を傷ると下に溢出して血便・血尿・不正性器出血が，表絡を傷ると肌肉に溢出して皮下に瘀滞し片状の斑が生じる。紫黒色の斑・舌質が紫絳・脈が数は，血分熱盛で毒が重いことを示す。

　本証は熱灼営陰より重症であり，営分証では不鮮明な斑疹を呈するのみであるが，本証では明らかな斑点が密集して片状をなし，全身各所に出血を生じる。

　本証と気血両燔には出血症状があるが，本証は熱毒が血分に内陥して迫血妄行するので口渇・舌苔が黄などの気分熱の症候はなく，気血両燔では血分熱と気分熱の症候がともにみられる。

治法 涼血散血・清熱解毒

方薬 犀角地黄湯（さいかくじおうとう）《温病条弁》

　生地黄一両（30g）　白芍三銭（9g）　牡丹皮三銭（9g）　犀角三銭（9g）
　水五杯にて，煮て二杯を取り，二次に分かち服し，渣は再に煮て一杯を服す。

方意 犀角は清熱涼血・解毒に働き，涼血滋陰の生地黄を配合することにより，血中の熱毒を除き止血すると同時に生津益陰する。白芍・牡丹皮は涼血散瘀に働き，犀角・生地黄を助けて涼血散血・清熱解毒する。

　出血に対して涼血薬を重用するのは，血熱による出血であり，「熱去らざれば血止まず」のためである。また，出血に対して活血薬を用いるのは，大量の涼血薬で止血すると「血は寒に遇えばすなわち凝す」で瘀を残す弊害があるため，止血しても瘀を残さないようにする配慮である。さらに，体内の出血すなわち「離経の血」を散じる目的でもある。

　熱毒がつよくて高熱を呈するときは，大青葉・知母を加えて清熱解毒を増強する。斑色が紫色のときは，大青葉・玄参・丹参・柴草を加えて涼血解毒・涼血化瘀の効力を増す。意識障害が重度のときは，清心醒神の安宮牛黄丸を加える。出血が顕著なときは，涼血散血の蒲黄・側柏葉・茜草・茅根などを加える。

4）血熱蓄血（けつねつちくけつ）

症候 夜間に増強する発熱・下腹部の堅い膨満と圧痛・排尿は正常・黒色の大便・とき

第2章　春　温

に精神の錯乱狂躁・舌質が紫絳で暗あるいは瘀斑・脈が沈実あるいは渋など。

病機　熱毒が血分に内陥して津液を煎熬し，生じた瘀血と熱が結びついて小腸に停蓄した病態。

下腹部に堅い膨満と圧痛があり黒色の大便を排出するのは，熱と瘀血が結びついて下腹の小腸に停蓄するためである。排尿が正常であり，瘀熱は膀胱に結してはいない。心と小腸は表裏をなし，小腸の瘀熱が心神を上擾すると，ときに精神が錯乱し狂躁する。舌質が絳で暗あるいは瘀斑があるのは，熱と瘀血が結びついていることを示す。邪実血瘀により気血の運行が阻滞されるので，脈は沈実あるいは渋を呈する。

治法　攻下泄熱・活血逐瘀

方薬　桃仁承気湯（とうにんじょうきとう）《温病条弁》

> 大黄五銭（15g）　芒硝二銭（6g）　桃仁三銭（9g）　赤芍三銭（9g）　牡丹皮三銭（9g）　当帰三銭（9g）
>
> 水八杯にて，煮て三杯を取り，先ず一杯を服し，下を得れば後服を止む，知らざれば再に服す。

抵当湯（ていとうとう）《温病条弁》

> 大黄五銭（15g）　虻虫（炙り干し末となす）二十枚（10g）　桃仁五銭（15g）　水蛭（炙り干し末となす）五分（1.5g）
>
> 水八杯にて，煮て三杯を取り，先ず一杯を服し，下を得れば後服を止め，知らざれば再に服す。

方意　桃仁承気湯は，《傷寒論》の桃核承気湯の加減である。熱瘀相結であるから，清熱だけでは瘀が去らず，祛瘀だけでは熱が解さないので，清熱と祛瘀を併用する。牡丹皮・赤芍・桃仁で清熱涼血・消瘀し，大黄・芒硝で泄熱軟堅して瘀結を攻逐する。当帰で養血和血するとともに血中の気を行らせ，祛瘀しても血を傷らない。全体で瘀血熱邪を下解する。

抵当湯は，《傷寒論》の抵当湯と組成が同じで用量が異なる。薬性が猛峻な虫類の虻虫・水蛭で堅結を破り瘀血を駆逐し，桃仁で逐瘀をつよめ，涼血活血の大黄で邪熱を蕩滌し瘀熱を下行させる。全体で涼血逐瘀の効能がある。

本証は，血熱陰傷によって血凝成瘀し少腹の小腸で瘀熱が互結したもので，治療の重点は祛邪にあって養陰にはない。「釜底抽薪」の治法であり，瘀熱を除去すれば陰液は自然と回復する。

熱入心包

1）熱閉心包（ねっぺいしんぽう）

症候 高熱・身体の灼熱感・意識障害・譫語・昏睡・痰がつまって喘鳴し呼吸が粗い・舌の短縮・四肢の冷えなど。

病機 営分証に対する治療の遅れや誤治で，熱毒が深陥して心包を内閉した危急状態。

　熱毒が内陥して耗血傷津し，津液が煎熬されて痰を生じ，熱痰となって心竅を蒙閉すると意識混濁・譫語・昏睡などが生じる。痰が気道を壅阻すると，痰がつまり喘鳴して呼吸が粗い。痰熱が心の苗である舌を阻害すると，舌が短縮して動かせない。熱毒が内盛で高熱・身体の灼熱感を生じ，痰が陽気の布達を阻滞すると四末が温煦されず，四肢が冷える。「熱深ければ厥もまた深く，熱微かなれば厥もまた微かなり」といわれる。

　本証と熱灼営陰にみられる意識混濁・譫語は，病機が異なり重症度も異なる。熱灼営陰は，営熱が心包を擾乱するだけで痰熱の内塞はないので，意識混濁や譫語は軽度で覚醒するときもあり，舌の短縮や四肢の冷えはない。本証は痰熱が心竅を閉塞するので，意識障害・譫語は重く，甚だしいと昏睡・舌の短縮・四肢の冷えがみられる。

治法 清心開竅

方薬 清宮湯で，安宮牛黄丸あるいは紫雪丹・至宝丹を服用する（風温を参照）。

2）内閉外脱（ないへいがいだつ）

症候 意識障害・昏睡・息切れ・呼吸促迫・四肢の冷え・冷や汗・便秘・舌質が絳暗で乾燥し起刺がある・脈が細疾あるいは沈で無力など。

病機 熱毒内閉心包に対する治療の遅れや誤治で，熱毒内閉のままで津液が消耗したり陽気が外脱しかけている病態。

　意識障害・譫語・昏睡・四肢の冷え・便秘などの内閉の症候とともに，冷や汗・息切れ・呼吸促迫などの外脱の症候がある。脈が細疾あるいは沈で無力・舌質が絳暗で乾燥し起刺があるなどは，熱毒内閉と気津の虚損を示す。

治法 開閉固脱

方薬 生脈散あるいは参附湯で，安宮牛黄丸あるいは至宝丹を服用する（風温を参照）。

熱引動風

1）熱盛動風（ねっせいどうふう）あるいは熱極動風（ねっきょくどうふう）

症候 高熱・頭のふらつき・頭が脹って痛む・手足躁擾・甚だしいと狂乱や意識障害・けいれん・舌が絳で乾燥・脈が弦数など。

病機 熱邪が厥陰に内陥して生じた肝風内動。

熱毒内盛により高熱を呈し，邪熱が上蒸し気血が上涌すると頭のふらつき・頭の脹った痛みを生じ，邪熱が心包に及んで心神を擾乱すると狂乱し，甚だしいと意識障害をひき起こす。肝は血を蔵し筋を主り，血熱が肝の経脈を擾動し，肝陰を灼消すると，筋脈が養われなくなり，手足の躁擾・筋のひきつり・四肢のけいれんがみられ，甚だしいと項部強直や後弓反張などを生じる。舌質が絳で乾燥するのは血熱内鬱の傷津を示し，肝熱であるから脈は弦数である。

本証と営熱動風（暑温を参照）は，いずれも熱邪が肝風を引動したものであるが，病機が異なる。本証は肝血熱盛により筋脈の拘急・手足けいれんなどの風動をひき起こした実熱証であるに対し，営熱動風は熱傷営陰による肝風内動で，邪熱と陰傷がみられる虚実挟雑である。

治法 涼肝熄風

方薬 羚角鈎藤湯（れいかくこうとうとう）《通俗傷寒論》

> 羚羊角（先煎）一銭半（4.5 g）　桑葉二銭（6 g）　川貝母（去心）四銭（12 g）
> 鮮地黄五銭（15 g）　鈎藤鈎（後下）三銭（9 g）　甘菊花三銭（9 g）　茯神木三銭（9 g）　生白芍三銭（9 g）　生甘草八分（2.4 g）
> 淡竹茹五銭（15 g）（鮮刮し，羚羊角と先煎し，水に代う）。

方意 主薬の羚羊角・鈎藤鈎で涼肝・熄風止痙する。桑葉・菊花は軽清宣透により透熱外出するとともに，羚羊角・鈎藤鈎を助けて平肝熄風に働く。熾んな熱が陰を傷り，陰傷のために風動が起きるので，滋養陰液の生地黄を重用し，白芍・生甘草を配合して酸甘化陰し，筋脈を滋養する。邪熱の煎熬によって津液が痰に変化し，邪熱が痰濁を挟んで経絡を阻塞し神明を擾すので，川貝母・竹茹で清熱・化瘀通絡し，茯神木で寧心安神する。全体で涼肝熄風・増液舒筋の効能がある。

気分熱盛による高熱・多汗・口渇があり冷たいものを飲みたがるなどの症候を兼ねるときは，生石膏・知母を加えて気熱を大清する。腑実便秘には攻下泄熱の大黄・芒硝などを，営血分の熱盛で舌質が紅絳・肌膚の発斑を呈するときは涼血解毒の犀角・板藍根・牡丹皮・紫草などを，項部強痛が著明なときは葛根を，後弓反張やけいれんがつよいときは熄風止痙の全蝎・地竜・蜈蚣などを，意識障害がつづくときは紫雪丹・安宮牛黄丸あるいは化痰開竅醒神の菖蒲・鬱金を，気道に痰がつまるときは滌痰の竹瀝・生姜汁などを，それぞれ加える。

熱灼真陰

1）陰虚火熾（いんきょかしき）

症候 発熱・熱感・焦躁・不眠・舌質が紅・舌苔が黄あるいは薄黒で乾燥・脈が細数など。
病機 熱邪が腎陰および真陰を損傷するとともに，心火が亢盛になった病態。

熱邪が少陰に深入して心火が上亢すると同時に，腎陰・真陰が下虚し，陰が虚したために火が亢盛になり，亢盛になった火がさらに陰を虚し，相互に影響し合って病状が激しくなる。邪熱内盛で発熱・熱感がある。心火が神明を擾乱し，陰虚で夜間に陽が陰に入れないために，焦躁感があって眠れない。このことを呉鞠通は，「心中煩するは，陽邪は心陽を挟み独り上に亢じ，心体の陰は容留の地なし，故に煩雑していかんともするなし。臥すを得ざるは，陽は亢じて陰に入らず，陰虚して陽納を受けず，臥すを欲するといえども得んや。この証は陰陽各自ら道をなし，相い交互せず，去死は遠からず」と述べる。舌苔が黄あるいは薄黒で乾燥・舌質が紅・脈が細数などは，陰虚火盛を示す。

治法 育陰清熱

方薬 黄連阿膠湯（おうれんあきょうとう）《温病条弁》

> 黄連四銭（12g）　黄芩一銭（3g）　阿膠三銭（9g）　白芍一銭（3g）　鶏子黄二枚

水八杯にて，先ず三物を煮，三杯を取り，滓を去り，阿膠を内れて烊かし尽くし，再に鶏子黄を内れ，攪ぜて相い得さしめ，日に三服す。

方意 本方は《傷寒論》黄連阿膠湯の用量を変えたものである。苦寒の黄連・黄芩で邪熱を清するとともに心火を泄し，阿膠・白芍で肝腎・真陰を滋養し，鶏子黄で心腎を滋して交通させる。全体で，剛柔相済により壮火（邪火）を抑えて陰精を救う。

2）真陰耗損（しんいんもうそん）

症候 持続する微熱と軽度の熱感・手のひらや足のうらのほてり・元気がない・聴力低下・動悸・咽の乾燥・歯が黒く乾燥・舌質が絳で乾燥し甚だしいと紫暗・脈が虚あるいは結代など。

病機 重症の春温の後期にあらわれ，温毒邪熱が長期にわたって肝腎の精血を損傷して真陰にも及び，余邪が残存するとともに虚熱が生じた「邪少虚多」の病態。

余邪が残存するとともに，陰虚で制陽できず陽が偏亢するので，微熱・軽度の熱感がつづき，手のひらや足のうらがほてる。咽が乾燥し，歯が黒く乾燥するのは，真陰虧損によって津液が上承しないことを示す。陰津虧損が甚だしいと，神が養われないで元気がなくぼんやりし，腎水が心陰を養えないために動悸する。腎は耳に開竅し，腎陰が虚すと精気が耳に通じなくなって聴力が低下する。舌質が絳で乾燥し甚だしいと紫暗を呈するのは，肝血腎液の耗傷による。真陰が虚損し脈道を充盈できないので脈は虚し，脈行がとどこおるので拍動が時に止まり，結脈や代脈となる。

本証には聴力低下があるが，純虚の症状であり，熱鬱少陽の実証にみられる耳聾とは違いがある。少陽証では，風熱が上を擾して清竅不利をきたし，「両耳開かれず」を生じ，多くは脹悶感があって一連の少陽証をともなう。本証の耳聾は腎の精気が耳に上通しないために起き，一般に脹悶感はなくて，一連の真陰虧損

の症状がみられる。

本証と陰虚火熾はいずれも真陰が虧損するが，陰虚火熾は陰虚とともに陽熱上亢がある虚実挾雑で，本証は純粋の陰精虧損である。

治法 滋陰養液

方薬 加減復脈湯（かげんふくみゃくとう）《温病条弁》

> 炙甘草六銭（18g） 生地黄六銭（18g） 生白芍六銭（18g） 麦門冬（不去心）五銭（15g） 阿膠三銭（9g） 麻子仁三銭（9g）

水八杯にて，煮て八分を取り三杯とし，三次に分けて服す。劇しければ甘草を加えて一両（30g）に至り，地黄・白芍各八銭（24g），麦冬七銭（21g），日に三，夜に一服す。

方意 本方は，《傷寒論》炙甘草湯から人参・桂枝・生姜・大棗を除いて白芍を加えたもので，温熱の病邪が下焦に深入し肝腎陰傷をひき起こしたときの主方である。呉鞠通は「熱邪深入し，あるいは少陰に在り，あるいは厥陰にあらば，みな復脈に宜し」と述べている。主薬の炙甘草は気血生化の本である中気を補益して津陰を充復し，益陰生津の生地黄・阿膠・白芍は肝腎の陰を滋養し，麻子仁も潤燥に働く。全体で滋陰退熱・養陰潤燥の効能がある。

辛温発汗などの誤治により陰液を劫灼するとともに心気を損傷し，固摂ができずに汗が漏出して止まらず動悸をともなうときは，麻子仁を除いて鎮摂固渋の生竜骨四銭（12g）・生牡蛎八銭（24g）を加えた救逆湯を用い，滋陰斂汗・摂陽固脱する。脈が虚大で散になる傾向があれば，さらに補益元気の人参を加えて固脱の力を増強する。

また，誤下により下痢が止まらない場合には，滑腸の麻子仁を除き固摂渋腸の牡蛎一両（30g）を加えた一甲復脈湯を用いる。

3）虚風内動（きょふうないどう）

症候 羸痩・皮膚の乾燥・手足のふるえあるいはけいれん・激しい動悸・ぼんやりする・甚だしいと時に虚脱寸前になる・歯の乾燥・口唇の皸裂・舌質が絳で乾燥あるいは光絳無苔・脈が細促あるいは細で無力など。

病機 水不涵木による虚風内動であり，春温の後期にみられる。

温熱の邪が長期にわたって真陰を灼消し，津液・精血が枯竭して，羸痩・皮膚の乾燥・口唇の皸裂・歯の乾燥などをみる。肝は風木の臓で腎水の滋養に頼っており，真陰・腎水が枯竭して肝血を滋養できなくなると，筋脈が栄養されないために手足がピクピクと蠕動したりひきつり，甚だしいときにはけいれんが生じる。これを「虚風内動」と称する。真陰枯渇が心陰にまで及ぶと，心が養われないために激しい動悸が生じ体表から望見できる状態になる。心神が養われないとぼんやりし，陰陽が離決しかけて虚脱寸前になる。舌質が絳で乾燥したり光絳無苔・脈が細促は，真陰耗損の虚熱を示す。脈が無力で絶えそうになるのは，陰陽離決

の危象をあらわす。精血津液が枯渇した「亡陰失水」の危険な病証である。

本証と熱盛動風はいずれも肝風内動であるが，病機に虚実の違いがあり，症状にも相違がある。熱盛動風は病変の極期にみられる「熱極生風」で実証に属し，けいれんと同時に高熱・意識障害・頭が脹って痛む・口渇があり冷たい飲みものを欲する・舌質が紅・舌苔が黄で乾燥・脈が弦数などをともなう。本証は病変の後期にみられる「血虚生風」で虚証に属し，一連の虚の症候をともなうので，弁別は難しくない。何秀山（かしゅうざん）が「血虚生風は，真風にあらざるなり，実は血筋を養わざるにより，筋脈拘攣（けいしょう）し，伸縮は自如なることあたわず，故に手足瘈瘲し，風動に類似す，故に名づけて内虚暗風といい，通（あまね）く肝風と称す，温熱病の末期にこの証みること多きは，熱は血液を傷るをもっての故なり」と解説する。

治法 滋陰熄風

方薬 二甲復脈湯（にこうふくみゃくとう）《温病条弁》

> 炙甘草六銭（18g）　生地黄六銭（18g）　生白芍六銭（18g）　麦門冬（不去心）五銭（15g）　阿膠三銭（9g）　麻子仁三銭（9g）　生牡蛎（先煎）五銭（15g）　生鼈甲（先煎）八銭（24g）
> 即ち加減復脈湯内に，生牡蛎五銭・生鼈甲八銭を加う。

三甲復脈湯（さんこうふくみゃくとう）《温病条弁》

> 炙甘草六銭（18g）　生地黄六銭（18g）　生白芍六銭（18g）　麦門冬（不去心）五銭（15g）　阿膠三銭（9g）　麻子仁三銭（9g）　生牡蛎（先煎）五銭（15g）　生鼈甲（先煎）八銭（24g）　生亀板（先煎）一両（30g）
> 即ち二甲復脈湯内に，生亀板一両を加う。

大定風珠（だいていふうしゅ）《温病条弁》

> 生白芍六銭（18g）　阿膠三銭（9g）　生亀板四銭（12g）　生地黄六銭（18g）　麻子仁二銭（6g）　五味子二銭（6g）　生牡蛎四銭（12g）　麦門冬（連心）六銭（18g）　炙甘草四銭（12g）　鶏子黄（生）2枚　生鼈甲四銭（12g）
> 水八杯にて，煮て三杯を取り，滓（さ）を去り，再に鶏子黄を入れ，攪（ま）ぜて相得さしめ，三次に分かち服す。喘するは人参を加え，自汗は竜骨・人参・小麦を加え，動悸は茯神・人参・小麦を加う。

方意 三方はすべて加減復脈湯の加減方であり，精血津液を滋補し潜陽熄風する効能をもつ。薬味がやや異なり，主治にも違いがある。

二甲復脈湯は，虚風内動の初期で手足の蠕動がみられる場合に適し，加減復脈湯で滋陰するとともに，滋陰清熱・潜陽熄風の生牡蛎・生鼈甲を加え，滋陰養血・潜陽熄風の効果がある。

三甲復脈湯は，動悸が激しい場合に適し，二甲復脈湯に滋陰潜陽・養心安神に働く亀板を加える。

第2章　春　温

　　大定風珠は，陰衰が重くてときに欲脱（脱になろうとする）する虚風内動の重症に適する。三甲復脈湯に鶏子黄・五味子を加え，血肉有情の鶏子黄で滋陰熄風の効力をつよめ，五味子で補陰斂陽して虚脱を防止する。息ぎれ（喘）は肺気が絶えそうなことを示すので，人参を加えて益気固本し，自汗は気が虚して固表できないためであるから，益気斂汗固脱の竜骨・小麦・人参を加え，動悸には養心安神・益気の茯神・人参・小麦を加える。

余邪未浄

1）邪留陰分（じゃりゅういんぶん）

症候　夜間に発熱して早朝に解熱する・解熱時に発汗をともなわない・食欲は正常で瘦せる・舌質が紅・舌苔が少ない・脈が沈細でやや数など。

病機　春温の後期で，余邪が陰分に留伏した病態。
　　衛気は日中は陽分を行き夜間は陰分を行く。余邪が陰分に内伏していると，衛気が陰分に入る夜間に邪正が相争して発熱・熱感が生じ，衛気が陽分に出る朝には邪正相争が止んで熱が退き，身体も涼しくなる。ただし，余邪は陰分に伏在したままで衛気とともに外出しないので，熱は退いても汗は出ない。邪が陰分にとどまり，病変が胃腸にはないから食欲は変わらない。しかし，余熱が長くとどまって営陰を耗損し，肌膚を充養できないので，羸瘦する。舌質が紅・舌苔が少・脈が沈細やや数は，余熱が陰液を耗損したことを示す。病状は軽いが，微熱が長期にわたると耗陰傷正するので，軽視すべきではない。

治法　滋陰透熱

方薬　青蒿鼈甲湯（せいこうべっこうとう）《温病条弁》

　　青蒿二銭（6g）　鼈甲五銭（15g）　生地黄四銭（12g）　知母二銭（6g）　牡丹皮三銭（12g）
　　水五杯にて，煮て二杯を取り，日に再服す。

方意　呉鞠通が「邪気は陰分に深伏して，気血の中に混処し，養陰を純用するあたわず，また壮火にあらざれば，更に苦燥に任せて用うるを得ず」と述べるように，滋陰だけでは邪を留めてしまい，苦寒だけを用いると化燥傷陰の弊害があるので，養陰と透熱を併用する必要がある。鼈甲は滋陰するとともに絡に入って邪を捜し，青蒿は芳香で清熱透絡に働き，青蒿が鼈甲の導きにより陰分に入って余熱を外透する。このことについて呉鞠通は，「鼈甲の蠕動の物をもって，肝経至陰の分に入り，既によく養陰し，またよく絡に入り邪を捜す，青蒿の芳香透絡をもって，少陽より邪を外出せしむ，……この方は先入後出の妙あり，青蒿は陰分に直入するあたわず，鼈甲ありてこれを入らしむるなり，鼈甲は独り陽分に出づるあたわず，青蒿ありてこれを出でしむなり」と解説している。牡丹皮は伏火を瀉し，生

地黄は養陰清熱し，知母は清熱・生津潤燥する．全体で養陰透熱の効能がある．本方は雑病の陰虚による夜間発熱にも用いてよい．

小結

春温は温熱の邪による急性熱性病であり，伏気温病と考えられている．臨床上の特徴は，急な発病・重篤な病状・初期から裏熱の症候が顕著などである．初発時に熱鬱気分と熱鬱営分の違いがあり，新患が伏気温病の発病をうながしたものでは衛分証を兼ねることもある．

弁証の要点は，初期から裏熱熾盛を呈することと，発病の季節が春であることである．初期には表熱証が主体の風温との区別が必要である．弁証にあたっては衛気営血弁証を基本にしながらも臓腑を明らかにし，陰陽・虚実をみきわめねばならない．

春温は裏から発病する温病なので，発病初期から裏熱が熾盛ですみやかに傷陰する，あるいは既に傷陰しているので，清熱養陰が原則である．初期から苦寒堅陰・直清裏熱を主体にし，同時に全経過において陰液の保護に配慮しながら邪を外出せねばならない．

初期に熱鬱気分として発症する場合
 熱鬱胆腑には苦寒清熱・宣鬱透邪……………………………………………黄芩湯加味
 熱鬱胸膈には清宣鬱熱……………………………………………………………梔子豉湯
 熱灼胸膈には清泄膈熱……………………………………………………………涼膈散
 陽明熱盛には清熱保津……………………………………………………………白虎湯
 熱結腸腑には攻下泄熱……………………………………………………………調胃承気湯
 熱結腸腑＋陰液虧損には滋陰を配合………………………………………増液湯を加える
 熱結腸腑＋気液両虚には攻補兼施………………………………………………新加黄竜湯
 熱結腸腑＋小腸熱盛の小便不利には腸腑の結を通じ，小腸の熱を下泄………導赤承気湯

熱鬱営分で発症したり，気分の病変が営血に進んだ場合（斑疹や出血症状）
 熱灼営陰を呈するときは営熱を清泄………………………………………………清営湯
 気営両燔には気営両清……………………………………………………………加減玉女煎
 気営両燔で明らかな斑疹があれば清熱化斑………………………………………化斑湯
 重症の気営両燔には気血を清し熱毒を解く………………………………………清瘟敗毒飲
 血熱動血には涼血散血……………………………………………………………犀角地黄湯
 熱と瘀血が結したときは涼血逐瘀…………………………………………………桃仁承気湯

熱邪が心包に入った場合（意識状態に異常）
 熱閉心包には清心開竅……………………清宮湯＋「三宝（安宮牛黄丸・紫雪丹・至宝丹）」
 内閉外脱には開閉固脱………………………………生脈散か参附湯に至宝丹の類を配合

熱引動風（熱邪が肝風を引動した実熱証，けいれんなど）
 熱盛動風には涼肝熄風……………………………………………………………羚角鉤藤湯

病変の後期

邪熱が真陰を灼消した陰虚火熾には育陰清熱⋯⋯⋯⋯⋯⋯⋯⋯⋯⋯⋯⋯⋯⋯⋯⋯⋯⋯⋯⋯黄連阿膠湯
　　　真陰耗損には滋陰養液⋯⋯⋯⋯⋯⋯⋯⋯⋯⋯⋯⋯⋯⋯⋯⋯⋯⋯⋯⋯⋯⋯⋯⋯⋯⋯⋯⋯⋯⋯⋯加減復脈湯
　　　虚風内動には滋陰熄風⋯⋯⋯⋯⋯⋯⋯⋯⋯⋯⋯⋯⋯⋯⋯⋯⋯⋯二甲復脈湯・三甲復脈湯・大定風珠
　余邪未浄
　　　邪留陰分には滋陰透熱⋯⋯⋯⋯⋯⋯⋯⋯⋯⋯⋯⋯⋯⋯⋯⋯⋯⋯⋯⋯⋯⋯⋯⋯⋯⋯⋯⋯⋯⋯⋯青蒿鼈甲湯

文献摘録

①《素問》生気通天論篇：冬に寒に傷るれば，春に必ず温を病む。
②《素問》金匱真言論篇：それ精は，身の本なり。故に精を蔵すれば，春に温を病まず。
③郭雍《傷寒補亡論》：冬に寒に傷れ，春に至りて発するは，これを温病と謂う。冬に寒に傷れずして，春に風寒温気を自感して病むは，またこれを温と謂う。春に及び非節の気ありて人に中り疫をなすは，またこれを温と請う。……然して春温の病は，古に専治の法なし。
④呉又可《温疫論》汪石山の引用：また冬に寒に傷るによらず，春に至りて温を病む者あり，これ特春温の気に感ず，春温と名づくべし。
　　　且つ寒毒は肌膚の間に蔵るという。肌は肌表たり，膚は皮の浅きものたり，その間の一毫一竅，営衛経行して摂る所の地にあらざるなく，即ち些小の風寒を感冒するは，なお稽留するあたわず，まさに即ち病をなすべし，何ぞ況に厳寒殺厲の気をうけ，かつ皮膚最浅の処に感じるに，反ってよく容れ隠するや。これをもってこれを推れば，必ずこの事なきなり。
⑤呉坤安《傷寒指掌》邵仙根按：春温の病に両種あり。冬に寒邪を受けて即ち病まず，春に至りて伏気発熱するは，名づけて春温という。もし春令に太だ熱く，時邪を外受して病むは，これ感じて即ち発するの春温なり。弁証の法，伏気の春温は，初起にただ熱し寒からずして口渇く，これ内より外に発出するなり。感じて即ち発するの春温は，初起に微寒し，後はすなわちただ熱して寒からず，これ肺衛より受くるなり。
⑥章虚谷《医門棒喝》：また「人身に邪を受け，即ち病まざるなし，いまだ久伏し時を過ぎて発するものあらず」と言う。その説甚だ理あるに似て，浅陋の者は然りと信じて遵わざるなく，それ経義に悖るを知らず，而して後学の害を貽すなり。……人身のごときは内に臓腑，外に営衛，中に十二経十五絡・三百六十五孫絡・六百五十七穴，細微にして幽奥，曲折し明らかにし難く，今一群一邑の地をもって，匪類（盗賊）伏し匿れれば，なおかつ覚察するあたわず，いわんや人身の経穴は淵邃隠微にして，邪気は烟の漸に燻じ，水の漸に漬すがごとし。故に《内経》に諸痛諸積を論ずるがごとく，皆初めに外邪を感ずるも，伏して覚えざるあり，もって漸に内に侵入を致し成す所のものなり。いずくんぞそれ感ずるに随い即ち病みて伏邪なきものと必ず謂うこと可なるや？　また人の痘毒のごとき，それいまだ発せざるときは全然覚えざるに，何をもってまたよく伏するや？

⑦呉鞠通《温病条弁》：壮火なお盛んなれば，定風珠・復脈を用うるを得ず，邪少なく虚多きは，黄連阿膠湯を用うるを得ず，陰虚し痙せんと欲するは，青蒿鼈甲湯を用うるを得ず。

　　これ諸方の禁なり。前数方はみな存陰退熱のために設くといえども，その中に補陰の品をもって退熱の用となすものあり，一面補陰し一面捜邪するものあり，一面填陰し一面護陽するものあり，各々よろしく心領神会（深く会得する）し，混ずべからざるなり。

⑧王孟英《温熱経緯》：精を蔵すれば，春に温を病まず。小児の温病多きは何ぞや？　良に冬暖かきをもって閉蔵を失いしのみ。それ冬はあに年々皆暖かきか？　父母は姑息（甘やかす）をもって心となし，唯その凍るを恐るるにより，往々に衣被は厚きに過ぎ，甚だしきはすなわち裘帛をもってこれを戕う，天令は潜蔵するといえども，真気すでに暗に発泄をなすなり，温病の多き，また宜ならんや？　この理はただ幼科（小児科医）知らざるのみならず，即ち先賢もまた未だ道い及ばざるによるなり。

⑨柳寶詒《温熱逢源》：経に「冬に寒に傷るれば，春に必ず温を病む」といい，また「冬に精を蔵さざれば，春に必ず温を病む」という。分けてこれを言えば，すなわち一はその邪の実を言い，一はその正の虚を言う。合わせてこれを言えば，すなわちこれその冬に精を蔵さずして腎気先ず虚し，寒邪すなわち得てこれを傷る。語勢は両平のごときといえども，その義原は一貫に帰するなり。……原その邪これを初めて受くるは，けだし腎気先ず虚するをもってなり，故に邪はすなわちこれに湊まりて少陰に伏す。春時に逮び陽気内動すれば，すなわち寒邪は熱に化して出づ。その発するや，陽気の内動によりて発するものあり，また時邪外感の引動して発するものあり。……寒邪少陰に潜伏すれば，寒は必ず陽を傷る。腎陽既に弱ければ，すなわち蒸化してこれを鼓動するあたわず，毎に温邪初発して腎陽先に餒えるあるを見る，これに因り邪機は氷伏し，達せんと欲して達せず，展転（次から次にところを変える）の間に，邪は即ち内陥し，挽救（挽回する）すること可ならず，これ最も手を着け難きの危証なり。その或いは邪すでに化熱するは，すなわち邪熱は燎原，最も陰液を灼傷し易く，陰液一たび傷るれば変証蜂起す，故に伏温の病を治するは，まさに歩歩にその陰液を顧みるべし，……愚意は黄芩湯加豆豉・元参を用うるにしかず，至当不易の法たり。けだし黄芩湯は清泄裏熱の専剤たり，加うるに豆豉は黒豆より造られたるを以て，本より腎経に入り，また蒸罨して成り，伏邪の蒸鬱して発すると相同じく，かつ性味は和平にして，汗を逼り耗陰するの弊無し，故に豆豉は少陰伏邪を宣発する的対の薬たり。再に元参を加えもって腎陰を補う。一面は泄熱し，一面は透邪す，およそ温病の初起にて，邪熱いまだ少陰より離れざるは，その治法はこれに外ならず。

第3章

暑温

　暑温は，夏季に暑邪あるいは暑湿の邪を感受して起こる急性熱病である。発病は急激で，短期間の肺衛の症候ののちに，すみやかに高熱・つよい口渇・多量の発汗・脈が洪大などの気分熱盛の症候があらわれる。病機の伝変も迅速で，容易に傷津耗気し，蒙閉心竅・動風といった病変を生じることが多い。厳格な季節性があり，夏暑の時期に発症する。

　古代から暑病に関する記載はかなり多く，夏季に暑熱の症候をあらわす病変を「中暍」「傷暑」「暑病」などと称していた。暑病を伏気温病とする考え方もあり，《素問》熱論篇には「およそ傷寒を病みて温を成すは，夏至日に先んずるは温を病むとなし，夏至日に後るるは暑を病むとなす」とあって，冬季に感受した寒邪が潜伏して夏に発症すると述べている。王肯堂は「冬に寒に傷れ，夏に至りて変じて熱病となるがごときは，これすなわち時を過ぎて発し，内より表に達するの病，俗に晩発というはこれなり，また暑熱に暴中せし新病の比ぶべきにあらず」と述べ，夏季の熱病には伏寒化熱による伏気温病（晩発）と暴感暑邪による新病があると考えている。これに対し，清代初期の喩嘉言は「夏に至り変じて暑病をなす，この一語は尤も拠無しとなす。けだし暑病はすなわち夏月に新受の病なり，あに冬月の伏寒は春時に発せずして，夏に至り始めて発するの理あらんや」と述べ，暑病は新感温病であり，伏寒化熱による伏気温病ではないとした。さらに，呉鞠通が「暑温は，正夏の時，暑病の熱に偏するものなり」と定義し，「暑温」の病名を確立した。

　暑温が発病する季節や症候からすると，現代医学の日本脳炎・レプトスピラ症などの急性伝染病および中暑（日射病・熱射病）などは，本証の弁証論治が参考になる。

病因・病機

　暑温は，夏季に暑熱の邪を感受して発症するが，人体の正気不足も外邪の侵襲を招く重要な素因である。夏季は暑気の令にあたり気候が炎熱で，正気にもともと不足があったり，過労で津傷気耗の状態になると，外邪に対する防御能力が低下し，暑熱の邪が虚に乗じて人体を侵襲して発病する。王安道は「暑熱は夏の令なり，人あるいは労倦しあるいは飢餓して，元気匱乏し，もって天令の亢熱を御するに足らざれば，ここにおいて傷られ病をなす」と述べ，内在する元気がまず匱損し，さらに暑熱の邪を外感するという2つの要因で，

109

第3章　暑温

暑温が発生すると指摘している。

　暑は火熱の気で性質が酷烈で，伝変は迅速であり，暑熱の邪が人体に侵入するとすみやかに気分に入り，衛分証はごく短期間にすぎず，発病早期から高熱・多汗・口渇・脈が洪大などの陽明気分熱盛の症候がみられる。葉天士（ようてんし）が「夏暑は陽明より発す」と述べたのは，この発病時の特徴をいう。暑邪は火熱が燔灼（やく）するような性質をもち，容易に人体の正気を傷害する。火熱はとくに津液を消耗するとともに気も耗散するので，暑温の経過においては津気耗傷を呈することが多く，甚だしければ津気欲脱（脱になろうとする）の危急な症候が出現する。また，暑邪は火熱の性質をもち，火臓である心と同気相求めるために，気分の熱邪を清解できないと，容易に化火して心営に内陥し，津液を煎熬して痰を伴生したり，肝の陰血を灼消（やきはらう）して内風をひき起こし，すみやかに痰熱閉竅・風火相煽などの危急状態に陥る。また，血分に内迫して，血痰・喀血・吐血・鼻出血・斑疹などを生じる。さらに，暑熱の邪が直接心包や肝経を侵犯し，意識障害・けいれん・四肢の冷えなどが出現することもある。このような重篤な症候は，小児にみられることが多い。

　夏季は暑熱が盛んで湿気も多い。喩嘉言（ゆかげん）が「天の熱，地の湿，日の暑，三気交（こもご）も動き，その合するや，天の熱気は下り，地の湿気は上る」と述べるように，人間は天暑が下迫し地湿が上蒸するなかに居て，湿気と熱気を同時に受けるために，暑邪と湿邪を兼感することが多く，これを「暑湿の邪」とも称する。暑邪が湿邪を兼挟しやすいために，葉天士は「暑は必ず湿を兼ねる」と述べ，呉鞠通も「暑は湿と熱を兼ね，暑の熱に偏するは暑温たり」という。ただし，暑邪は温熱の陽邪であって，湿邪は陰邪であるから，暑邪と湿邪は区別すべきであり，王孟英が「暑令は湿盛（さかん）にして，必ず兼感すること多し，故に挟むという，これ寒邪に食を挟み，湿証に風を兼ぬるがごとく，ともにこれ二病を相兼ぬ，暑中に必ず湿ありと謂うにあらざるなり。故に暑を論ずるものは，すべからく天上烈日の炎威たると知るべし，湿と熱の二気を并せて一気と作（な）すをもって始めて暑たると誤まるべからざるなり。しかして暑を治するは，すべからくその挟湿多きたるを知るべし」と述べるように，暑邪には湿邪をともなうことが多いと認識すべきである。暑温に湿邪を兼ねた病変を，本書では「暑温挟湿」と呼ぶ。暑熱の症候以外に，胸が痞える・身体が重い・舌苔が膩などの湿邪中阻の症候をともなうのが特徴である。なお，寒湿を兼挟する場合もあって，さらに悪寒・無汗がみられる。

　暑温の後期の段階になると，熱邪は次第に減衰するが津気の消耗は回復せず，多くは正虚邪恋の病態を呈する。病機の違いによって症候はさまざまである。気陰虧損に偏すると，持続する微熱・動悸・煩躁・甚だしいと虚風内動の手指蠕動などが，心包絡の痰熱未浄による竅機不利では，意識がぼんやりとし甚だしいと痴呆・失語・失明・難聴などが，風痰が経絡に瘀滞した筋脈失利では，手足のこわばり・四肢の強直・けいれんなどが，それぞれみられる。積極的な治療によってこれらの症候は次第に回復するが，病勢が激しくて意識障害やけいれんが長時間持続したときには，痰阻清竅・痰瘀留滞などにより痴呆・失明・失語・難聴・運動麻痺などの後遺症を残す。

弁証の要点

①明らかな季節性があり，夏暑の令である夏至から処暑の期間に発病することが多い。
②発病が急激で，発病初期にごく短期間の衛分証がみられるが，早期から高熱・多汗・つよい口渇・脈が洪大などの気分熱盛を呈することが多い。
③病変の経過では変化が迅速で，化火・生痰・生風など多種の病変が生じやすく，容易に津気欲脱・内閉・動風・動血などの重篤な症候が出現する。
④湿を兼挟することが多く，腹満・身体が重だるい・舌苔が膩あるいは無汗・悪寒などは，暑温挟湿あるいは寒遏暑湿の症候である。

弁証論治

　暑邪は火熱の邪であり，暑温の基本治則は清泄暑熱である。暑温の経過における各種の病機・症候に相応した治療大法を以下に示す。初期の暑邪犯衛には辛涼で清暑し，ひきつづきすみやかに発生する暑傷気分・陽明熱盛には辛寒で清気・滌暑泄熱し，さらに進んだ暑傷津気には甘寒で清熱生津する。暑邪が消退しても津気大傷が残るときは，甘酸で益気斂津し酸苦で泄熱生津する。葉天士は張鳳逵の「暑病は首ず辛涼を用い，継いで甘寒を用い，再に酸泄酸斂を用う」との説を引用して，暑温の治療大法を概括した。暑邪が化火して痰や風を生じ，心営に内伝して閉竅・動風の病変をひき起こしたときは，病状に応じて清心涼営・化痰開竅・涼肝熄風などの治法を用いる。後期の余邪未清・気陰未復に対しては，益気養陰・清泄余熱などで回復をはかる。王綸が《明医雑著》で「治暑の法は，清心利小便が最も好し」と指摘したのは，「暑気は心に通ず」「心と小腸は表裏をなす」の関係にもとづいた治暑の大法で，清心滌暑するとともに心火を下行させて，暑熱の邪を外出するのが目的である。
　暑温挟湿に対しては清暑に祛湿を兼用し，寒遏暑湿には清暑化湿と解表散寒を併用する。

暑温の弁証論治

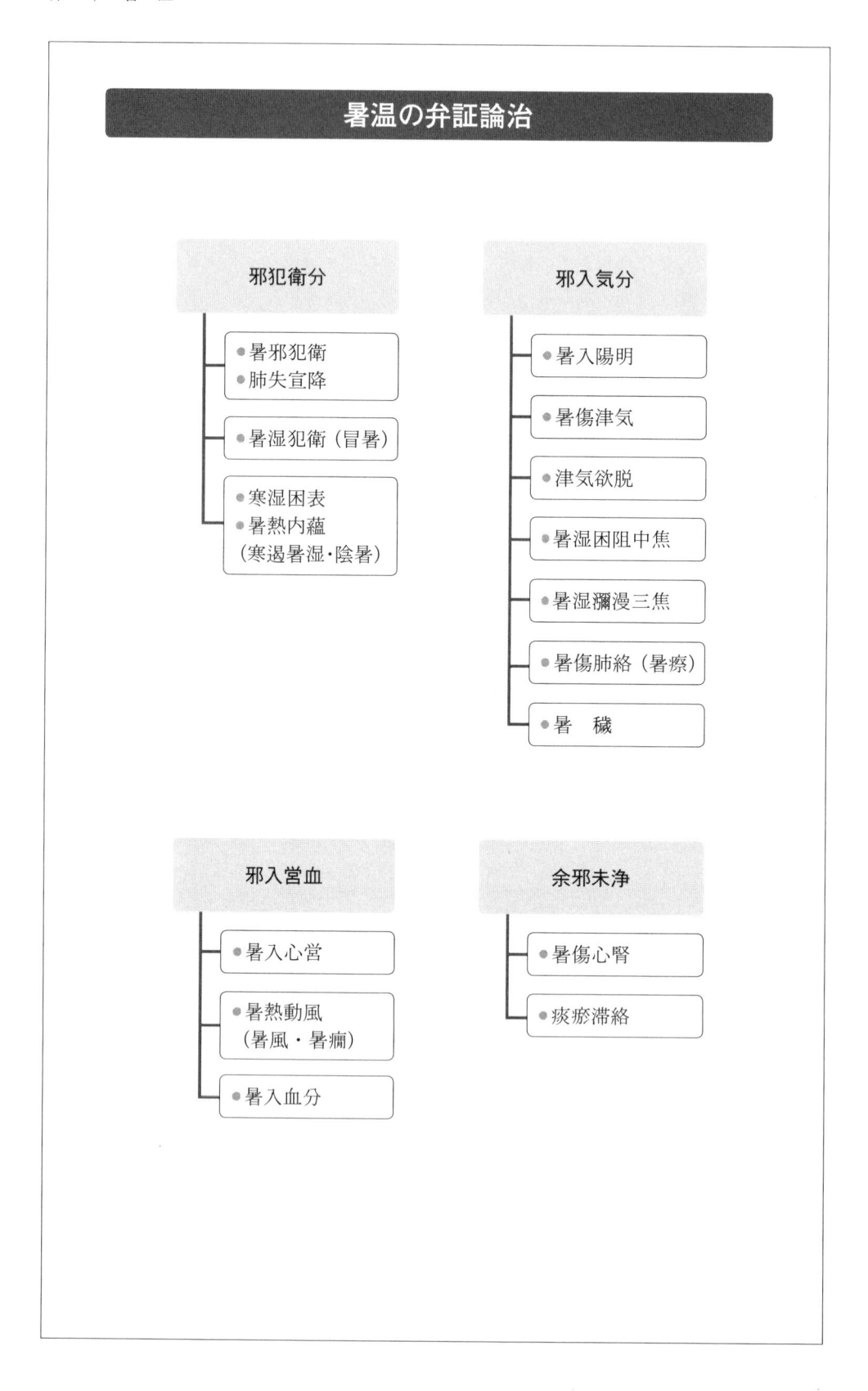

邪犯衛分
- 暑邪犯衛
  肺失宣降
- 暑湿犯衛（冒暑）
- 寒湿困表
  暑熱内蘊
  （寒遏暑湿・陰暑）

邪入気分
- 暑入陽明
- 暑傷津気
- 津気欲脱
- 暑湿困阻中焦
- 暑湿瀰漫三焦
- 暑傷肺絡（暑瘵）
- 暑穢

邪入営血
- 暑入心営
- 暑熱動風
  （暑風・暑癇）
- 暑入血分

余邪未浄
- 暑傷心腎
- 痰瘀滞絡

邪犯衛分

　温病は上焦から始まり，暑温も手太陰肺をまず侵犯し，短期間ではあるが衛分証を呈する。暑温挟湿の場合により明らかであり，葉天士は《三時伏気外感病》で「暑邪は必ず湿を挟み，状は外感風寒のごとし。柴・葛・羌・防を用うるを忌み，肌表熱し汗無きがごときは，辛涼の軽剤にて誤り無し」と指摘し，呉鞠通も《温病条弁》上焦篇に「形は傷寒に似て，ただ右脈洪大にして数，左脈反って右より小，口渇甚だしく，面赤く，汗大いに出づるは，名づけて暑温という，手太陰に在り」と述べて，いずれも衛分証が発生することを示している。

1）暑邪犯衛・肺失宣降（しょじゃはんえ・はいしつせんこう）

- **症候**　発熱・微悪寒・汗が出る・頭痛・頭のふらつき・咳嗽・口渇・尿が濃い・舌質は尖辺が紅・脈は浮数など。
- **病機**　暑邪が肺を侵犯し，肺気が宣降できなくなった状態。

　邪正相争により発熱し，暑邪が肺に侵入して肺衛が失調するために微悪寒があり，肺熱が肺気の宣降を妨げるので咳嗽をともなう。暑熱は発泄の性質をもち，腠理を開泄するので汗が出る。暑熱は火性で上炎し，頭面部の気血を逆乱させるために頭痛・頭のふらつきなどがみられる。暑熱は最も傷津しやすく，早期から口渇・尿が濃いなどがあらわれる。舌の尖辺が紅・脈が浮数は，暑邪が上焦肺にあることを示す。

- **治法**　辛涼透表・清暑宣肺
- **方薬**　銀翹散去牛蒡子玄参芥穂加杏仁石膏黄芩方（ぎんぎょうさんきょごぼうしげんじんがいすいかきょうにんせっこうおうごんほう）《温病条弁》

　　銀翹散より牛蒡子・玄参・荊芥穂を去り，杏仁六銭（18g）・石膏一両（30g）・黄芩五銭（15g）を加える。

- **方意**　暑邪は火熱の邪であるから辛温表散の荊芥穂を除き，咽痛がないときは玄参・牛蒡子も不要である（銀翹散には元来玄参が含まれていない）。金銀花・連翹・竹葉で透表散熱し，石膏・黄芩で肺熱を清するとともに，淡豆豉・薄荷・杏仁と組み合わせて肺熱を外透する。杏仁は下気止咳にも働く。芦根・竹葉は利小便により邪熱を下泄し，芦根は生津にも働いて暑邪傷津を防止する。

2）暑湿犯衛（しょしつはんえ）（冒暑）

- **症候**　発熱・悪寒・汗が出る・咳嗽・頭のふらつき・身体が重だるい・口渇・悪心・嘔吐・下痢・尿が濃い・舌苔が白膩・脈が濡数など。
- **病機**　暑湿の邪が上焦肺を犯した病態。

　邪正相争により発熱し，邪が肺衛を失調させるので悪寒が生じ，肺気の宣降を妨げて咳嗽をともなう。暑邪は発泄するために汗が出る。湿濁の邪が熱とともに

第3章 暑 温

上蒸すると頭がふらつき，中焦に波及して昇降を失調させると悪心・嘔吐・下痢をともない，気血をさまたげると身体が重だるく感じる。暑邪は傷津しやすいので，口渇・尿が濃いなどをともなう。舌苔が白膩・脈が濡数は，暑湿の邪を示している。

治法 化湿滌暑

方薬 雷氏清涼滌暑法（らいしせいりょうじょうしょほう）《時病論》

> 滑石（水飛）三銭（9g） 生甘草八分（2.4g） 青蒿一銭五分（4.5g） 白扁豆一銭（3g） 連翹（去心）三銭（9g） 茯苓三銭（9g） 通草一銭（3g）
> 西瓜翠衣一片を加え煎ず。

雷氏清宣金臓法（らいしせいせんきんぞうほう）《時病論》

> 牛蒡子一銭五分（4.5g） 川貝母（去心）二銭（6g） 馬兜鈴一銭（3g） 杏仁（去皮尖）二銭（6g） 栝楼殻三銭（9g） 桔梗一銭五分（4.5g） 桑葉三銭（9g）
> 枇杷葉（去毛蜜灸）三銭（9g）を加えて引となす。

方意 雷氏清涼滌暑法は，化湿滌暑が主体である。滑石・生甘草は六一散で，滑石は清熱・利小便により暑湿の邪を下泄し，生甘草は清熱解毒するとともに，滑石の滑利を緩和する。さらに，通草を配合して清利湿熱をつよめている。軽清宣透の青蒿・連翹は上焦在表の熱を散じ，西瓜皮は清熱解暑に働く。白扁豆は化湿和中して悪心・嘔吐を止め，茯苓は健脾利湿して下痢を止める。

嘔吐が甚だしければ半夏を，下痢がつよければ冬瓜皮を，咳嗽が甚だしければ杏仁・栝楼仁を加える。

雷氏清宣金臓法は，宣肺降気が主体である。清宣肺熱・化痰の牛蒡子・貝母・馬兜鈴・桑葉と，宣降肺気の杏仁・栝楼殻・桔梗・枇杷葉からなり，肺気の宣降を回復させ咳嗽を止める。

3）寒湿困表・暑熱内蘊（かんしつこんひょう・しょねつないうん）（寒遏暑湿，陰暑）

症候 悪寒・発熱・無汗・頭痛・頭重・身体が重だるい・胸苦しい・イライラ・口渇・尿が濃い・舌苔が薄白膩・脈が濡数など。

病機 夏に暑熱の気を受けて体内の熱が盛んになるために，生冷物の摂りすぎや過度な納涼で，寒湿の邪を感受し，暑熱が内蘊した状態。夏に寒湿陰邪を受けて発病するので，「陰暑」と称する。

寒邪が外束して腠理を閉塞すると無汗・悪寒を呈し，邪正相争により発熱する。寒湿の邪が気血をさまたげると頭重・頭痛・身体が重だるい・胸苦しいなどをともない，暑熱が内蘊して擾心するとイライラし，津液が損傷を受けて口渇・尿が濃いなどがみられる。脈が濡は湿を，数は裏熱を示す。暑熱は内蘊しているために舌苔は黄ではなくて白であり，膩は湿邪があることをあらわす。

治法 解表清暑

> 邪入気分

方薬 新加香薷飲（しんかこうじゅいん）《温病条弁》

> 香薷二銭（6g）　金銀花三銭（9g）　鮮扁豆花三銭（9g）　厚朴二銭（6g）
> 連翹二銭（6g）

水五杯にて，煮て二杯を取り，先ず一杯を服し，汗を得れば，後服を止む，汗せざれば再に服し，服し尽して汗せざれば，再に作り服す。

方意 香薷は辛温芳香で「夏の麻黄」といわれ，発汗解表して表在の寒湿を除く。呉鞠通は「温病は最も辛温を忌む。暑病で忌まざるは，暑は必ず湿を兼ね，湿は陰邪たるを以てなり。温に非ざれば解さず」と述べる。軽清宣透の金銀花・連翹・扁豆花は内蘊した暑熱を清透外出させ，厚朴は理気燥湿する。

裏熱が熾盛であれば黄連を加える。

邪入気分

1）暑入陽明（しょにゅうようめい）

症候 高熱・多汗・イライラ・頭痛・頭のふらつき・顔面紅潮・呼吸が粗い・口渇・歯の乾燥・背部の微悪寒・舌質は紅・舌苔は黄で乾燥・脈は洪数あるいは洪大で芤など。

病機 暑邪が陽明に入った気分熱盛である。

陽明気分の邪熱が熾盛で，肌肉に向かって外蒸するために高熱が出現し，体表に触れるとつよい熱感がある。熱邪が心を内擾するので，イライラしてじっとしていられず，頭面部に上蒸すると頭痛・頭のふらつき・顔面紅潮などを呈し，肺に上迫すると呼吸促迫・呼吸が粗くなる。暑熱が津液を外迫すると汗が多くなり，津液が汗として外泄すると同時に，邪熱が津液を消耗するので，傷津して口渇・歯の乾燥・舌苔の乾燥が生じる。汗が多いと津液とともに気も外泄し，衛陽の気が不足して，陽位である背部に微悪寒があらわれることもある。舌質が紅・舌苔が黄は裏熱熾盛を示し，裏に積滞がないので黄厚苔ではなく薄苔である。陽明熱盛で気血が涌騰して脈は洪数を呈し，津気の消耗があれば，洪大でも中空の芤脈があらわれる。

治法 清暑泄熱。津気損傷には益気生津を兼ねる。

方薬 白虎湯（びゃっことう）《温病条弁》（風温を参照）

白虎加人参湯（びゃっこかにんじんとう）《温病条弁》

> 生石膏（研ぐ）一両（30g）　知母五銭（15g）　甘草三銭（9g）　粳米一合（9g）
> 人参三銭（9g）

水八杯にて，煮て三杯を取り，分かち温め三服す。病退けば，後服を減じ，知らざれば再に作り服す。

115

第3章 暑温

方意 白虎湯は，辛甘・大寒の石膏と寒潤の知母により陽明の邪熱を清泄・外透するとともに津液を保護し，甘草・粳米で養胃保津して，清暑泄熱・透邪外達する。津気耗傷をともなえば，清熱中に佐として益気生津の人参を加えた白虎加人参湯を用いる。

本証に対しては透泄熱邪を主体にすべきで，苦寒沈降の薬物を乱用してはならない。熱勢がつよければ，清暑透泄熱邪の金銀花・連翹・竹葉・西瓜翠衣などを加える。湿邪を兼ねて，軽度の悪寒・胸が痞える・嘔吐・悪心・舌苔が膩などを呈するときは，芳香化湿の藿香・佩蘭・六一散などを加える。表鬱があり軽度の悪寒・無汗を呈するときは，香薷・大豆巻・連翹・金銀花などを加えて表邪を疏解する。

2）暑傷津気（しょしょうしんき）

症候 高熱・身体の熱感・呼吸促迫・イライラ・尿が濃い・つよい口渇・汗が出る・元気がない・無力感・四肢の倦怠感・舌質が紅・少苔・脈は細で無力など。

病機 暑熱により津気がつよく消耗した状態。

暑熱が鬱蒸して高熱・身体の熱感・イライラなどを呈する。汗が大量に出るとともに邪熱が津液を消耗して傷津が生じるために，つよい口渇・尿が濃く少ない・脈が細などがみられる。津液の外耗につれて気も外泄して気虚をともなうので，元気がない・無力感・四肢の倦怠感・脈が無力などが出現する。暑熱が津液を外蒸し，気が虚して衛気の固摂も不足し，汗が漏れて止まらなくなる。肺気も虚し，邪熱が肺を迫するので，呼吸が促迫する。舌質が紅で乾燥し舌苔が少ないのは，熱盛津傷を示す。

本証と暑入陽明は暑温の津気両傷であるが，暑入陽明は暑熱が熾盛で津気耗傷は軽度であるのに対し，本証は熱勢がやや軽減し津気の損傷が甚だしい。

治法 清熱滌暑・益気生津

方薬 王氏清暑益気湯（おうしせいしょえっきとう）《温熱経緯》

> 西洋参(別煎)三銭(9g) 石斛三銭(9g) 麦門冬二銭(6g) 黄連八分(2.4g) 竹葉三銭(9g) 荷梗三銭(9g) 知母三銭(9g) 甘草一銭(3g) 粳米三銭(9g) 西瓜翠衣四銭(12g)
> 水煎服。

方意 西瓜翠衣・黄連・知母・竹葉・荷梗で清熱滌暑すると同時に，西洋参・石斛・麦門冬・粳米で益気生津する。

暑熱の程度がつよいときは石膏・知母などを加え，津気の耗傷が甚だしいときは人参・沙参・玉竹などの生津益気薬を加えるとともに，苦寒の黄連を減去して化燥傷陰を防ぐ。

本方と白虎加人参湯は清熱解暑・益気生津の方剤であるが，白虎加人参湯は清泄暑熱が主体であるのに対し，本方は養陰生津益気の効能がつよい。

3）津気欲脱（しんきよくだつ）

症候 発熱や熱感が急に消失し，汗が出て止まらなくなり，息切れ・全身倦怠・脈は微で絶えそうあるいは散大を呈する。

病機 津気耗傷が甚だしく，正気が外脱しかけている状態。

発熱が次第に消退して，気分が爽やかになり脈が平静になるのは，治癒に向かっていることを示すが，突然に発熱・熱感が消失するのは，正気の虚脱をあらわし，危急状態である。元気が虚して外を固摂できず，津液が外泄して汗が止まず，息切れ・全身倦怠・脈が微で絶えそうなどの元気虚衰の症候をともなう。津液が亡失して陽気を収斂できず，気が外浮すると脈が浮いて散大になる。汗が出るほど津気が損耗し，正気が損傷すればするほど汗が出て，ついには脱証に陥る。

本証は，亡陽による冷や汗・四肢の冷え・脈が微で絶えそうなどの症候とは異なるが，亡陽に進展することもある。

治法 益気斂津・生脈固脱

方薬 生脈散（しょうみゃくさん）《温病条弁》（風湿を参照）

方意 益気斂津固脱に働く人参で急いで益気生津・固脱し，甘寒の麦門冬と酸温の五味子を用い酸甘化陰により養陰生津する。元気が固まれば汗が外泄せず，陰液を内守できれば陽が外脱しなくなる。

ただし，補気斂陰の効能はあるが祛邪には働かないので，治暑の方剤と考えてはならない。徐霊胎が「傷暑ののちその津液を存するの方なり。……この方を用うるはすべからくその邪の有無を詳審し，俗に徇（したが）いて治暑の剤たると視るべからざるなり」と述べるように，生脈散の使用にあたっては邪の有無が重要になる。邪熱が残るときには，本方だけを用いずに，清暑泄熱の金銀花・連翹・石膏・知母などを配合して，邪が留連するのを防ぐ必要がある。

津気欲脱が進行して，四肢の冷え・顔色が蒼白・脈が微細で絶えそうなどの亡陽が生じたときは，附子・乾姜などを配合して回陽し，汗が止まらないときは参附竜牡湯を用いる。

4）暑湿困阻中焦（しょしつこんそちゅうしょう）

症候 高熱・つよい口渇・多汗・尿が濃く少ない・腹満・身体が重だるい・舌質が紅・脈は洪大など。

病機 暑温兼湿で中焦が困阻（働きをさまたげる）された病態で，陽明熱盛が主体で湿阻太陰を兼ねた熱重湿軽である。

陽明胃熱が亢盛なので，高熱・つよい口渇・多汗・尿が濃く少ない・舌質が紅・脈が洪などを呈し，湿邪が太陰脾の気機をさまたげると腹満し，肌肉を浸漬すると身体が重だるい。

治法 清熱保津兼化湿

> **方薬** 白虎加蒼朮湯（びゃっこかそうじゅつとう）《温病条弁》

> 石膏（砕く）一両（30g）　知母五銭（15g）　生甘草三銭（9g）　粳米一合（9g）
> 蒼朮三銭（9g）
> 即ち白虎湯（風温を参照）内に蒼朮三銭を加う。

> **方意** 本方は《傷寒類証活人書》の白虎加蒼朮湯の加減であり，白虎湯で陽明胃熱を清し，蒼朮で太陰脾湿を燥する。中焦の湿邪がやや顕著なら，芳化滲利の藿香・佩蘭・滑石・大豆巻・通草・荷葉などを加える。

5）暑湿瀰漫三焦（しょしつびまんさんしょう）

> **症候** 高熱・身体の熱感・顔面紅潮・めまい・難聴・胸や腹が痞えて脹る・悪心・嘔吐・下痢・尿が濃く少ない・咽痛・咳嗽・痰に血が混じる・口渇・舌質は紅・舌苔は黄滑・脈は洪数あるいは滑数など。

> **病機** 暑温兼湿で，痰湿をともなった暑邪が中焦を主体にして，三焦気分にびまんした病態。

　　暑邪が熾盛なので高熱・身体の熱感・顔面紅潮・汗が出るなどを呈するが，湿邪が三焦にびまんして達表を阻むので，体表での熱勢は陽明熱盛よりやや弱い。熱邪が津液を煎熬し，痰や湿とともに清竅を上蒸すると，めまい・難聴を呈する。湿熱濁邪が中焦を阻滞して昇降が失調すると，腹が痞えて苦しい・悪心・嘔吐・下痢になる。痰濁熱邪が上焦肺を侵襲すると，肺気が不利して咳嗽・胸が痞えて苦しいなどがあらわれ，熱邪が肺絡を灼傷すると痰に血が混じる。湿熱が下焦に蘊結し腸道の分清泌濁を障害すると，尿量が少ない・水様下痢などが生じる。暑熱は傷津するので，口渇・尿が濃いなどをともなう。舌質が紅・舌苔が黄滑・脈が洪数あるいは滑数は，暑温が気分にあり痰湿をともなうことを示す。

　　本証と白虎加蒼朮湯証はいずれも暑温兼湿であるが，白虎加蒼朮湯証は中焦が主であるのに対し，本証は中焦を主体にして邪が上・下焦にびまんする。

> **治法** 清熱利湿・宣通三焦

> **方薬** 三石湯（さんせきとう）《温病条弁》

> 飛滑石三銭（9g）　生石膏五銭（15g）　寒水石三銭（9g）　杏仁三銭（9g）
> 竹茹（炒）二銭（6g）　金銀花三銭（9g）（金銀花露のほうがよい）　金汁一酒杯（沖）　通草二銭（6g）
> 水五杯にて，煮て二杯と成し，両次に分かち温服す。

> **方意** 暑熱を清泄するとともに湿濁を滲利して，三焦を通暢する。生石膏は上・中焦の清熱に働くとともに，辛味により熱邪を達表させ，寒水石は中・下焦の熱を清し，両薬で三焦の熱を内清する。金汁（人中黄ともいう。人糞より加工する）を配合すると清熱の効果がさらにつよくなる。金銀花・杏仁は，上焦肺気を開宣して透熱すると同時に湿を化す（新鮮な金銀花に水を加えて蒸留した芳香清涼の金銀花

邪入気分

……胃・宣肺化痰・通絡開鬱に働き，滑石・通……ろ。全体で清暑泄熱に利湿を兼ねており，……

……荷葉・大豆巻・淡豆豉などを加え……を重用して，蒼朮・半夏・厚朴……寒水石を重用して，猪苓・茯苓……

6）暑傷肺絡

症候 発熱・身体……の喀血や鼻出血・咳嗽・呼吸が粗い……

病機 暑熱傷肺で肺絡……

　暑熱の蒸迫に……りする・舌質は紅・舌苔は黄・脈は数……吸が粗いなどの肺熱の症候が生じ，暑熱……などがみられる。癆瘵（肺結核）に似ている……核があったり出血傾向をもつものに発症す……しあり，大量に喀血したり，口鼻から血液が涌……血脱によってショックを呈する。呉鞠通が「……」という，難治たり」と述べているように，一般の喀血と違い慎重に……である。

治法 清絡宣肺・涼血解毒

方薬 犀角地黄湯合銀翹散

犀角地黄湯（さいかくじおうとう）《温病条弁》（春温を参照）

銀翹散（ぎんぎょうさん）《温病条弁》（風温を参照）

　すでに解表を過ぎて薬を用うるに，豆豉・芥穂・薄荷を去る。

方意 気分の暑熱が極盛で，血分に内迫して肺絡を損傷したものであるから，暑熱を清して保肺すると同時に涼血止血する必要がある。銀翹散で上焦の肺熱を清解するとともに肺気を宣降し，犀角地黄湯で清熱解毒・涼血止血する。銀翹散は清熱解毒・宣肺の目的で用いるので，透表の荊芥・豆豉・薄荷などは除き，荊芥は止血の荊芥炭にする。

　清熱瀉火・涼血止血の山梔子・黄芩・茅根・側柏葉炭・藕節炭などを加えたり，出血が多ければ，さらに三七を配合するとよい。気分熱盛によるつよい口渇には，清気分熱の石膏・知母・黄連などを加える。顔色が蒼白・口唇のチアノーゼ・呼吸促迫・脈が微細などの気随血脱の症候が生じたときは，急いで補気固脱の独参湯・生脈散・参附湯などを用いる。

119

7）暑穢（しょえ）

症候 突然に頭が脹って痛む・胸腹が痞えて苦しい・煩躁・悪心・嘔吐・体表の熱感・汗が出る・甚だしいと意識障害・難聴などが発生する。

病機 暑湿穢濁の気を感受して突然に発症する病変で，「発痧(はっしゃ)」「龌龊(あくさく)」などともいい，中暑の病型である。

　暑湿穢濁の邪が気機をさまたげるので，胸腹が痞えて苦しく悪心・嘔吐が生じる。暑湿の邪が鬱蒸するので，体表に熱感があり汗が出るが，熱勢が甚だしくないので汗は多くなく，発熱はあっても軽度である。穢濁の気が清竅を上蒙するので，頭が脹って痛み，甚だしいと意識障害や難聴を生じ，心を擾乱するため煩躁する。暑熱に偏すると舌苔は黄膩で口渇をともない，穢濁に偏していると舌苔が白膩で口渇はない。

　本証の意識障害は大声に反応する程度の軽症が多く，熱入心包のような舌のこわばり・四肢の冷え・絳舌などはみられない。

治法 芳香闢穢・化湿滌濁

方薬 藿香正気散（かっこうしょうきさん）《和剤局方》

　藿香三両（90g）　蘇葉・白芷・大腹皮・茯苓各一両（30g）　白朮（土炒）・半夏麹・陳皮・厚朴（姜製）・桔梗・炙甘草各二両（60g）
　末となし，毎服三四銭（9〜12g），姜二片・棗一枚，水煎し服す。もし汗を出ださんと欲すれば，衣被にて蓋い汗を取る。

雷氏芳香化濁法（らいしほうこうけだくほう）《時病論》

　藿香一銭（3g）　佩蘭一銭（3g）　陳皮一銭五分（4.5g）　製半夏一銭五分（4.5g）　大腹皮（酒洗）一銭（3g）　厚朴（姜汁炒）八分（2.4g）
　鮮荷葉三銭（9g）を加えて引となす。

通関散（つうかんさん）《丹渓心法附余》

　皂角・細辛等分
　細末となし少し許りを取りて鼻に吹き，嚏(てい)を取る。

玉枢丹（ぎょくすうたん）（別名，紫金錠）《百一選方》

　山慈姑（焙）・五倍子・続随子（去油）各二両（60g）　大戟（焙）一両（30g）　麝香三銭（9g）
　細末にし，糯米(だべい)（もちごめ）を煮た濃い粥に混ぜて1錠1銭の錠剤とし湯冷ましで服用する。

方意 藿香正気散は，芳香闢穢の藿香・紫蘇・白芷で透邪し，半夏麹・陳皮・厚朴・大腹皮で理気化湿し，健脾和胃の白朮・茯苓・炙甘草・大棗・生姜で化湿を補助する。

雷氏芳香化濁法は，芳香化濁・闢穢解暑の藿香・佩蘭・荷葉と，燥湿利気の陳皮・半夏・厚朴・大腹皮が暑湿穢濁の邪を除いて気機を暢通する。

通関散は，開竅化痰の皂角・細辛を鼻腔に吹きこみ，くしゃみをさせて，意識を蘇醒する。

玉枢丹は，芳香開竅の麝香，清熱解毒の山慈姑・五倍子，逐痰化濁の続随子・大戟で，解毒泄濁・開竅する。

本証は暑湿穢濁の邪が裏を閉鬱した状態で，穢濁がつよい場合は芳香闢穢・化湿滌濁の藿香正気散を用い，暑湿に偏するときは雷氏芳香化濁法を使用する。穢濁が清竅を蒙閉して意識障害がみられるときは，通関散を鼻に吹きこんでくしゃみをさせて蘇醒させるか，玉枢丹を服用させて芳香開竅闢穢解毒する。本証は熱閉心包ではないので，「三宝」などの清心開竅法を用いると，邪が内閉して悪化を招く。

邪入営血

1）暑入心営（しょにゅうしんえい）

症候 夜間に増悪する発熱・身体の灼熱感・煩躁・眠りが浅い・時に譫語・甚だしいと昏睡・舌質は紅絳・脈は細数など。

あるいは，突然昏倒して人事不省・発熱・身体の熱感・四肢の冷え・呼吸が粗い・牙関緊急・舌質は絳・脈は数など。

病機 暑邪が心営あるいは心包に入った状態。

暑は火熱の邪で，火は心に通じるので，暑邪は心営に内陥しやすい。暑邪が気分証から進行して心営に入る以外に，心営に直接侵入して心包を内閉することがあり，初発から意識障害を呈するので「暑厥」と称する。

暑熱が営分に入って心神を擾乱するので，発熱・身体の灼熱感・煩躁・時にうわごと・眠りが浅いなどの症候がある。熱邪が伴生した痰を挟んで心包に内陥して清竅を蒙閉すると，意識混濁・うわごと・昏睡などを呈する。舌質が紅絳・脈が細数は，熱邪が営陰を灼消したことを示す。

素体に心虚有痰があると，暑熱の邪が直接心営に侵入し，痰を挟んで心包を内閉し，突然昏倒して人事不省となる。暑熱が内迫するので発熱・身体の熱感をともない，痰濁が肺気を壅阻するので呼吸が粗い。痰熱が気機を阻滞して陽気が四布できず，陽熱は内鬱して四肢は冷える。邪熱が盛んであるほど津液を煎熬して痰を生じ，痰が盛んであるほどつよく陽気を阻滞するので，「熱深ければ厥もまた深し」といわれ，熱厥とも称する。四肢の冷えをみて寒証と誤認してはならない。牙関緊急は熱盛動風による。舌質が絳・脈が細数は営分熱を示す。

本証は突然意識障害を起こし中風に似るが，中風は季節に関係なく発生し顔面神経麻痺・半身不随などをともなうのに対し，本証ではこのような症状はなく，

夏季のみに発症する。

治法 涼営泄熱・清心開竅

方薬 清営湯で安宮牛黄丸・紫雪丹・行軍散などを服用する。

清営湯（せいえいとう）《温病条弁》（春温を参照）

安宮牛黄丸（あんぐうごおうがん）《温病条弁》（風温を参照）

紫雪丹（しせつたん）《温病条弁》（風温を参照）

行軍散（こうぐんさん）《霍乱論》

牛黄・麝香・珍珠・竜脳・硼砂各一銭（3ｇ） 雄黄（飛浄）八銭（24ｇ） 火硝三分（0.9ｇ） 飛金（金箔）二十頁（20枚）（0.2ｇ）

各極細に研ぎ粉のごとくし，再に合わせ研ぎ匀え瓷瓶に密収し，蠟をもってこれを封じ，毎服一二分（0.3〜0.6ｇ），涼開水（湯ざまし）にて調下す。

方意 行軍散は，雄黄を大量に用いて闢穢解毒し，清熱解毒の硼砂・瀉熱破結の火硝で補助する。清心解毒の牛黄と，重鎮安神の珍珠・飛金で心熱を除いて安神し，芳香開竅の麝香・竜脳で神志を蘇醒する。全体で闢穢解毒・開竅の効能がある。

暑熱の邪が心営を燔灼し，動血・動風・閉竅などを起こしていなければ，清営湯で営分の邪熱を清泄する。邪熱が心包に内陥すれば，清心開竅の安宮牛黄丸・紫雪丹などを用いる。暑熱の邪が心営に直接侵入して突然の意識障害をきたしたときは，上述の開竅剤を急いで投与するほか，闢穢解毒・開竅の行軍散を用いてもよい。同時に人中・十宣・曲沢・合谷などに針刺して清泄邪熱・蘇醒神志の効果を増強する。

意識が回復しても，暑熱の邪が残れば，弁証にもとづき相応の清暑泄熱の方剤を投与する。注意すべきは，暑熱内閉の意識障害に早期から寒涼薬を乱用すると，暑邪が鬱遏されて難治となることである。なお，胸腹部の灼熱感・腹満や，圧痛・便秘などの熱結腸胃をともなう場合は，通下の薬物を配合して邪熱を外出すれば，意識障害が回復しやすい。

2）暑熱動風（しょねつどうふう）（暑風・暑癇）

熱盛動風

症候 高熱・身体の灼熱感・四肢のけいれん・後弓反張・牙関緊急・意識混濁・喉に痰がつまる・舌質が絳・脈は弦数あるいは弦滑など。

病機 暑熱亢盛により肝風をひき起こした状態で，「暑風」と称する。

暑は陽邪で火熱の勢をもち，火は心に通じ，容易に厥陰に内陥してけいれんや意識障害をひき起こす。このことについて薛生白は，「経絡に外竄すればすなわ

ち痙をなし，膻中（心包）に内侵すればすなわち厥をなす」と述べている。高熱・けいれん・後弓反張・牙関緊急・脈が弦数などは，熱盛動風の症候である。火熱は津液を煎熬して痰を伴生し，風と火が相煽し痰を挟んで神明を擾乱するために意識の混濁が生じ，痰が風火とともに上壅するので咽喉部に痰がつまる。けいれんが長時間持続するときは予後が悪く，治癒しても後遺症を残しやすい。

本証は暑温の経過に発生するが，暑熱の邪が直接侵入して突然発症することもあり，とくに小児にみられることが多い。呉鞠通が「小児の暑温，身熱し，卒然と痙厥するは，名づけて暑癇という」と述べているが，この暑癇は暑風のことである。

治法 清泄暑熱・熄風定痙

方薬 羚角鈎藤湯（れいかくこうとうとう）《通俗傷寒論》（春温を参照）

方意 主薬の羚羊角・鈎藤で涼肝熄風止痙し，軽清の桑葉・菊花は透熱外出すると同時に平肝熄風に働き，主薬を補佐する。生地黄・白芍・生甘草は酸甘化陰により陰津を擁護し，茯神木は寧心安神し，貝母・竹筎は熱痰を清化するとともに通絡する。

陽明気分熱盛には辛寒の石膏や苦寒の知母などを配合して気熱を清泄し，陽明腑実を兼ねるときは通腑泄熱の大黄・芒硝・全栝楼を加え，熱毒熾盛には板藍根・大青葉を加える。邪閉心包で意識障害が明らかなら，清心開竅・涼肝熄風の安宮牛黄丸・紫雪丹・至宝丹などを併用する。痰が多くてつまるときは清化痰熱の胆南星・天竺黄・竹瀝などを，けいれんが頻繁で制御しがたいときは熄風止痙の全蝎・蜈蚣・地竜・僵蚕などを配合する。

営熱動風

症候 夜間に増悪する発熱・イライラ・躁動・時に譫語・両眼凝視・けいれん・項部強直・後弓反張・舌質が紅絳・無苔・脈が弦細で数など。

病機 熱が営分に入り営陰が消耗して，肝風が生じた状態。

夜間に増高する発熱・イライラ・躁動・うわごと・舌質が紅絳・無苔・脈が細数などは，熱入心営の症候で，熱邪で血中の営陰が消耗したことを示す。営陰が損耗して肝陰を養えないと，筋脈が滋養されずに拘急して動風をひき起こし，両眼上視・けいれん・項部強直・後弓反張・脈が弦などを生じる。本証の動風は肝の病変であるが，病変の根本は心営にあって肝に影響が及んでいるので，「心営動風」と称する。

熱盛動風とは異なり，営陰の損耗が明らかである。

治法 清営透熱・涼肝熄風

方薬 清営湯加鈎藤・丹皮・羚羊角。紫雪丹を併用する。

清営湯（せいえいとう）《温病条弁》（春温を参照）

紫雪丹（しせつたん）《温病条弁》（風温を参照）

本証は熱傷営陰が主体なので清営透熱・養陰生津の清営湯を用い，肝風に対して涼肝熄風の羚羊角・鈎藤および涼肝泄熱の牡丹皮を配合する。紫雪丹は寒涼で清心開竅・涼肝熄風の効能があるので，併用すると有効である。

3）暑入血分（しょにゅうけつぶん）

症候 夜間の高熱・身体の灼熱感・煩躁・意識障害・うわごと・紫黒色で稠密な斑疹・吐血・鼻出血・血便・四肢のけいれん・後弓反張・喉の喘鳴・舌質は絳・舌苔は焦黒など。

病機 暑熱火毒が血分を燔灼するとともに心神を擾乱し，動風生痰をともなった重篤な病態。

血分熱毒が熾盛で心神を擾乱するので，夜間の高熱・身体の灼熱感・煩躁・意識障害・うわごとなどがみられ，熱盛動血して迫血妄行すると，紫黒色の斑疹・吐血・鼻出血・血便などの広汎な出血がみられる。熱盛動風に痰をともなうので，四肢のけいれん・後弓反張・喉の喘鳴などが出現する。舌質が絳・舌苔が黒は，邪が営血に入り営陰を損傷していることを示す。

治法 涼血解毒・清心開竅

方薬 神犀丹（しんさいたん）《温熱経緯》

> 犀角（磨汁）・石菖蒲・黄芩各六両（180ｇ）　金汁・連翹各十両（300ｇ）　生地黄・金銀花各一斤（500ｇ）　板藍根九両（270ｇ）　豆豉八両（240ｇ）　玄参七両（210ｇ）　天花粉・紫草各四両（120ｇ）

各生晒して研細し（火炒を用うるを忌む），犀角・地黄汁・糞汁（金汁）をもって和し搗きて丸となし（切に蜜を加うなかれ，もし丸じ難ければ，まさに香豉と煮爛すべし），毎重三銭（9ｇ）となす。

安宮牛黄丸（あんぐうごおうがん）《温病条弁》（風温を参照）

方意 神犀丹は，犀角・生地黄・玄参で涼血清営し，金汁・金銀花・連翹・紫草・板藍根・黄芩で清熱解毒し，天花粉で清熱生津し，豆豉で清宣透熱し，石菖蒲で芳香化痰・開竅する。全体で清熱開竅・涼血解毒に働き，解毒の力が優れる。

本証は前証より病勢がいっそう激しく重篤であり，血分熱毒熾盛なので神犀丹で涼血解毒する。ただし清心開竅の力が弱いので，安宮牛黄丸を併用する。

熱毒が気血ともに盛んで気血両燔を呈するときは，石膏・知母を加えるか清瘟敗毒飲を用いる。熱盛動風の四肢のけいれんを兼ねるときは，羚羊角・鈎藤を加えるか，止痙散（全蝎・蜈蚣・白僵蚕）で熄風止痙する。痰涎壅盛のときは，天竺黄・胆南星・竹瀝を配合し，気道の壅塞や意識障害を防止する。

余邪未浄

1）暑傷心腎（しょしょうしんじん）

症候 微熱・身体の熱感・煩躁・甚だしい口渇・肢体の麻痺・舌質は紅絳・舌苔は黄で乾燥・脈は細数など。

病機 暑熱の邪が長期間停滞して腎陰を損耗し，水火不済を生じた状態で，暑熱の邪は消退したが余邪が残った暑温の後期にみられる。

　生理的には，心火が腎水を温め，腎水が心火を上済して火亢を抑制し，「水火既済」の状態にある。余熱が心を上擾するとともに，腎陰が不足すると心火が亢盛になって，微熱・熱感と同時に心神不安による煩躁を呈する。腎陰が不足し心火が亢盛になると，ひきつづき腎陰を灼消して損耗し，腎水が上済できないので口渇が甚だしい。腎陰不足が肝陰に及び筋脈を濡養できないと，肢体に麻痺を生じる。舌質が紅絳・舌苔が黄で乾燥・脈が細数は，陰虚で気分に余熱が残っていることを示す。

　煩躁・甚だしい口渇は陽明熱盛にもみられるが，さらに高熱・脈が洪大・舌質が紅・舌苔が黄厚などを呈し，本証とは異なる。

治法 滋腎水・清心火

方薬 **連梅湯（れんばいとう）《温病条弁》**

　黄連二銭（6g）　烏梅三銭（9g）　麦門冬（連心）三銭（9g）　生地黄三銭（9g）
　阿膠二銭（6g）

　水五杯にて，煮て二杯を取り，両次に分かち服す。脈虚大にして芤なるは，人参を加う。

方意 心火亢盛と腎水虧損が互いに因果をなして悪循環を形成しているので，滋腎養液と清心瀉火を行う必要がある。本方は，《傷寒論》の黄連阿膠湯から黄芩・白芍・鶏子黄を去り，烏梅・生地黄・麦門冬を加えたもので，清心火よりも滋陰に重点がある。黄連で心火を清し，阿膠・生地黄・麦門冬は腎陰を滋養する。烏梅・黄連は酸苦泄熱に，烏梅・生地黄・麦門冬は酸甘化陰に働き，心火を清し腎水を回復させる。治暑法の「再に酸泄酸斂を用う」に符合する配合である。

　脈が虚大で芤は気陰不足を示すので，人参を加えて益気養陰する。腎陰虧損が甚だしくて虚風内動を呈し熱勢が明らかでないときは，加減復脈湯（春温を参照）で腎陰を滋養し，余熱未尽で微熱が続くときは，青蒿鼈甲湯加減（春温を参照）を用いる。

2）痰瘀滞絡（たんおたいらく）

症候 微熱・動悸・煩躁・手足のふるえ・ぼんやりする・物を言わない，甚だしいと痴呆・失語・失明・難聴・手足のこわばり・肢体の強直など。

病機 暑温挟湿の病変が遷延し，伴生した痰とともに余熱が絡脈に留滞し，気血を停滞させ機竅を閉阻した病態。

　　暑湿の余邪が残存して微熱がつづき，心神を擾動するので動悸・煩躁がみられ，痰熱が筋脈を擾乱すると手足がふるえる。痰熱が心包絡を阻遏して清竅が通じなくなると，ぼんやりして物を言わず，甚だしいと痴呆・失語・失明・難聴があらわれる。風痰が経絡に留滞すると，手足のこわばり・四肢の強直などの筋脈不利を呈する。病状が重篤で痰瘀を除去できなければ，気血が虧損して筋脈が失養し，運動麻痺などの後遺症を残す。

治法 化痰袪瘀捜絡

方薬 三甲散加減（さんこうさんかげん）《湿熱病篇》

　䗪虫二銭（6g）　醋炒鼈甲二銭（6g）　土炒穿山甲二銭（6g）　白僵蚕一銭（3g）
　柴胡四銭（12g）　桃仁泥二銭（6g）

方意 本方は薛生白が呉又可の三甲散を加減したもので，破滞通瘀・化痰通絡によって心機を素早く回復する。柴胡と鼈甲の配合で陰分に入って透邪し，桃仁と䗪虫で活血破瘀し，白僵蚕と穿山甲の配合で絡に入って散邪し，全体で通絡して熱と瘀を化す。

　　余熱が残り微熱がとれなければ，青蒿・地骨皮・白薇などを加える。痰瘀阻絡が明らかで四肢のこわばり・手足のふるえ・けいれんがあれば，袪瘀化痰通絡の胆南星・白附子・烏梢蛇・紅花・白芥子などを加える。

小結

　暑温は，夏に暑熱あるいはさらに暑湿の邪を感受して発病する急性熱病である。暑邪は酷烈な暑熱の邪で，急激に発症し伝変が迅速であり，ごく短い衛分証ののち，すみやかに陽明気分熱盛を呈し，正気と津液を傷って津気欲脱や閉竅動風などの重篤な変化を起こしやすい。

初期の衛分証
　暑邪犯衛・肺失宣降には辛涼透表・清暑宣肺
　　……銀翹散去牛蒡子玄参芥穂加杏仁石膏黄芩方
　暑温挟湿（冒暑）には化湿滌暑………雷氏清涼滌暑法
　寒湿困表・暑熱内蘊（陰暑）には解表清暑………新加香薷飲

気分証
　陽明熱盛には辛寒で清暑泄熱………白虎湯
　　さらに津気の耗損があれば益気生津………白虎加人参湯
　暑傷津気には清熱滌暑・益気生津………王氏清暑益気湯
　津気欲脱なら益気斂津・生脈固脱………生脈散

陽明熱熾に湿阻太陰を兼挟した熱重湿軽には清熱保津兼化湿……………白虎加蒼朮湯
　　暑湿が三焦に瀰漫すれば清熱利湿・宣通三焦……………………………………三石湯
　　暑傷肺絡（暑瘵）なら涼血止血・清絡宣肺……………………犀角地黄湯＋銀翹散
　　暑湿穢濁の邪による暑穢は芳香化濁辟穢………………藿香正気散・雷氏芳香化濁法
　　穢濁の邪による意識障害は辟穢開竅……………………………………通関散・玉枢丹
　夏季は暑熱が盛んで多雨多湿なので，暑温挟湿の病態が多い。
営血証
　　暑熱の邪や化燥した暑湿の邪が，気分から営血に伝入すると重篤な病態になる。
　　暑入心営で営熱亢盛には清営泄熱………………………………清営湯＋安宮牛黄丸
　　熱閉心包あるいは暑熱が心包に卒中した暑厥には清心化痰開竅
　　　………………………………………………………………「三宝」・行軍散などを併用
　　暑熱動風には涼肝熄風……………羚角鉤藤湯あるいは清営湯加鉤藤・牡丹皮・羚羊角
　　暑入血分の熱毒熾盛には涼血解毒………………………………………………神犀丹
暑温の後期
　　腎陰が損耗して心火亢盛なら滋補腎水・清心火………………………………連梅湯
余邪未清
　　痰瘀阻絡には化痰祛瘀・祛風捜絡………………………………………三甲散加減

　以上が暑温の病機と治法の概略で，張鳳逵が《傷暑全書》に記した「暑病は首ず辛涼を用い，継いで甘寒を用い，終わりに甘酸斂津を用い，必ずしも下を用いず」の法則にしたがう。

文献摘録

①《素問》熱論篇：およそ傷寒を病みて温を成すは，夏至日に先んずるは温を病むとなし，夏至日に後るるは暑を病むとなす，暑はまさに汗と皆に出づべし，止むなかれ。
②《素問》生気通天論篇：暑によりて，汗し，煩すれば，すなわち喘喝し，静なればすなわち多言，体は燔炭のごとく，汗出でて散ず。
③《素問》刺志論篇：気盛ん身寒ゆるは，これを傷寒に得る，気虚し身熱するは，これを傷暑に得る。
④張仲景《金匱要略》：太陽の中熱は，暍（暑気あたり）これなり，汗出で悪寒し，身熱して渇す，白虎加人参湯これを主る。
⑤王叔和《傷寒論序例》：中りて即ち病むは，名づけて傷寒という，即ち病まざれば，寒毒は肌膚に蔵れ，春に至り変じて温病をなし，夏に至り変じて暑病をなす。暑病は，熱は温より極めて重きなり。
⑥朱丹溪《丹溪心法》：戴元礼は云う，「暑はすなわち夏月の炎暑なり，盛熱の気は，火なり，冒すあり，傷るあり，中るあり，三者に軽重の分，虚実の弁あり」と。

127

第3章　暑　温

　　戴元礼は云う，「暑風は，夏月に卒倒し，不省人事のものこれなり。火によるものあり，痰によるものあり。火は，君相の二火なり，暑は，天地の二火なり，内外合して炎爍す，ゆえに卒倒するなり。痰は，人身の痰飲なり，暑気入りて痰飲を鼓激するにより，心の竅道を塞凝すれば，すなわち手足は動躍を知らずして卒倒するなり。この二者みな吐すべし。《内経》に『火鬱はすなわちこれを発す』という，吐は即ち発散なり，その虚実を量りてこれを吐し，吐して醒めて後，清剤を用いてこれを調治すべし」と。

　　戴元礼は云う，「あるいは腹痛み水瀉するは，胃と大腸これを受く，悪心は，胃口に痰飲あるなり。この二者は，冒暑なり。黄連香薷飲・清暑益気湯を用いる可し，けだし黄連は暑熱を退け，香薷は蓄水を消せばなり」と。

⑦虞摶《医学正伝》：熱病は即ち中熱なり，脈洪にして緊盛，頭疼み身熱し，口燥き心煩す。これ蓋し冬に寒邪を感じてこれを得，鬱積し夏に至りて即発す，すなわち暑を挟みて火熱の候を成すなり。これ黄連・白虎・解毒などの湯によろしく，清涼の剤にてこれを調えれば癒ゆ。

⑧王綸《明医雑著》：夏至日の後に熱を病むは暑となす。暑は，相火令を行うなり。夏月に人これを感ずれば，口歯より入り，心包絡の経を傷る。その脈虚あるいは浮大にして散，あるいは弦細芤遅なるは，けだし熱は気を傷ればすなわち気消えて脈虚弱たればなり。その症たる，汗し，煩すればすなわち喘喝し，静なればすなわち多言，身熱して煩し，心痛み，大渇して飲を引き，頭疼み自汗し，倦怠少気し，あるいは下血し発黄し斑を生ず，甚だしきは火熱にして金よく木を平せざるを致し，搐搦し，人事を省みず。

　　治暑の法は，清心利小便が最も好し，暑は気を傷る，よろしく補真気を要となすべし。

⑨李梴《医学入門》：熱病は即ち温病と同じ，ただ夏至の後に発し，脈は洪数，熱渇さらに甚だしきのみ。冬時に寒を受くるにより，肌骨に伏すといえども，然して人身は天気の化に随い，春分にはすなわち寒は変じて温となり，夏至にはすなわち寒は変じて熱となる。傷寒は悪寒して渇せず，温熱は悪寒せずして渇するゆえんは，悪寒せざるはすなわち病は外来にあらず，渇するはすなわち内より表に達すなり，熱は腠理に鬱して外泄を得ざれば，すなわちまた裏に還り，終にこれ裏多く表少なし。間に悪寒あるものは，すなわち非時の暴寒あり，あるいは温暑まさに発せんとしてまた暴寒を受くるは，冬証の甚だしきにあらざるなり。法はまさに裏熱を治すを主とし，解肌これに次ぐべし，また専ら裏を治して表自ら解するものあり。

　　暑風・暑厥は即ち暑喝（暑気あたり）の証，ただ手足搐搦を風となし，手足逆冷を厥となす。厥は傷寒の熱厥と義は同じ，黄連香薷散。暑風はすなわち労役にて五臓の火を内動し，外火と交熾してすなわち金衰え木旺生風す，香薷散加羌活，あるいは六和湯合消風散。素痰飲有り，暑に触れ痰熱を動かし生風するに因るは，六和湯合星香散。

⑩王肯堂《傷寒準縄》：夏至以後，時令は炎熱にして，人に壮熱煩渇して悪寒せざるあるは，熱病なり。熱病は中暑と相似て，ただ熱病は脈盛ん，中暑は脈虚す。

⑪張鳳逵《傷暑全書》：治法は，軽きは五苓散をもって小便を利し，火を導き下瀉すればすなわち暑は自ら解す，あるいは香薷飲で辛散しもって暑毒を駆い，木瓜は制暑の要薬なり，あるいは藿香正気散・十味香薷飲の類，重きは人参敗毒飲・桂苓甘露飲・竹葉石

膏湯・白虎湯の類，弱きは生脈散・清暑益気湯・補中益気湯などを用う。

夏月に卒然と暈倒し，不省人事し，手足逆冷するあるは，暑厥たり。これ陰風なり，驟(にわか)に寒涼薬を用うべからず。まず辛温薬をもってこれを散解し，醒(さ)めるを俟(ま)ち，然るのちに辛涼を用いて清火除根す，熱薬および艾灸を誤用すれば立ちどころに死す。童便を姜汁と和し灌ぎてもまた醒めやすし。

忽然と手足搐攣(れき)し，厲声(大声)して呻吟し，角弓反張し，中悪(何かのたたりで急死する)の状のごときは，暑風たり。また先ず熱を病み，後に甚だしくして漸に風を成し，譫語し，狂呼し，浪走し，気力百倍するあり，これ陽風なり，治法は寒涼をもってこれを攻劫す，陰風と同じからず，みな解散化痰に宜(よろ)しく，汗下に宜しからず。日久しくして脾胃弱るものあり，温補に宜し。

盛暑三月，火よく金を灼(や)く，もし辛酒を禁ぜざれば，脾火暴かに甚だしく，労熱躁擾して心肺を火動するあるは，人をして咳嗽気喘し，驟に吐血衄(にわ)し，頭目清ならず，胸膈煩渇し寧(やす)からざらしむ。

⑫張景岳(ちょうけいがく)《景岳全書》：暑に八症あり，脈虚し，自汗し，身熱し，背寒く，面垢(あかつ)き，煩渇し，手足微冷し，体重きこれなり。

⑬喩嘉言(ゆかげん)《医門法律》：中暑にて卒倒して知らざる，名づけて暑風という。大率(おおよそ)虚実の両途あり。実は，痰の実なり，平素積痰し，経絡に充満し，一旦盛暑に感召すれば，痰はその気を阻み，卒倒し涎(えん)を流す，これ湿暍合病の最も劇しきものなり，先ずその痰を吐し，後にその暑を清すべし，なおなし易きなり。虚は，陽の虚なり，平素陽気衰微して振わず，陰寒久しくすでに事を用い，一旦盛暑に感召すれば，邪はその虚に湊(あつま)る，これ湿暍病の虚寒より得るものなり，宜しく回陽薬中に兼ねてその暑を清すべし，最もなし難きなり。

⑭馮兆張(ひょうちょうちょう)《馮氏錦嚢》：暑は陽邪たり，故に蒸熱す，暑は必ず湿を兼ぬ，故に自汗す，暑邪心を干(おか)せばすなわち煩し，肺を干せばすなわち渇し，脾を干せばすなわち吐利し，頭に上蒸すればすなわち重く痛む，暑よく気を傷る，故に倦怠す。

⑮沈金鰲(ちんきんごう)《雑病源流犀燭》：暑瘵は，暑月は火よく金を爍し，辛酒を禁ぜざれば，脾火暴盛し，労熱躁煩し，火は心脾を動じ，もって喘咳を致し，忽ち吐衄して，頭目清ならず，胸膈煩渇して寧かならず，即ち老稚またこの病有り。昧(く)きものはもって労瘵となし，これ火の血を載(の)せて上るに由り，真陰虧損して虚労をなすにあらざるを知らざるなり。

⑯呉鞠通《温病条弁》：形は傷寒に似て，ただ右脈洪大にして数，左脈反って右より小，口渇甚だしく，面赤く，汗大いに出づるは，名づけて暑温という，手太陰にあり，白虎湯これを主る。脈扎甚だしきは，白虎加人参湯これを主る。

暑は湿と熱を兼ぬ，暑の熱に偏するは暑温たり，多く手太陰証にして清すべし，暑の湿に偏するは湿温たり，多く足太陰証にして温むべし，湿熱平等なればこれを両解す。各宜しく分暁(明らかにする)し，混ずべからざるなり。

⑰王孟英(おうもうえい)《温熱経緯》：春気の温和，夏季の暑熱，原(もと)一証をなす。故に夏月の中暑を仲景は標して中熱というなり。昔人は動と静をもって分かち暑と熱の二証となすは，けだしいまだ暑は何の気たるやを知らざるのみ。

第3章　暑温

⑱雷少逸《時病論》：夏に暑に傷るるは，季夏・小暑・大暑の令に，暑に傷るるを謂うなり。その時天暑く地熱し，人はその中に在り，これに感ずればみな暑病と称す。それ暑邪人を襲うに，傷暑・冒暑・中暑の分あり，かつ暑風・暑温・暑咳・暑瘵の異あり。傷暑は，静にしてこれを得るを陰暑に傷るるとなし，動にしてこれを得るを陽暑に傷るるとなす。冒暑は傷暑に較べ軽たり，邪は肌表を冒すに過ぎざるのみ。中暑は即ち中暍なり，忽然と卒倒し，中風の状のごとし。暑風は，須臾に昏倒し，手足抽を遂す。暑温は，陽暑と較べ略軽きとなせば可なり。暑咳は，暑熱襲肺して咳逆す。暑瘵は，暑熱絡を劫して吐血す。

　暑風の病は，良に暑熱極めて盛なるにより，金は火刑を被りて，木は畏るる所なく，すなわち風は内より生ず。これ外感風邪の治法と，霄壌に相懸る，もしこれを誤汗すれば，変証百出す。それ木すでに風に化して，脾土いまだかつてその制する所を受けざるにあらざるは，これもって卒然と昏倒し，四肢搐搦し，内に神舎を擾し，志識清ならず，脈多く弦勁あるいは洪大，あるいは滑数なり。総べてまさに時令の火を去るべし，火去ればすなわち金自ら清して木自ら平す，兼ねて鬱悶の痰を開き，痰開けばすなわち神自ら安んじて気自ら寧らぐなり。

　冒暑は，偶然に暑邪に感冒す，傷の証と較べ稍軽浅たるのみ。それ暑熱の邪，初めて肌表を冒せば，即ち頭暈し，寒熱し，汗出で，咳嗽などの症有り。宜しく清涼滌暑法加杏仁・楼殻をもってこれを治すべし。その証は傷暑と較べ軽たりといえども，然して治を失すれば裏に入る，これまたもって知らざるべからざるなり。もし肉分に入らば，すなわち周身煩躁し，頭脹り体焼け，あるいは身に針刺するがごとく，あるいは赤腫などの症あり，宜しく祛暑解毒法をもってこれを治すべし。もし腸胃に入らば，すなわち腹痛み水瀉し，小便は短赤，口渇き飲まんと欲し，嘔逆などの症あり，宜しく増損胃苓法に黄連を佐としもってこれを治すべし。然して冒暑の証は，軽たりと謂うといえども，また必ずすべからく防微杜漸（悪いことを小さなうちに処理して未然に防ぐ）するのみ。

　穢濁は，即ち俗称して齷齪となすなり。この証多くは夏秋の間に発するは，良に天暑は下逼し，地湿は上騰し，暑と湿は交蒸し，更に穢濁の気を兼ね，内において交混するによる。人これを受ければ，口鼻より入り，直ちに膜原を犯す。初起は頭痛みて脹り，胸脘痞悶し，膚熱して汗有り，頻に悪心を欲し，右脈滞鈍のものこれなり。然して暑と湿の分あり，もって察せざるべからざるなり。もし暑に偏するは，舌苔は黄色，口渇き心煩す，暑穢となすなり。湿に偏するは，苔白くして膩，口は渇をなさず，湿穢となすなり。均しく宜しく芳香化湿法にてこれを治すべし，暑穢は滑石・甘草を加え，湿穢は神麴・茅・蒼を加う。

第4章 湿温

　湿温は，長夏〜初秋に湿熱の邪によってひき起こされる急性熱病であり，初期には身熱不揚（つよい熱感があるが体表部に甚だしい熱がない）・肢体が重だるい・胸や腹が痞えて苦しい・舌苔が黄膩・脈が緩などの症候を呈する。湿温の発病と伝変は緩慢で，衛気営血の病機変化を示すが，主として気分に長くとどまり，主な病変部位は脾胃である。雨湿の多い長夏から初秋に発病して，湿と熱の両面の症候がみられ，後期には湿熱の化燥による「傷陰」あるいは湿邪による「陽気虚衰」と異なる転帰をとる。

　湿温の病名は《難経》五十八難に初めてみられ，「傷寒に五あり，中風あり，傷寒あり，湿温あり，熱病あり，温病あり，その苦しむところは各同じからず」とあり，湿温を広義の傷寒の一つとみなすとともに，脈象を「陽は濡にして弱，陰は小にして急」と記載している。晋・王叔和は《脈経》で湿温の病因と証治を記し，病因は「常に湿に傷れ，よりて暍（暑気あたり）に中り，湿熱相搏る」で，主証は「両脛逆冷に苦しみ，腹満又胸し，頭目痛苦し，妄言す」であり，「治は足太陰に在り，汗を発すべからず」とする。宋・朱肱の《類証活人書》では，白虎加蒼朮湯を湿温の主方とし，金・元代には湿温は傷寒の範疇として治療されていた。清代に至って薛生白が湿温の専門書である《湿熱病篇》を著し（書中の湿熱証は主に湿温を指している），呉鞠通は《温病条弁》で「暑は湿と熱を兼ぬ」「暑の湿に偏するは，湿温たり」と述べ，湿温の病因・病機と弁証論治を系統的に論じ，今日に至るまで規範になっている。

　現代医学の腸チフス・パラチフス・レプトスピラ症・インフルエンザなどは，湿温の弁証論治を参考にするとよい。

病因・病機

　湿温の主な病因は湿熱の邪である。長夏・初秋は，「天暑は下逼し，地湿は上騰し，暑湿は交蒸し」，人はまさに暑と湿の気の交わるところに暮らすので，湿熱の邪を感受しやすい。また，飲食の不摂生で脾胃を損傷して運化が失調すると，湿邪が内生して停聚し，鬱して化熱すると湿熱の邪が蘊生するが，湿熱偏盛の季節には脾胃の機能が弱りやすく，過労や生もの・冷たいものなどを摂りすぎると脾胃がさらに障害を受けやすくなり，湿邪

第4章　湿温

にさまたげられて湿滞不運が助長され，これが湿温発生の下地となる。呉鞠通は「内は水穀の湿を運ぶことあたわず，外に復時令の湿を感ず」と述べ，外感だけで内傷がない場合あるいは内傷だけで外感をともなわない場合には発病せず，「外邪裏に入り，裏湿と合をなす」ことによってはじめて湿温が発症すると説明する。薛生白が「太陰内傷して，湿飲停聚し，客邪再に至れば，内外相引き，故に湿熱を病む。これ皆先に内傷あり，再に客邪を感ず」と述べるとおりである。

湿温は，一般の温病とは違って病邪の性質が特異であるために，病機の伝変が異なる。湿邪は陰邪で重濁膩滞の性質をもち，熱邪と結びつくと蘊蒸し膠着して解し難く，湿温の伝変は一般の温病より緩慢で経過が長く治りにくい。病変の進行は，基本的には表から裏に入り，衛気から営血に及ぶが，脾は湿土の臓で胃は水穀の海であり，同気相求めるために，湿熱の邪による病変は脾胃が中心になることが多い。章虚谷が，「湿土の気は同類相召く，故に湿熱の邪は始めは外に受くるといえども，終には脾胃に帰す」と述べるとおりである。

湿温の初期の主要な病理変化は，邪が衛気をさえぎることで，湿邪が肌表を鬱阻するので頭痛・悪寒・身体が重だるく痛む・身熱不揚（つよい熱感があるが体表部には甚だしい熱がない）などの衛分証がみられる。邪が脾胃を障害して運化が失調し，湿邪が停聚して気機を阻遏すると，胸腹部が痞えて苦しい・舌苔が厚膩などの気分証になる。湿邪は陰邪で化熱が遅いので，初期は一般に熱勢は強くなく，気分に入ると湿熱証が次第に明らかになり，これにともなって衛分証も消失する。気分の湿熱留連では，湿中に熱が内蘊してはいるが，初期には多くは湿重熱軽を呈する。病変は中焦脾胃が主体で，中気の盛衰が湿熱の転化を決める。薛生白が「中気実すればすなわち病は陽明に在り，中気虚すればすなわち病は太陰に在り」と指摘したように，素体が中陽偏旺なら，邪が化熱して病変は陽明胃に偏し，中陽が虚なら，邪は湿に化して病変は太陰脾に偏する。すなわち，病変の主体が太陰にあれば湿重熱軽になり，病変の主体が陽明にあれば熱重湿軽になる。湿熱が気分に鬱蒸すると，中焦脾胃の病変が主であるが，湿邪は上を蒙い下に流れる性質をもつので，三焦にびまんして他の臓腑にも影響を及ぼす。湿熱が鬱蒸して上を蒙閉すると，清竅が壅塞されて神志昏昧（意識朦朧状態）し，湿熱が下注して腸道の伝導を失調させると排便異常が，膀胱に蘊結すると小便不利や尿の混濁がみられる。湿熱が肝胆に内蘊すると，胆汁の疏泄が失調して黄疸があらわれ，湿熱が外蒸すると肌腠に停積して白㾦などを生じる。経過が順調なら，病変は気分に停留したままで進行せず，湿熱が消解したときに胃気の呆鈍や脾虚不運を呈することもあるが，正気が徐々に回復するか適切な養生と治療によって次第に治癒する。湿熱が長期にわたり中焦を鬱阻すると，熱邪偏盛であれば陰津を耗損し，湿邪偏盛であれば陽気を損傷しやすい。湿熱が化燥化火すると，営血に深く入って斑疹・神昏譫語などを呈したり，腸絡を損傷して便血を生じたり，甚だしいときには気随血脱によって陽気外亡に至ることがある。このほか，陽気が損傷を受けて腎陽が虚衰し，水湿内停をきたす場合もある。

弁証の要点

①夏から秋にかけて発病することが多い。
②発症は緩慢であり，初期に悪寒・身熱不揚（つよい熱感があるが体表部には甚だしい熱がない），頭や身体の重だるい痛み・胸腹部が痞えて苦しい・舌苔が垢膩・脈が濡緩などの湿証をともなう。
③病変が遅く病勢はしつこく，経過がかなり長い。とくに，湿熱が気分に留連する段階が長い。
④白㾦がみられることが多く，後期には重篤な便血を生じることがある。
⑤湿温は暑温挟湿と似ているが，暑温は発症が急激で高熱・口渇・大汗・心煩・脈洪数などの熱盛を呈し，湿邪を兼挟してはいるが暑熱の症候のほうが顕著である。湿温の初期は一般に湿邪偏盛であり，湿が次第に化熱したのちに湿熱倶盛あるいは熱偏盛になる。

弁証論治

　湿温は，湿中に熱が内蘊して蒸醸する病変であり，とくに湿熱が気分で蘊蒸する場合に症候が複雑多様になるので，気分の病証に重点をおいて弁証論治すべきである。弁証では，まず湿と熱の偏盛の程度を判断し，ついで病変の部位を弁別する。治療では，湿と熱を分離して除くことを重視すべきで，湿を除去して熱を孤立させると治癒しやすい。
　湿と熱を分解する方法は，湿と熱の多少および病変部位によって異なる。初期の衛気同病で湿邪偏盛のときは芳香宣透により表裏の湿を散じ，中焦の湿濁偏盛で湿中に熱をもつ場合は苦温開泄を主にして適宜に清熱を佐とし，湿邪が化熱して湿熱倶盛を呈する状態は苦辛通降と化湿清熱を併用し，熱が湿より重い状態は清熱を主体にして化湿を兼ねる。湿邪が下注して泌別が失調したときは，淡滲利湿によって湿邪をすみやかに体外に出す。呉鞠通が「徒に清熱すればすなわち湿退かず，徒らに祛湿すればすなわち熱いよいよ熾ん」と述べているように，湿熱の多少を把握して祛湿と清熱を合理的に応用することが大切である。湿熱が完全に化燥化火した場合の治療は，一般の温病と同様で，陽明気分熱熾には清熱生津を，腑実燥結には通腑泄熱を，熱入営血には涼血止血を用いる。大量の出血で気随血脱したときは急いで補気固脱し，止血してから弁証論治する。回復期に入り，余邪が残って気機が通暢しなければ，余邪を清泄して気機を通暢させ，病邪が消失したのち胃気が回復しないか脾運不健を呈していれば，醒胃健脾する。

湿温の弁証論治

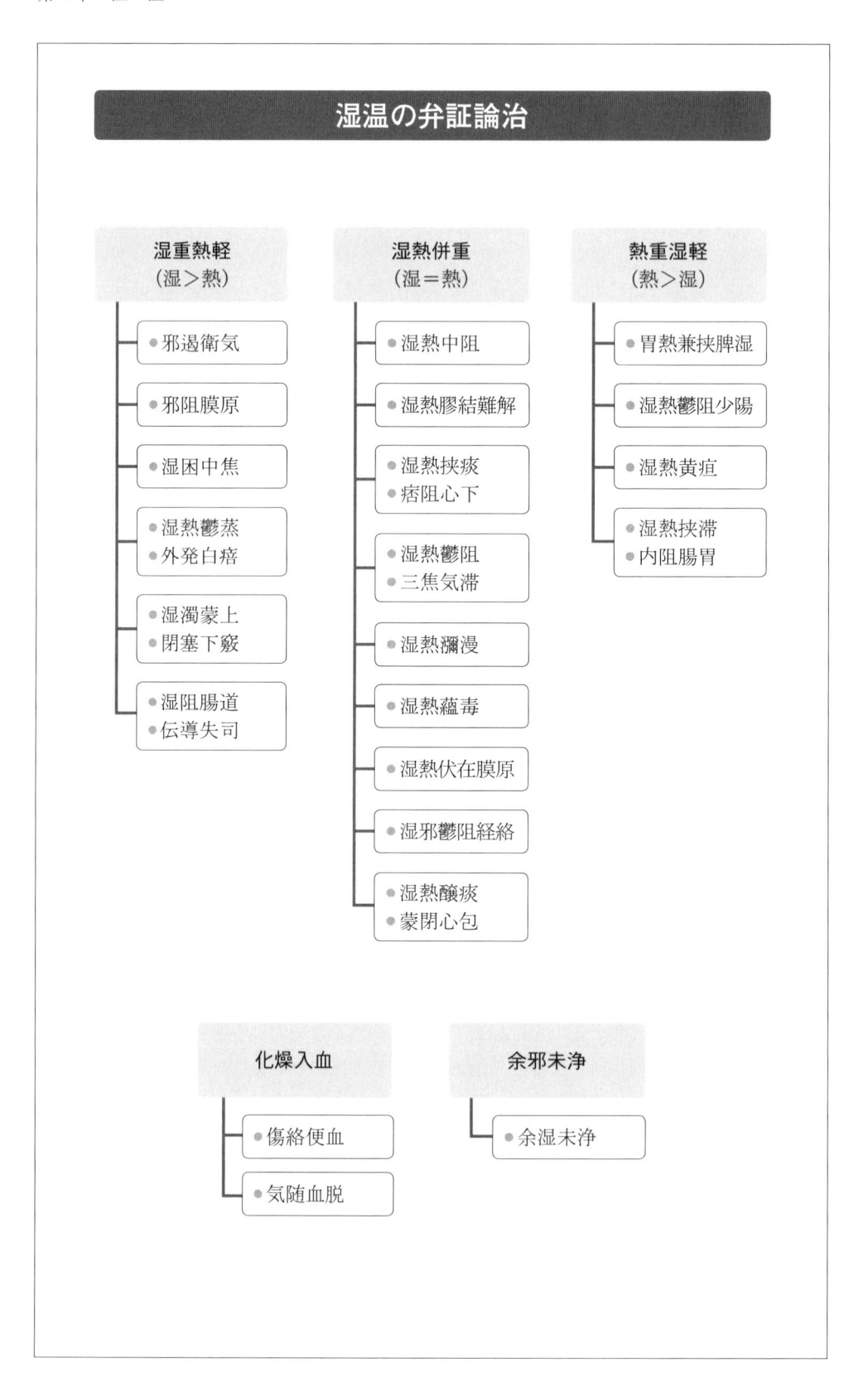

湿重熱軽 (湿＞熱)
- 邪遏衛気
- 邪阻膜原
- 湿困中焦
- 湿熱鬱蒸
- 外発白㾦
- 湿濁蒙上
- 閉塞下竅
- 湿阻腸道
- 伝導失司

湿熱併重 (湿＝熱)
- 湿熱中阻
- 湿熱膠結難解
- 湿熱挟痰
- 痞阻心下
- 湿熱鬱阻
- 三焦気滞
- 湿熱瀰漫
- 湿熱蘊毒
- 湿熱伏在膜原
- 湿邪鬱阻経絡
- 湿熱醸痰
- 蒙閉心包

熱重湿軽 (熱＞湿)
- 胃熱兼挟脾湿
- 湿熱鬱阻少陽
- 湿熱黄疸
- 湿熱挟滞
- 内阻腸胃

化燥入血
- 傷絡便血
- 気随血脱

余邪未浄
- 余湿未浄

湿重熱軽

1）邪遏衛気（じゃあつえき）

症候 悪寒・発熱・少し汗が出る・身熱不揚・午後になると熱感がつよくなる・締めつけられるような頭痛・肢体が重だるい・胸腹部が痞えて苦しい・舌苔は白膩・脈は濡緩など。

病機 湿温の初期で，内外の合邪による衛気同病であり，湿鬱衛分の表証と湿遏気機の裏証が同時にみられる。

湿邪によって肺衛が鬱し，衛気が阻滞して腠理の開闔が失調するので，悪寒して汗が漏れて出る。邪正相争により発熱するが，湿邪が熱を鬱遏しているために，つよい熱感があるが体表部には甚だしい熱がない（身熱不揚）。外界の陽気が盛んになる午後には熱も増強し，熱感がつよくなる。湿邪が経気を阻滞するために頭痛が生じる。湿は重着の性質をもつので，肌表に客すと肢体が重だるく，頭も締めつけられるように重い。湿邪が気機をさえぎった裏証では，脾気をさまたげると腹満・腹の痞え・甚だしければ下痢，および胸陽を阻滞すると胸苦しさ・胸の痞えがみられ，胃気を阻滞すると悪心・嘔吐をともなう。湿邪が上汎して舌苔は白膩を呈し，湿邪が脈気を阻滞して脈は濡緩になる。

発熱・悪寒・頭痛・少汗は風寒表証に似るが，脈浮緊・頭項強痛などを呈さず，胸脘痞悶・舌苔白膩・脈濡などの湿阻の症状をともなう。胸悶脘痞は食滞に似るが，腐臭のある噯気・舌苔が垢膩・脈が滑実など食滞の症状はない。午後の熱感は陰虚発熱に似るが，五心煩熱はなく舌質が紅絳・少苔もない。

治法 芳香辛散・宣化湿邪

方薬 藿朴夏苓湯（かつぼくかりょうとう）《医原》

藿香二銭（6g）　半夏一銭五分（4.5g）　赤茯苓三銭（9g）　杏仁三銭（9g）生薏苡仁四銭（12g）　白豆蔲六分（1.8g）　猪苓一銭五分（4.5g）　沢瀉一銭五分（4.5g）　淡豆豉三銭（9g）　厚朴一銭（3g）

三仁湯（さんにんとう）《温病条弁》

杏仁五銭（15g）　滑石六銭（18g）　通草二銭（6g）　白豆蔲二銭（6g）　竹葉二銭（6g）　厚朴二銭（6g）　生薏苡仁六銭（18g）　半夏五銭（15g）
甘瀾水八碗にて，煮て三碗を取り，毎服一碗，日に三服す。

方意 藿朴夏苓湯は，辛温芳香の藿香で表湿を散じ，宣透の淡豆豉で補佐し，杏仁の宣肺降気により水道を通じて湿を化す。厚朴・半夏・白豆蔲は芳香化濁・燥湿理気により裏湿を化し気機を通じ，淡滲利湿の猪苓・赤茯苓・沢瀉は湿熱を下泄する。芳香化湿・苦温燥湿・淡滲利湿により，表裏の湿を内外に分消する。

三仁湯は，杏仁で肺気を宣降して水道を通じ，芳香化濁・燥湿理気の白豆蔲・

135

厚朴・半夏で裏湿を化し気機を通じ，淡滲利湿の生薏苡仁・通草・滑石で湿熱を下泄する。竹葉は軽宣で鬱熱を外透するとともに，湿熱を滲利外泄する。呉鞠通は「ただ三仁湯をもって上焦肺気を軽開するは，けだし肺は一身の気を主り，気化せばすなわち湿もまた化せばなり」と説明している。

この二方は開上・暢中・滲化の効能をもち，表裏の湿を宣化するので，邪遏衛気に適している。藿朴夏苓湯には疏表透衛の淡豆豉・藿香の配合があり，湿邪が衛表に偏して化熱が明らかでない状態に適する。三仁湯には湿中の熱を泄する竹葉・滑石の配合があり，湿が化熱しはじめれば用いるとよい。

湿温の初期には，辛温発汗・苦寒攻下・滋養陰液などの治法は禁忌である。頭痛・悪寒・身重疼痛を傷寒とまちがえて辛温発汗を行うと，辛温によって湿邪が蒸騰上逆して清竅を蒙閉し意識障害などを生じる。胸悶脘痞を積滞と誤って攻下すると，脾胃の陽気を損傷して脾気が下陥して下痢が止まらなくなる。午後の熱感を陰虚と考えて滋潤すると，湿邪が滞着して化さなくなり，病状が遷延して難治になる。呉鞠通は「これを汗すればすなわち神昏耳聾し，甚だしければすなわち目眩（くら）み言うを欲せず，これを下せばすなわち洞泄し，これを潤せばすなわち病深く解せず」と述べ，湿温初期の治療における三大禁忌を指摘している。

2）邪阻膜原（じゃそまくげん）

症候 寒熱往来（寒が甚だしく熱は微弱）・身体痛・汗が出る・肢体が重だるい。悪心・嘔吐・腹満・舌苔が白厚濁膩・脈が緩など。

病機 呉又可（ごゆうか）が「膜原は，外は肌肉に通じ，内は胃腑に近く，すなわち三焦の門戸，実に一身の半表半裏なり，邪は上より受け，直ちに中道に趨く，故に病は多く膜原に帰す」と述べるように，湿熱濁邪は膜原に鬱伏して，本証を発症しやすい。

膜原に鬱伏した邪が陽気と相争し，邪に阻遏されて陽気が肌表に透達しないと悪寒が生じ，邪正相争による陽熱が蓄積して極限に達すると，邪の阻滞を衝き開いて外通するので，発熱して汗が出るが，陽熱が外泄すると熱は消退する。湿濁は粘滞して除去しがたく，邪正が反復して相争するために，悪寒と発熱の発作が往来起伏して続く。湿濁偏盛で熱が内部でさえぎられるので，悪寒がつよく発熱は微弱である。膜原の湿邪が，外は肌肉に及んで陽気を痹阻すると，四肢が重だるい・肢体の疼痛などがみられ，内は胃口を阻み中焦の気機を阻滞すると，悪心・嘔吐・腹満をきたす。舌苔が白厚濁膩・脈が緩は，湿濁の邪が偏盛で気機を阻滞していることを示す。

悪寒がつよく熱感が少ない・身体痛・汗が出る・四肢が重だるいなどの症候は，湿邪が陽気をさまたげたために生じ，寒邪束表による悪寒・身体痛・無汗とは明らかに異なる。

治法 疏利透達膜原湿濁

方薬 〔方薬〕雷氏宣透膜原法（らいしせんとうまくげんほう）《時病論》

湿重熱軽

> 厚朴（姜製）一銭（3g）　檳榔子一銭五分（4.5g）　草果仁（煨）八分（2.4g）　黄芩（酒炒）一銭（3g）　甘草五分（1.5g）　藿香葉一銭（3g）　半夏（姜製）一銭五分（4.5g）

生姜二片を加えて引となす。

方意　湿濁の鬱閉が甚だしくて一般の化湿剤は効かないので，疏利透達により湿濁の邪を開達する。本方は呉又可の達原飲にもとづいて作られており，厚朴・檳榔子・草果で膜原に直達して湿濁を開泄透達させ，藿香・半夏・生姜で暢気化湿の効能をつよめ，黄芩で湿中の蘊熱を清し，甘草で和中する。

陽虚内寒には老蔲・乾姜を加えて破陰化湿する。

本方は温燥に偏るので，適切な時期に中止する。湿邪が除かれ熱が外透して熱勢がつよくなると，清化に変えなければ熱勢を助長し，陰津を劫傷して痙厥（痙攣昏倒）をひき起こす。また，陰虚陽亢には慎重に使用すべきである。

3）湿困中焦（しつこんちゅうしょう）

症候　身熱不揚・腹が痞えて脹る・悪心・嘔吐・口は渇かないあるいは渇いても飲みたくない・泥状〜水様便・混濁尿・舌苔は白膩・脈は濡など。

病機　湿濁が偏盛で中焦をさまたげ，脾胃の昇降失調をきたした状態。

湿熱の邪が中焦を直犯するか，膜原の湿濁が内伝して発症する。邪正が相争して発熱するが，熱が湿邪に阻遏されて体表に達しないので，つよい熱感があるが体表部には甚だしい熱がない（身熱不揚）。湿邪が中焦の気機をさまたげるために腹が痞えて脹り，さらに昇降を失調させると，脾の清気が下泄し糟粕とともに下流して泥状〜水様便を呈し，胃気が和降できず濁気が上逆して悪心・嘔吐があらわれる。湿濁内盛であるから口は渇かない。ただし，湿邪が津液の上承を阻滞すると口が渇くが，湿濁が内在するために飲みたがらない。舌苔が白膩・脈が濡は，湿邪偏重を示す。

治法　燥湿化濁

方薬　雷氏芳香化濁法（らいしほうこうけだくほう）《時病論》（暑温を参照）

一加減正気散（いちかげんしょうきさん）《温病条弁》

> 藿香梗二銭（6g）　厚朴二銭（6g）　杏仁二銭（6g）　茯苓皮二銭（6g）　陳皮一銭（3g）　神麹一銭五分（4.5g）　麦芽一銭五分（4.5g）　茵蔯二銭（6g）　大腹皮一銭（3g）

水五杯にて，煮て二杯を取り，再服す。

二加減正気散（にかげんしょうきさん）《温病条弁》

> 藿香梗三銭（9g）　陳皮二銭（6g）　厚朴二銭（6g）　茯苓皮三銭（9g）　木防已三銭（9g）　大豆黄巻二銭（6g）　通草一銭五分（4.5g）　薏苡仁三銭（9g）

第4章 湿 温

水八杯にて，煮て三杯を取り，三次に服す。

三加減正気散（さんかげんしょうきさん）《温病条弁》

藿香（連梗葉）三銭（9g）　茯苓皮三銭（9g）　厚朴二銭（6g）　陳皮一銭五分（4.5g）　杏仁三銭（9g）　滑石五銭（15g）

水五杯にて，煮て二杯を取り，再服す。

方意　雷氏芳香化濁法は，芳香の藿香・佩蘭で化濁し，辛温の半夏・陳皮と苦温の厚朴・大腹皮で辛開苦降するとともに燥湿理気し，芳香化濁の鮮荷葉で昇清し湿中の熱邪を開泄外解する。重点は闢穢化濁にある。

3種の加減正気散は，いずれも藿香梗・陳皮・厚朴・茯苓皮を主薬とし，芳香化濁・辛開湿鬱によって理気暢中するとともに，淡滲利湿を佐としている。一加減正気散（苦辛微寒法）は，理気化湿・除満の大腹皮，清利化濁の茵蔯，宣肺し大腸の気を利す杏仁，消食化滞の神麴・麦芽を配合しており，腹満・大便がすっきり出ないなど，湿阻気機が顕著なときに適する。二加減正気散（苦辛淡法）は，淡滲利湿の滑石・通草と，祛湿通絡の木防已・大豆黄巻を加えており，経絡の湿鬱阻滞による身体痛・脈象が模糊などを呈する場合に適用する。三加減正気散（苦辛寒法）は，宣肺・通利水道の杏仁と，利湿泄熱の滑石を加えており，舌苔が黄膩・尿が濃いなど湿熱が明らかな場合に適する。

湿中蘊熱に対しては，早期に寒涼の剤を使用して湿濁を閉鬱させてはならない。このことについて，章虚谷は「三焦昇降の気は，脾により鼓運す。中焦和せばすなわち上下の気順り，脾気弱ければ湿内より生ず。湿盛にして脾健運せざれば，濁は壅ぎて行らず，悶極まるを自覚す。熱邪あるといえども，その内は湿盛にして，舌苔は燥かず。まさに先ずその湿を開泄して，後に熱を清す，寒涼を投じ，もってその湿を閉ずるべからざるなり」と説明している。

湿濁が盛んであれば雷氏芳香化濁法を，湿阻気機が顕著なら一加減正気散を，経絡の湿阻をともなうときは二加減正気散を，熱が顕著であれば三加減正気散を，それぞれ使用する。

4）湿熱鬱蒸・外発白㾦（しつねつうつじょう・がいはつはくばい）

症候　発熱・熱感・身体痛・汗が出るが解熱しない・胸腹が痞えて苦しい・悪心・嘔吐・泥状〜水様便・胸腹部の白㾦・舌苔が黄膩・脈が濡など。

病機　中焦の湿熱が鬱蒸して肌表に外達している状態。

湿熱が肌表に外達しているので発熱・熱感があり，湿熱のために肌表で気血が阻滞されて身体痛をともなう。熱が湿邪と津液を蒸迫して汗が出るが，湿邪は粘滞して一挙に体外にでないために，汗が出ても発熱・身体痛が軽快しない。湿熱が中上焦の気機をさまたげるので胸腹が痞えて苦しく，脾胃の昇降が失調すると悪心・嘔吐・泥状〜水様便をともなう。舌苔が黄膩・脈が濡は，湿熱をあらわす。

白㾦は，湿温の発病後1週間前後に出現し，湿熱が肌表に外達しても汗で透徹

せずに，肌表に鬱していることを示す。白㾦の出現により，湿熱の邪がある程度は外泄し，発熱・胸腹が痞えて苦しいなどの症状はやや軽減する。このように，汗が出るたびに白㾦があらたに出現し，出現するたびに湿熱が外泄して症状が次第に軽快する。

なお，内容に漿液を含まない枯れた白㾦，すなわち「枯㾦(こばい)」がみられるときは，気陰両竭をあらわし，注意が必要である。

治法 清利湿熱・透邪外透

方薬 薏苡竹葉散（よくいちくようさん）《温病条弁》

> 薏苡仁五銭（15g） 竹葉三銭（9g） 滑石五銭（15g） 白豆蔲一銭五分（4.5g）
> 連翹三銭（9g） 茯苓五銭（15g） 通草一銭五分（4.5g）
>
> 共に細末となし，毎服五銭（15g），日に三服す。

方意 清利湿熱の薏苡仁・茯苓・滑石・通草で湿熱を小便として下泄し，軽宣の竹葉・連翹で邪を宣透し汗を透徹する。辛温芳香の白豆蔲で燥湿醒胃するとともに気機を宣通し，健脾の薏苡仁・茯苓で水湿の運化をつよめ，邪を体外にだすのを補助する。清利と宣透を併用して湿熱を分消する。呉鞠通は「これ湿熱停鬱の証，故に主に辛涼をもって肌表の熱を解し，辛淡にて在裏の湿を滲し，表邪をして気化に従って散じ，裏邪をして小便に従って駆せしむ，双解表裏の妙法なり」と明解に解説した。

本方は，三仁湯の杏仁・半夏・厚朴を除き，茯苓・連翹を加えたものに相当する。湿熱が明らかなので，温燥の半夏・厚朴・杏仁を除き，淡滲利湿の茯苓と宣透清熱の連翹を加えており，清涼に偏し宣透に優れる。ただし，湿盛が主体で熱邪が軽度な白㾦に対しては，三仁湯を用いるのがよい。

枯㾦は気陰両竭であるから，まず生脈散を用いて気陰双補すべきである。

5）湿濁蒙上・閉塞下竅（しつだくもうじょう・へいそくかきょう）

症候 頭が脹る・悪心・嘔吐・意識朦朧・尿が出ない・口渇はあるがあまり飲まない・舌苔は白膩・脈は濡など。

病機 中焦の湿濁が長期間経過し，蒙上流下して三焦にびまんした状態であり，薛生白(せつせいはく)は「湿多く熱少なければすなわち蒙上し流下す」と説明している。

湿邪が中焦の働きをさまたげて脾胃の昇降が失調すると，悪心・嘔吐が生じる。邪熱が湿を上蒸して清竅を蒙閉すると，蒸されるような熱感があって頭が脹り，意識が朦朧とする。湿濁が膀胱に下注して下竅を閉塞すると，気化が行わず水道が不利して，小便が通じない。湿濁が津液の上承を阻むが湿が偏盛なので，口渇はあるがあまり飲まない。舌苔が白膩・脈が濡は，湿盛を示す。

治法 芳香開竅・淡滲分利

方薬 茯苓皮湯で蘇合香丸を服用する

第4章　湿　温

茯苓皮湯（ぶくりょうひとう）《温病条弁》

茯苓皮五銭（15g）　生薏苡仁五銭（15g）　猪苓三銭（9g）　大腹皮三銭（9g）　通草三銭（9g）　淡竹葉二銭（6g）

水八杯にて，三杯を取り，三次に分けて服す。

蘇合香丸（そごうこうがん）《和剤局方》

白朮・青木香・犀角・香附子・朱砂・訶子・白檀香・安息香・沈香・麝香・丁香・蓽撥各60g　竜脳・乳香・蘇合香油各30g

煉白蜜を用いて丸剤にし，1日1〜2回3gずつ服用。（成薬がある）

方意　茯苓皮湯は，淡滲利湿の猪苓・茯苓皮・薏苡仁・通草・淡竹葉と，理気化湿の大腹皮で，小便を通行させて湿濁を下泄する。

蘇合香丸は，辛温の蘇合香・安息香で開竅し，麝香・竜脳で闢穢開竅し，清心解毒の犀角，安神の朱砂，および行気活血の沈香・木香・白檀・乳香・丁香・蓽撥で補助し，健脾の白朮と収斂の訶子で香薬の走竄を防止し，全体で開竅醒神・理気の効能をあらわす。大多数の薬が辛温芳香であり，「温開」に働く。

下焦の湿濁に対して茯苓皮湯を用い，清竅を上蒙した湿濁に対し，蘇合香丸で芳香開竅して神志を蘇醒する。

6）湿阻腸道・伝導失司（しつそちょうどう・でんどうしっし）

症候　下腹部が硬く脹る・便秘・頭のふらつき・朦朧状態・舌苔が垢膩・脈が濡など。

病機　湿温が長期にわたり，湿濁が腸道の気機を阻結するとともに中・下焦にびまんした状態。

湿熱が腸道の気機を痺阻すると，下腹部が硬く膨満して排便がない。ただし，湿濁が盛んで，秘結しても便に乾燥はないので，硬く膨満するが疼痛はなく，潮熱や焦燥黄厚の舌苔もない。湿濁がびまんして清竅を蒙閉し意識朦朧・ふらつきを生じるが，熱入心包ではないので意識が明瞭なときもある。中焦にびまんして昇降が失調すると，悪心・嘔吐もみられる。舌苔が垢膩・脈が濡は，湿邪偏盛を示す。

治法　宣通気機・清化湿濁

方薬　宣清導濁湯（せんせいどうだくとう）《温病条弁》

猪苓五銭（15g）　茯苓五銭（15g）　寒水石六銭（18g）　蚕砂四銭（12g）　皂莢子（去皮）三銭（9g）

水五杯にて，煮て両杯と成し，二次に分かち服し，大便快通をもって度となる。

方意　蚕砂は腸道の湿濁を化して清気を昇げ，皂莢子は腸道の気機を宣通し湿濁を大便から下泄する。淡滲利湿の猪苓・茯苓は湿濁を小便から排出し，寒水石は下焦の熱を清泄する。全体で宣清導濁・行滞通腑の効能をもち，湿熱を分離して除く。

本証は腸腑燥結ではないので，苦寒攻逐を用いると湿滞を助長して，かえって

悪化する。

湿熱併重

1）湿熱中阻（しつねつちゅうそ）

症候 発熱・熱感・汗が出るが解熱しない。口渇があるがあまり飲まない・胸腹が痞える・悪心・嘔吐・悪臭のある泥状便・尿が濃く少ない・舌苔は黄膩・脈は濡数など。

病機 湿熱がともに盛んで中焦脾胃で交蒸し昇降失調を生じている状態で，湿熱が次第に化熱する経過によくみられる。

中焦で湿熱が交蒸し体表に氾れるので，発熱・熱感があり汗が出るが，湿邪は粘滞し簡単には除去できないために，汗が出ても解熱しない。湿熱が中焦の気機を阻滞して胸腹部が痞えて脹り，昇降が失調し胃気が上逆して悪心・嘔吐を生じ，脾気が昇運できず湿濁が熱とともに下迫するので大便は泥状で悪臭がある。邪熱が傷津するとともに湿邪が津液の上承を阻んで口渇があるが，湿濁が内在しているのであまり飲まない。同様に，邪熱による傷津と湿邪による水道の阻滞により，尿が濃く少量になる。湿と熱がともに盛んなので，舌苔は黄膩・脈は濡数を呈する。

治法 燥湿清熱・苦辛通降

方薬 王氏連朴飲（おうしれんぼくいん）《霍乱論》

> 黄連（姜汁炒）一銭（3g）　厚朴二銭（6g）　石菖蒲一銭（3g）　半夏（醋炒）一銭（3g）　淡豆豉三銭（9g）　山梔子（炒）三銭（9g）　芦根二両（60g）
> 水煎し温服す。

方意 苦寒の黄連・山梔子で裏熱を清泄し，苦温の厚朴・半夏で燥湿し，さらに辛開苦降によって脾胃の昇降を回復させる。淡豆豉は蘊熱を宣透し，菖蒲は芳香化濁に働き，芦根は清熱利湿するとともに生津し，他薬を補佐する。

2）湿熱膠結難解（しつねつこうけつなんかい）

症候 発熱・熱感・身体痛・汗が出ると解熱するがまた発熱する・口渇があるが飲みたくない・胸腹が痞えて苦しい・舌苔は微黄滑膩・脈は濡など。

病機 湿熱が分離しがたく結びついて裏に膠結した状態。

湿熱が蒸迫して発熱・熱感があり，津液を外迫して汗が出ると熱も外達して解熱するが，膠結した湿熱を外泄しきれないので，しばらくすると熱勢がぶり返す。邪が気機を阻遏し，胸腹が痞えて苦しい。熱邪が傷津し，湿邪が津液の上承を阻むので口渇はあるが，湿邪が停滞しているので飲みたくない。舌苔が微黄膩滑・脈が濡は，湿熱膠結を示す。

治法 清化湿熱（通陽利小便）

方薬 黄芩滑石湯（おうごんかっせきとう）《温病条弁》

黄芩三銭（9g）　滑石三銭（9g）　茯苓皮三銭（9g）　大腹皮二銭（6g）　白豆蔻一銭（3g）　通草一銭（3g）　猪苓三銭（9g）

水六杯にて，煮て二杯をとり，渣は再に煮て一杯とし，分かち温め三服す。

方意 清熱燥湿の黄芩，清熱利湿の滑石，および淡滲利湿の茯苓皮・通草・猪苓，さらに降気燥湿の大腹皮，芳香開達の白豆蔻を配合し，気機を宣通し利小便して，膠着した湿熱を小便から除去する。呉鞠通は「共に宣気利小便の功を成し，気化して則ち湿化し，小便利して則ち火腑（小腸を指す）通じて熱自ら清す」と述べる。

3）湿熱挟痰・痞阻心下（しつねつきょうたん・ひそしんか）

症候 発熱・食欲がない・味がない・心窩部の痞え・悪心・口渇があるが飲みたくない・便秘・舌質が紅・舌苔が白滑膩・脈が滑数など。

病機 湿熱痰濁が心下に凝聚して痞満を生じた状態で，多くは夏季に湿熱の邪を感受して生じる。

　湿熱の邪が伴生した痰とともに心下に陥入し，心下の気機を痞塞して心窩部が痞え，さらに胃気の下降を阻滞して受納が呆滞すると食欲がなく味もなく，胃気を上逆させると悪心が生じる。胃気が下降しないと大腸の気機にも影響を与え，便秘になる。湿熱が交蒸して発熱し，邪熱が津液を消耗し，さらに湿邪が津液の上承を阻むので口渇はあるが，湿邪が内停しているので水を欲みたくない。舌質が紅・脈が数は内熱を，舌苔が白膩は湿邪を，舌苔が滑・脈が滑は痰濁を，それぞれあらわす。

　本証の痞満・便秘は湿熱痰濁が気機を痞阻したために発生しており，燥熱内結の陽明腑実にみられる腹満・腹痛・圧痛・便が硬い・舌苔が黄厚で乾燥・脈が沈実などの症候とは異なる。

治法 清熱燥湿・化痰行気

方薬 半夏瀉心湯去乾姜甘草加枳実杏仁方（はんげしゃしんとうきょかんきょうかんぞうかきじつきょうにんほう）《温病条弁》

半夏一両（30g）　黄連二銭（6g）　黄芩三銭（9g）　枳実二銭（6g）　杏仁三銭（9g）

水八杯にて，煮て三杯を取り，三次に分かち服す。虚なる者は復た人参二銭（6g）・大棗三枚（1.5g）を納る。

方意 本方は《傷寒論》の半夏瀉心湯の加減である。苦温の半夏を大量に用い，燥湿化濁・和胃降逆により痰濁を除く。苦寒の黄芩・黄連は清熱燥湿に働き，半夏とともに辛開苦降により痞満を開通させる。枳実で行気破結し，杏仁で宣肺行気し，ともに湿を行らせて除く。全体で燥湿清熱・化痰行気の効能が得られる。

　呉鞠通は「半夏・枳実をもって気分の湿結を開き，黄連・黄芩で気分の熱結を

開き，杏仁で肺と大腸の気瘀を開く。暑中は熱甚だし，故に乾姜を去る。傷寒誤下の虚痞にあらず，故に人参・甘草・大棗を去り，かつその助湿作満を畏るるなり」と解説している。気虚がつよければ，人参・大棗を加えるように指示している。

4）湿熱鬱阻・三焦気滞（しつねつうっそ・さんしょうきたい）

症候 寒熱往来・頭のふらつき・腹が痞えて脹る・悪心・嘔吐・尿が少ない・舌苔が黄膩・脈が濡数など。

病機 湿熱の邪が脾胃を中心にして三焦気機を鬱阻した状態。

　湿熱が上焦肺気を阻滞して衛気が外達できないと悪寒が生じ，さえぎられた衛気が邪と相争して陽熱が蓄積し，邪熱が湿阻を衝き開くと発熱し汗が出て熱が外散する。ただし，湿熱の邪は留滞しすみやかに除けないので，同様のことが反復して，寒熱往来がみられる。湿熱が上蒸して，清竅を擾乱すると頭がふらつき，胃気が上逆すると悪心・嘔吐が生じる。湿邪が中焦の気機を阻滞するので腹が痞えて脹り，三焦水道を阻滞するために尿が少ない。舌苔が黄膩・脈が濡数は，湿熱をあらわす。

治法 分消湿熱・宣通気機

方薬 芩連二陳湯（ごんれんにちんとう）《通俗傷寒論》

> 黄芩二銭（6g）　製半夏一銭半（4.5g）　竹筎二銭（6g）　赤茯苓三銭（9g）
> 黄連八分（2.4g）　陳皮一銭半（4.5g）　枳実一銭半（4.5g）　碧玉散（滑石・甘草・青黛）三銭（9g）（包煎）　生姜汁二滴
> 淡竹瀝両瓢（ひしゃく2杯）と和匀し同服す。

方意 清熱燥湿の黄芩・黄連で上・中焦の湿熱を清化し，竹瀝を加え清化湿熱をつよめる。行気開鬱・燥湿の半夏・陳皮は中焦の湿濁を化し，開散の生姜汁が補佐する。黄芩・黄連・半夏・陳皮・生姜汁は辛開苦降にも働き，湿熱の鬱結を開泄する。碧玉散は下焦の湿熱を清利し，邪を小便から除去し，健脾利水の茯苓が補佐する。枳実は陳皮とともに行気破滞し，気機を宣通して三焦の気機を通暢させ，湿熱の清除を促進する。全体で湿熱を分消走泄させて三焦を通利する。

5）湿熱瀰漫（しつねつびまん）

症候 潮熱・汗が出る・イライラ・口渇・腹胸が痞えて苦しい・悪心・嘔吐・泥状便・尿が濃く少ない・舌苔が灰垢・脈が濡数など。

病機 湿熱が脾胃を中心にして上・下焦にびまんした状態。

　湿熱が交蒸し肌表に氾れるので発熱・熱感があり，陽明経気が盛んになる午後には邪正相争がつよくなるため，発熱・熱感がつよい（午後の潮熱）。熱邪が津液を外迫すると汗が出る。邪熱が上焦の心神を擾乱するとイライラ（心煩）が生じ，胸陽を阻滞すれば胸が苦しい。邪が中焦の気機をさえぎると胸が痞満し，昇降が失調して悪心・嘔吐・泥状便がみられる。熱邪が津液を消耗し，湿邪が津液

の上昇と下泄を阻むと，口渇し尿が濃く少量になる。上では心煩・胸悶が，中では嘔悪・脘痞・便溏が，下では濃い少量の尿がみられ，全身に潮熱を発するために，「湿熱瀰漫」という。舌苔が灰垢・脈が濡数は，湿熱が盛んなことを示す。

治法 清化湿熱

方薬 杏仁滑石湯（きょうにんかっせきとう）《温病条弁》

> 杏仁三銭（9g） 滑石三銭（9g） 黄芩二銭（6g） 陳皮一銭五分（4.5g） 黄連一銭（3g） 鬱金二銭（6g） 通草一銭（3g） 厚朴二銭（6g） 半夏三銭（9g）
> 水八杯にて，煮て三杯を取り，三次に分かち服す。

方意 宣発降気の杏仁は上焦肺に入って水道を通調し，宣通気機の鬱金がこれを補助する。苦寒の黄芩・黄連は上・中・下焦の清熱燥湿に働き，辛温燥湿の半夏・厚朴・陳皮との配合で辛開苦降に働き中焦の湿結を除く。滑石・通草は利小便により下焦の湿熱を下泄する。全体で三焦にびまんした湿熱を分利する。

6）湿熱蘊毒（しつねつうんどく）

症候 発熱・口渇・胸腹が痞えて脹る・四肢が重だるい・咽頭の腫脹疼痛・嘔吐・下痢・尿が濃く少量・黄疸・舌苔が黄膩・脈が濡数など。

病機 湿熱疫毒を感受するか，湿熱が蘊蒸して毒を生じ，湿熱毒邪が中焦を主体に上下にびまんした状態。

湿熱が交蒸するために発熱し，熱毒が上壅すると咽の腫脹疼痛が生じる。湿熱の邪が中焦の気機を阻滞すると胸腹が痞えて脹り，昇降が失調して吐瀉し，肌肉に外氾すると四肢が重だるくなる。湿熱が胆に及び，疏泄を阻滞して胆汁が外溢すると，黄疸が発生する。熱邪が津液を損傷し，湿邪が津液の上承と下泄を阻滞するので，口が渇き尿が濃く少量になる。舌苔が黄膩・脈が滑数は，湿熱蘊蒸を示す。

治法 化湿闓穢・清熱解毒

方薬 甘露消毒丹（かんろしょうどくたん）《温熱経緯》（普済解毒丹（ふさいげどくたん）ともいう）

> 滑石十五両（450g） 茵蔯十一両（330g） 黄芩十両（300g） 石菖蒲六両（180g） 川貝母・木通各五両（150g） 藿香・射干・連翹・薄荷・白豆蔻各四両（120g）
> 各薬は晒し乾かし，生にて細末に切る，火を見ればすなわち薬性は熱に変ず。毎服三銭（9g），開水（湯）にて調服し，日に二次。あるいは神麴糊をもって弾子大のごとき丸とし，開水に化して服するもまた可なり。

方意 黄芩は清熱燥湿に，連翹・薄荷は清熱透邪に，射干・川貝母は解毒利咽に働き，熱毒を消除する。芳香の藿香・白豆蔻・石菖蒲は闓穢化濁し，茵蔯・滑石・木通は利湿泄熱に働き，湿熱濁邪を清泄する。全体で湿熱毒邪を分別して除去する。

7）湿熱伏在膜原（しつねつふくざいまくげん）

症候 初期にはつよい悪寒ののちに発熱・熱感が生じる発作があり，次第に発熱・熱感のみになって夕方に増強し，頭痛・身体痛・胸腹が痞えて苦しい・時に悪寒や嘔吐・舌苔が膩で積粉状・脈が弦数など。

病機 湿熱疫邪が膜原に侵入して伏在した状態。

　　初期には疫邪が陽気をさまたげて，衛陽が外達できずつよい悪寒（憎寒）を呈し，邪正相争による陽熱が蓄積してさまたげていた状態を衝き開くと発熱・熱感となり，熱が放散すると発熱が消失する。このために，憎寒・発熱の発作を生じ，膜原に疫邪が留連するので発作が不規則に反復する。邪正相争が激烈になって次第に裏熱を形成すると，発熱・熱感だけに変わり，陽明経気が盛んになる夕方（日晡）に増強する。湿熱疫邪が表にびまんして経絡肌肉を阻滞すると頭痛・身体痛が，中焦の気機を阻遏すると胸腹が痞えて苦しい・悪心・嘔吐などが生じる。舌苔が白膩で厚は湿濁が重いことを示し，積粉状で乾燥したようにみえるのは内熱による急速な化燥をあらわし，湿遏熱状に特有の舌象である。脈が弦数は，湿が気機を鬱阻して熱が内に鬱していることを示す。

治法 開達膜原

方薬 達原飲（たつげんいん）《温疫論》

> 檳榔子二銭（6g）　厚朴一銭（3g）　草果五分（1.5g）　知母一銭（3g）　白芍一銭（3g）　黄芩一銭（3g）　甘草五分（1.5g）
> 　右（上薬）水二鐘（小杯）を用い，八分に煎じ，午後に温服す。

方意 辛温の草果，苦温の厚朴，辛苦温の檳榔子は，辛開苦泄により燥湿降気・行気破結して膜原の湿濁疫邪を開達する主薬である。苦寒の黄芩は清熱燥湿に働き，清熱滋陰の知母と斂陰和血の白芍は，清熱を補助するとともに，主薬の温燥による弊害を防止する。甘草は諸薬を調和する。全体で膜原を開達して疫邪を体外に出し，祛邪して正気を傷つけない。

8）湿邪鬱阻経絡（しつじゃうっそけいらく）

症候 高熱・悪寒戦慄・顔色が悪い・関節の腫脹疼痛・舌苔が灰膩あるいは黄膩・脈が濡数など。

病機 湿熱の邪が骨節経絡を鬱阻した湿熱痺。

　　邪正が激しく相争して高熱が出るが，湿邪が陽気をつよく鬱阻するので悪寒戦慄を呈する。湿熱が骨節経絡を痺阻して気血が瘀滞すると，関節の腫脹・疼痛が生じる。高熱があるのに顔面が紅潮せず顔色が悪いのは，湿熱が上燻し気血を瘀滞させるからである。舌苔が灰膩あるいは黄膩・脈が濡数は，湿熱内蘊を示す。

治法 清化湿熱・宣痺止痛

> **方薬** 宣痺湯（せんぴとう）《温病条弁》

> 防已五銭（15g） 杏仁五銭（15g） 滑石五銭（15g） 連翹三銭（9g） 山梔子三銭（9g） 薏苡仁五銭（15g） 半夏（醋炒）三銭（9g） 蚕砂三銭（9g） 赤小豆皮三銭（9g）

> 水八杯にて，煮て三杯を取り，分かち温め三服す。痛み甚だしければ片子姜黄二銭（6g）・海桐皮三銭（9g）を加う。

> **方意** 苦辛・寒の防已は清熱祛湿・通利関節・宣痺止痛に働き，主薬である。杏仁は上焦の肺気を宣降して水道を通調し，滑石は下焦に入って湿熱を清利し，山梔子は三焦の湿熱を清利下泄し，共同して三焦を通利し湿熱を外泄する。薏苡仁・赤小豆皮は経絡中の湿を除き通痺に働き，薏苡仁は健脾して水湿の産生を防止する。半夏・蚕砂は闢穢開鬱・化湿に働き，連翹は軽宣により透邪外達し，他薬を補助する。全体で清化湿熱・通利関節・宣痺止痛の効能が得られる。

> 疼痛がつよければ，行気・活血止痛の姜黄と，祛湿宣痺・止痛の海桐皮を加える。

9）湿熱醸痰・蒙閉心包（しつねつじょうたん・もうへいしんぽう）

> **症候** 発熱が持続し午後に増強する・意識が朦朧とし時に清明になる・譫語・意識の悪化は夜間につよく日中は軽度である・舌苔は黄膩・脈は濡滑で数など。

> **病機** 湿熱が気分に停留するために邪熱が津液を煎熬して痰濁を醸成し，痰濁が心包を蒙閉している状態。

> 湿熱が交蒸するので発熱が続き，陽気が盛んになる午後に増強する。湿熱が痰を挟んで上擾し心包を蒙閉するので，意識が朦朧としてうわごとを言うが，完全に心包を内閉した状態ではないため，時に意識がはっきりする。日中は盛んな陽気が湿邪を抑制するが，夜間は陽気が裏に向かうために衰え，意識状態も悪化する。舌苔が黄膩・脈が濡滑で数は，湿熱挟痰を示す。

> 本証と熱閉心包はいずれも意識障害が主症状で，鑑別に注意を要する。熱閉心包は熱邪が痰を挟んで心包に内陥した営血の病変なので，神昏譫妄と同時に身体の灼熱感と四肢の冷えを呈し，舌質は紅絳である。

> **治法** 清熱化湿・豁痰開蔽（かつたんかいへい）

> **方薬** 菖蒲鬱金湯で至宝丹あるいは蘇合香丸を服用する。

菖蒲鬱金湯（しょうぶうこんとう）《温病全書》

> 石菖蒲三銭（9g） 鬱金二銭（6g） 炒山梔子三銭（9g） 連翹二銭（6g） 木通一銭五分（4.5g） 鮮竹葉三銭（9g） 牡丹皮三銭（9g） 竹瀝五銭（15g） 灯心草二銭（6g） 玉枢丹五分（1.5g）（沖）

至宝丹（しほうたん）《温病条弁》（風温を参照）

蘇合香丸（そごうこうがん）《和剤局方》（湿重熱軽の湿濁蒙上を参照）

方意 菖蒲鬱金湯は，辛温芳香・化痰闢穢の菖蒲と，辛寒・行気開鬱の鬱金が主薬で，行気化痰・開竅する。軽清宣透の連翹・竹葉は湿熱を宣泄し，山梔子・竹葉・灯心草・木通は湿熱を小便として下泄し，竹瀝は滌痰し，玉枢丹（暑温を参照）は闢穢化濁に働き，牡丹皮は血中の伏熱を清して行血する。全体で化湿清熱・芳香開竅に働く。

熱偏重であれば至宝丹を，湿濁偏盛なら蘇合香丸を併用し，それぞれ菖蒲鬱金湯で送服する。けいれんをともなう場合は，熄風止痙の全蠍・蜈蚣・地竜・白僵蚕などを加える。

熱重湿軽

1）胃熱兼挟脾湿（いねつけんきょうひしつ）

症候 高熱・汗が出る・顔面紅潮・呼吸があらい・口渇があり冷たいものを飲みたがる・身体が重だるい・腹満・舌苔が黄で微膩・脈が滑数など。

病機 湿邪が次第に化熱して熱重湿軽になり，陽明熱熾を呈するとともに太陰脾湿をともなった状態。

高熱・汗が出る・口渇があり冷たい水を飲みたがる・顔面紅潮・呼吸があらいなどは，陽明熱盛で裏熱が蒸迫している症候である。太陰脾湿が気機を鬱阻して，腹満・身体が重だるいなどを呈する。舌苔が黄でやや膩・脈が滑数は，熱が湿より重いことを示す。

治法 辛寒清泄胃熱・苦燥兼化脾湿

方薬 白虎加蒼朮湯（びゃっこかそうじゅつとう）《温病条弁》（暑温を参照）

方意 陽明熱盛に対し辛寒の白虎湯で清熱し，同時に太陰脾湿を苦温の蒼朮で燥す。

温燥の蒼朮は使いすぎてはならず，場合によっては清熱利湿生津の芦根を用いる。甚だしい傷津がなければ，熱鬱化火に対して苦寒瀉火の黄連・黄芩などを加えてもよい。

2）湿熱鬱阻少陽（しつねつうっそしょうよう）

症候 悪寒と発熱の発作が続く（熱感がつよく悪寒は軽い）・午後に熱感がつよくなる・イライラ・口渇・胸腹が痞えて苦しい・両脇が脹る・悪心・嘔吐・口が苦い・尿量が少ない・舌苔が黄膩・脈が滑数など。

病機 湿熱が少陽胆・三焦を鬱阻している病態。

湿熱が少陽枢機を阻滞して衛陽が達表できないと悪寒が生じ，鬱阻された衛気と邪が相争して陽熱が蓄積し，湿邪を衝き開いて表に達すると発熱するが，熱が

外散すると元にもどる。湿熱の邪は粘滞して一挙には外泄しないため，この発作が反復して続く。熱重湿軽なので発熱がつよく悪寒は軽い。午後は陽気が盛んになるので熱感もつよい。湿熱の邪が少陽の気機を阻滞するために胸脇や腹が脹って苦しく，胆気が鬱して化火すると口が苦くなり，胃を犯して悪心・嘔吐が生じる。熱邪が傷津するとともに湿邪が三焦水道を阻滞するので，口渇があり尿量が少ない。舌苔が黄膩・脈が滑数は，熱重湿軽を示す。

治法 清泄少陽・分消湿濁

方薬 蒿芩清胆湯（こうごんせいたんとう）《通俗傷寒論》

> 青蒿一銭半～二銭（4.5～6g） 竹筎三銭（9g） 半夏一銭半（4.5g） 赤茯苓三銭（9g） 黄芩一銭半～三銭（4.5～9g） 枳殻一銭半（4.5g） 陳皮一銭半（4.5g） 碧玉散（包）三銭（9g）
> 水煎服。

方意 苦寒芳香の青蒿に，清熱燥湿の黄芩と清熱化痰の竹筎を配合し，少陽の邪熱を清透するとともに湿濁を除き，少陽枢機を通利する。健脾利湿の茯苓と清利湿熱の碧玉散（滑石・甘草・青黛）は，湿熱を小便として外泄する。辛苦の半夏・陳皮・枳殻は，気機を疏利し開鬱化湿するとともに，和胃降逆にも働く。全体で少陽の鬱熱を清泄して湿阻を疏利し，湿熱を除いて気機を宣通する。

本方と芩連二陳湯は，いずれも少陽の湿熱を除くが，芩連二陳湯は三焦の湿熱併重を分消走泄し，利小便して除去するのに対し，本方は熱重湿軽の胆熱を清透して除くところに重点がある。

3）湿熱黄疸（しつねつおうだん）

症候 発熱・熱感・全身の鮮明な黄疸・頭汗・口渇・腹満・悪心・尿が濃く少ない・舌苔が黄膩あるいは黄で乾燥・脈が滑数など。

病機 中焦の熱が少陽三焦の湿と結びつき，三焦を阻滞して熱の外散と湿の下降を阻んで無汗・尿量減少をきたすため，熱の外出路がなくなり，鬱熱が増大して胆の疏泄を失調させ，胆汁が外溢して鮮明なオレンジ色の黄疸が生じた状態。

湿熱が鬱蒸して発熱・熱感を生じ，諸陽の会である頭に上蒸するので頭汗だけがみられる。熱邪が傷津するとともに湿邪が津液の上承と下行を阻むため，尿が濃く少量で口渇がある。胆・脾胃の気機が阻滞され，脇痛・腹満・悪心などをともなう。舌苔が黄膩・脈が滑数は熱盛湿軽をあらわし，熱邪傷津が明らかになると舌苔は乾燥する。

治法 清熱利湿・退黄

方薬 茵蔯蒿湯（いんちんこうとう）《温病条弁》

> 茵蔯六銭（18g） 山梔子三銭（9g） 生大黄三銭（9g）
> 水八杯にて，先ず茵蔯を煮て水の半を減じ，再に二味を入れ，煮て三杯と成し，

三次に分かち服し，小便利するをもって度となす。
- 方意 芳香軽揚で清熱利湿・退黄に働く茵蔯が主薬で，気機を宣透し湿熱を除き黄疸を消退させる。山梔子は三焦の湿熱を下泄し，大黄は通腑泄熱により中焦の熱を除き，茵蔯を補佐する。全体で湿熱を外泄し三焦を通利して黄疸を除く。

4）湿熱挟滞・内阻腸胃（しつねつきょうたい・ないそちょうい）

- 症候 発熱・熱感・腹満・悪心・嘔吐・悪臭のある泥状便ですっきり出ない・舌苔が黄膩・脈が滑数など。
- 病機 湿熱が食滞を兼挟して腸胃に蘊結した状態。
  湿熱の蘊蒸により発熱・熱感があり，中焦の気機が阻滞して腹満・悪心・嘔吐を生じる。湿熱が脾胃の働きをさまたげ運化が失調して食滞内停をひき起こし，湿熱が脾胃に粘滞するため，悪臭のある泥状便が出るがすっきりとは出ない。舌苔が黄膩・脈が濡数は，熱重湿軽をあらわす。
- 治法 導滞通下・清化湿熱
- 方薬 枳実導滞湯（きじつどうたいとう）《通俗傷寒論》

   枳実二銭（6g）　大黄（酒洗）一銭半（4.5g）　山楂子三銭（9g）　檳榔子一銭半（4.5g）　厚朴一銭半（4.5g）　黄連六分（1.8g）　神麴三銭（9g）　連翹一銭半（4.5g）　紫草三銭（9g）　木通八分（2.4g）　生甘草五分（1.5g）
   水煎服。

- 方意 大黄・枳実・厚朴は小承気湯であり，行気導滞の檳榔子とともに泄熱通下する。消導の山楂子・神麴は食滞を除く。清熱燥湿の黄連・連翹と，清熱解毒の紫根（紫草）および清熱利湿の木通が湿熱を祛除する。生甘草は清熱兼調和諸薬に働く。全体で導滞通下・清熱祛湿の効能が得られる。
  湿熱挟滞は，腸胃熱結のように急下して除去できるものではなく，本方を連続服用させて湿熱を清除し，大便が硬くなるまで続けるべきである。ただし，剤量を少なくして苦寒が過度にならないようにし，脾陽の損傷を避けるべきである。葉天士は，「湿邪内搏すれば，これを下すは軽によろし。傷寒の大便溏は邪すでに尽くるとなす，再に下すべからず，湿温病の大便溏は邪いまだ尽きずとなす，必ず大便硬ければ，慎みて再に攻むるべからざるなり，糞燥くをもって湿なきとなすなり」と指摘している。

化燥入血

1）傷絡便血（しょうらくべんけつ）

- 症候 灼熱感・煩躁・鮮血の下血・舌質は紅絳など。
- 病機 湿温の後期に発症する。湿熱の邪が腸中の積滞と互結してのち，化燥した湿邪と

第4章　湿　温

化火した熱邪が血分に侵入し，腸絡を損傷し迫血下行して鮮血を下す状態。
　　血分の熱毒熾盛と営陰の損傷があるので，身体の灼熱感・躁擾・舌質が紅絳・脈が細数などを呈する。

治法　涼血解毒・止血

方薬　犀角地黄湯（さいかくじおうとう）《温病条弁》（春温を参照）

方意　病勢は危急なので，早急に治療する。薛生白(せっせいはく)は「大いに涼血解毒の剤を進め，もって陰を救いて邪を泄し，邪解すればすなわち血自(おのずか)ら止むなり」と指摘している。
　　犀角地黄湯は涼血散血・清熱解毒にはたらき，熱毒を清し止血する。涼血止血の紫珠草・地楡・側柏炭・茜草根などを適宜加えるとよい。

2）気随血脱（きずいけつだつ）

症候　血便が止まらず，顔面が蒼白・汗が出る・四肢の冷え・舌質は淡で無華・脈が微細など。

病機　腸絡が受損して失血が過多になり，気随血脱を生じる。
　　「気は血の帥，血は気の母」「気は摂血し，血は載気す」で，血便が過多になると気が血とともに外脱し，気が不足すると摂納できないために出血が止まらず，血の外脱によって気の依附するところがなくなり陽気が暴脱する。それゆえ，体温の急激な下降・汗が出る・四肢の冷え・顔面蒼白・脈が微細などの亡陽の症状（ショック症状）があらわれる。

治法　益気固脱

方薬　独参湯（どくじんとう）《十薬神書》

　人参三～五銭（9～15g）

　黄土湯（おうどとう）《金匱要略》

　甘草・生地黄・白朮・炮附子・阿膠・黄芩各三両（9g）　黄土（伏竜肝）半斤（60g）
　右七味，水八升を以て，煮て三升を取り，分かち温め二服す。

方意　独参湯は人参一味からなり，人参を濃煎し頻回に飲ませて元気を固護し，元気を回復させて摂血・止血の効果をあらわす。
　　黄土湯は，温脾止血の黄土（伏竜肝）と，温陽健脾の白朮・炮附子を合わせて，脾を健運し統血の機能を回復させて止血する。生地黄・阿膠は養血止血に働く。苦寒堅陰の黄芩は，白朮・炮附子の辛燥を制約し，腸道の余熱を清する。甘草は甘緩和中し，諸薬を調和する。全体で潤燥相済し，温陽して陰を傷らず，滋陰して陽を害さず，扶陽益陰・摂血止血の効能を得る。
　　気随血脱は危急であるが，有形の血は速生できないので，まず無形の気を早急に固める必要があり，独参湯で益気固脱する。陽気が回復して虚脱から回復すれ

ば，改めて弁証論治する。この状況で一般的に多いのは，脾胃虚寒・陰血虧損による顔面が青白い・四肢の冷え・全身倦怠・脱力感・少量の血便・舌質が淡で無華・脈が沈細無力などの症候で，温補脾腎・養血止血の黄土湯を用いる。

余邪未浄

1）余湿未浄（よしつみじょう）

症候 解熱したが，胃部に軽度の不快感があり，空腹感はあるが食べられず，舌苔は薄膩を呈する。

病機 回復期の湿邪の残存による症候。

熱邪は消退し，一般に発熱はない。しかし，余湿が残っていて胃気不舒・脾気未醒であるために，胃部に軽度の不快感があり，空腹感はあっても食べられない。舌苔が薄膩は，余湿未浄を示す。

治法 軽清芳化・滌除余邪

方薬 薛氏五葉芦根湯（せつしごようろこんとう）《温熱経緯》

藿香葉二銭（6g）　薄荷葉一銭（3g）　鮮荷葉二銭（6g）　枇杷葉二銭（6g）
佩蘭葉二銭（6g）　芦根五銭（15g）　冬瓜仁二銭（6g）
水煎服。

方意 芳香化濁・醒脾舒胃の藿香葉・佩蘭葉・鮮荷葉・薄荷葉・枇杷葉で上・中焦を暢調し，芦根・冬瓜仁で湿熱の余邪を清利する。

薛生白（せっせいはく）が「これ湿熱すでに解すも，余邪が清陽を蒙蔽し，胃気舒（の）びず。宜しく極く軽清の品を用い，以て上焦の陽気を宣ぶべし。もし味重の剤を投ずれば，これ病情と相渉（まじわ）らざるなり」と説明するように，軽清芳化により余邪を除くのがよい。

このほか，湿が熱化して胃陰を燥傷したときは，治療は風温と同様である。

小結

湿温は，湿熱の邪による外感熱病で，気温と湿度が高い夏から秋に発病することが多いが年間を通して発病しうる。発病と伝変が緩慢で，病勢がしつこく経過が長く，脾胃の症候が主体である。湿温は，内因として太陰脾の損傷による湿邪停聚が，外因として湿熱の邪の感受があり，内外の邪が合して発病する。湿は土の気であり，脾胃は同じく中土に属し，湿土の気が同類相求め，部位は脾胃が主になる。湿熱の邪は中気の虚実によって転化が異なり，中陽が偏虚なら病変は太陰脾に偏して湿偏盛に，中陽が偏旺なら病変は陽明胃に偏して熱偏盛になる。弁証にあたっては，湿と熱の偏盛の程度および病変部位を弁別する必要がある。

第4章 湿温

　湿温の治療は清熱化湿が原則で，湿と熱を分け，化湿を主体にしたり，清熱を主体にしたり，あるいは清熱と化湿を同程度に行う。

湿偏盛（湿＞熱）には化湿を主体にする

　　湿温初期の衛気同病には表裏の湿を宣化 …………………………………… 藿朴夏苓湯・三仁湯
　　湿阻膜原には疏利透達 ……………………………………………………………… 雷氏宣透膜原法
　　湿困中焦の昇降失調には燥湿化濁
　　　　　　………………………… 雷氏芳香化濁法・一加減正気散・二加減正気散・三加減正気散
　　湿熱が鬱蒸し白㾦を外発すれば透邪外達 ……………………………………………… 薏苡竹葉散
　　湿濁が蒙上流下し清竅を蒙閉し下竅を閉塞すれば芳香開竅・淡滲分利
　　　　　　……………………………………………………………………………… 茯苓皮湯・蘇合香丸
　　湿濁が腸道の気機を痺阻した伝導失調には宣通気機・清化湿濁 ……………………… 宣清導濁湯

湿熱倶盛（湿≒熱）には清熱と化湿を同時に行う。

　　湿熱中阻には苦辛通降して湿熱を除去 ………………………………………………………… 連朴飲
　　湿熱膠結には通陽利小便して湿熱を下泄 ………………………………………………… 黄芩滑石湯
　　湿熱挟痰の心下痞阻には辛開苦降・化痰降気 ………… 半夏瀉心湯去乾姜甘草加枳実杏仁方
　　湿熱鬱阻・三焦気滞には湿熱を分消し気機を宣通 …………………………………… 芩連二陳湯
　　湿熱の瀰漫三焦には分利して湿熱を除く ……………………………………………… 杏仁滑石湯
　　湿熱蘊毒には清熱解毒に化湿を兼ねる ………………………………………………… 甘露消毒飲
　　湿熱が膜原に伏在すれば開達祛邪 ………………………………………………………………… 達原飲
　　湿熱が経絡を鬱阻すれば宣痺止痛 ………………………………………………………………… 宣痺湯
　　湿熱が醸痰して心包を蒙閉すれば清熱化湿・豁痰開閉
　　　　　　……………………………………… 菖蒲鬱金湯で至宝丹あるいは蘇合香丸を服用

熱重湿軽（熱＞湿）には清熱を主体にする。

　　胃熱兼挟脾湿には胃熱を清泄を主にし脾湿を化す ………………………………… 白虎加蒼朮湯
　　湿熱が少陽を鬱阻すれば少陽を清泄し湿濁を分消する ……………………………… 蒿芩清胆湯
　　湿熱黄疸には清熱利湿して黄疸を除く ………………………………………………………… 茵蔯蒿湯
　　湿熱に食滞が重なり，腸胃に滞れば頻回に導滞通下 ………………………………… 枳実導滞湯

　営血分の治療は，湿温でも風温でも基本的には同じ。湿邪が化燥しているか否かに注意する。気分に湿邪が残っていれば，熱邪が営血に深入しても涼潤薬のみを用いると邪を留連させる。

化燥入血

　　湿温の便血は血分病変の重篤な症候なので，涼血解毒止血する。
　　　傷絡便血には涼血解毒して止血 ……………………………………………………………… 犀角地黄湯
　　　便血とともに陽気が外脱すれば，益気摂血・固脱回陽 ……………………… 独参湯・黄土湯

湿温の回復期の余邪未浄

　　余湿が残れば，軽清芳化して余邪を滌除 ………………………………………………… 薛氏五葉芦根湯

文献摘録

①劉河間《素問病機気宜保命集》病機論：治湿の法は，小便を利せざれば，その治にあらざるなり。

②喩嘉言《医門法律》三気諸方・律十一条：およそ湿病を治すには，その汗を発するを禁ず，しかして陽鬱するはこれを微しく汗せざれば，転じて人を傷るを致す，医の過ちなり。

　　湿家は汗を発すべからざるは，身は本より多汗なるをもって，亡陽を致し易し，故に湿温の証に，誤りてその汗を発するを，名づけて重暍といい，これ医の殺す所となし，古律に垂戒（戒める）すること深し。それ久しく風涼を冒し，恣に生冷を食し，すなわち水をもって汗を灌ぐに至り，その陽を遏抑（抑圧）するものは，これを微しく汗せざれば，病は従いて解することなし。《内経》に「暑に当たり汗出でざるは，秋風に瘧を成す」と謂うは，またその一なり。汗すべからざるものに反ってその汗を発し，微しく汗すべきものに全く汗を取らざるは，因噎廃食（食べ物が咽につかえたために食事まで止めてしまう），これこの謂なり。

　　およそ湿病を治すには，まさに小便を利すべし。しかして陽虚のもの一概にこれを利し，転じて人を殺すに至るは，医の罪なり。

　　湿家はまさに小便を利すべし，これ大法なり。しかして真陽素より虚の人，汗出でて小便滴瀝するは，正に泉竭き陽は出亡せんと欲する象なり。もしもって湿熱となし，恣に胆にこれを利さば，真陽は維附する水無く，頃刻（たちまち）に脱離して死すなり。この法は不禁中の大禁の所なり。

③葉天士《臨証指南医案》湿：華岫雲按：今先生の治法を観るに，もし湿が上焦を阻めば，開肺気を用い，淡滲を佐とし，膀胱を通ず，これ即ち上閘（水門）を啓き，支河を開き，水勢を導き下行するの理なり。もし脾陽運らず，湿中焦に滞れば，朮・朴・姜・半の属を用い，もってこれを温運し，苓・沢・腹皮・滑石などをもってこれを滲泄す。またなお低窪湿処は，必ず烈日を得てこれを晒し，あるいは剛燥の土をもってこれを培い，あるいは溝渠を開きもってこれを泄するがごときのみ。その用薬はすべて苦辛寒をもって湿熱を治し，苦辛温をもって寒湿を治し，概ね淡滲をもってこれを佐く。あるいはふたたび風薬を加うる。甘酸膩濁は用いざる所に在り。これを総て腎陽充旺し，脾土健運すれば，おのずと寒湿の諸症なく，肺金清粛の気下降し，膀胱の気化通調すれば，おのずと湿火・湿熱・暑湿の諸症なし。

④何廉臣《重訂広温熱論》湿火之証治：湿多きは，湿は熱より重きなり，その病多くは太陰肺脾に発す。その舌苔は必ず白膩，あるいは白滑にして厚，あるいは白苔に灰を帯び粘膩浮滑を兼ね，あるいは白に黒点を帯びて粘膩，あるいは黒紋を兼ねて粘膩，甚だしきはあるいは舌苔満布し，厚きこと積粉のごとく，板貼して鬆ならず。脈息は模糊不清，あるいは沈細にて伏に似，断続し均わず。神多くは沈困して嗜睡し，証は必ず凛凛（寒け）と悪寒し，甚だしきは足冷え，頭目脹痛し，昏重し，裹むがごとく蒙うがごとく，身痛み屈伸する能わず，身重く転側する能わず，肢節肌肉疼みかつ煩し，腿足痛み

かつ酸み，胸膈痞満し，渇して飲を引かず，あるいは竟に渇せず，午後に寒熱し，状は陰虚のごとく，小便は短渋黄熱し，大便は溏して不爽，甚だしきはあるいは水瀉す。治法は軽開肺気をもって主となす。肺は一身の気を主り，肺気化せばすなわち脾湿は自と化し，即し兼邪有らば，またこれと俱に化す，宜しく藿朴夏苓湯を用うべし，体軽にして味辛淡なるはこれを治し，上閘を啓き支河を開き，湿を導き下行し，もって出路となし，湿去れば気通じ，津を外に布し，自然に汗解す。

熱多きは，熱は湿より重きなり，その病多くは陽明胃腸に発す。熱結して裏に在り，中より上を蒸す，この時気分の邪熱鬱遏して津を灼し，なおいまだ血分に鬱結せず，その舌苔は必ず黄膩，舌の辺尖は紅紫にして津を欠く，あるいは底は白く黄に罩われ混濁して清ならず，あるいは純黄にして白は少なく，あるいは黄色にて燥刺，あるいは苔白く底は絳，あるいは黄中に黒を帯び浮滑粘膩，あるいは白苔漸に黄にして灰黒，伏邪重きは苔もまた厚くかつ満し，板貼して鬆ならず，脈息は数にして滞り調わず。症は必ず神煩し口渇し，渇して飲を引かず，甚だしきはすなわち耳聾乾嘔し，面色は紅黄黒混じ，口気は穢濁なり。余はすなわち前論の諸証はあるいは現われあるいは現われず，ただし必ず胸腹熱満し，これを按ずれば手を灼き，甚だしきはあるいはこれを按じて痛を作す。枳実梔豉合小陷胸湯を用い連翹・茵蔯の清芬，姜汁炒子芩・木香の苦辛を加え，内通外達し，表裏を両徹し，伏邪を汗利に従い双解せしむべし。漸に化燥せんと欲し，渇甚だしく脈大，気粗くして逆するは，重ねて石膏・知母を加え肺気を清して化源を滋し，ただ芦根・灯心は尤も多用すべし（先煎し水に代える），軽清甘淡にて，泄熱化湿し，膀胱より下行して解し，白㾦に従い外達して解し，あるいは斑疹斉しく発して解す。伝変に至れば，およそ胃家の湿熱は肺気を鬱蒸し，肺気は水精を敷布して外達下行する能わず，必ず煩渇・多汗・斑疹・停飲・発黄などの証を致す。

⑤何廉臣《全国名医験案類編》：湿温の病たる，湿遏熱伏あり，湿重熱軽あり，湿軽熱重あり，湿熱併重あり，湿熱倶軽あり，かつ挟痰・挟水・挟食・挟気・挟瘀あり。臨証の時，首に湿と温の孰が軽く孰が重く，兼挟の有無を弁明するを要とし，然る後に対証発薬し，機に随い策に応じ，用薬は当にして確とし成功を収める可きを庶う。

第5章 秋燥

　秋燥は，秋に燥邪を感受して発生する外感熱病である。特徴は，咽や鼻の乾燥・乾咳・皮膚の乾燥などの乾燥症状である。秋燥は偏熱・偏寒の気候により温燥と涼燥に区別され，温燥は夏の暑さが残る初秋（秋分以前）に燥邪と温熱の邪によって発病し，涼燥は寒涼に移行する晩秋（秋分～小雪）に燥邪と小寒の邪を受けて発病する。俞根初が「秋深く涼を初めれば，西風は粛殺し，これを感ずるもの多くは風燥（俞氏によれば秋燥は俗に風燥と称す）を病む，これ燥涼に属し，厳冬の風寒と較べ軽たり。もし久しく晴れて雨なくば，秋陽もって曝し，これを感ずるもの多くは温燥を病む，これ燥熱に属し，暮春の風温と較べ重たり」と概説する。燥邪は乾燥の特性をもち，温燥・涼燥ともに乾燥症状をともなうが，温燥のほうがより顕著である。秋燥の病勢は軽浅で，ごくまれに肝腎に伝入する以外は伝変が少なく，経過も短くて治癒しやすい。

　燥邪に関する最も古い記載は，《素問》陰陽応象大論篇の「燥勝てばすなわち乾く」，《素問》至真要大論篇の「燥はこれを濡す」であり，燥邪による病変の特徴と治療原則が述べられているが，病機十九条には論述がない。金・元代になり，劉河間は《素問玄機原病式》で「諸渋枯涸，乾勁（滋潤でなく柔和でない）皴揭（皮膚が裂けんばかりである）は，みな燥に属す」と燥邪の病機を補充し，李東垣は治燥の潤腸丸などの主に内燥に対する方剤を創設した。清代には燥病に対する認識が深まって，内燥と外燥に分類され，内燥は内傷による津血乾枯で，外燥は秋の時令の気による外感病であると考えられた。清代初期の喩嘉言は，燥邪による病変の専篇として《医門法律》秋燥論を著し，秋燥という病名を創設した。ただし，燥邪の性質については各医家が異なった見解をもっており，喩嘉言は燥は火熱に属するとし，沈目南は次寒（涼燥の別称）に属するとした。また，呉鞠通は，感受した邪の寒熱により涼と温の区別があると考えて，五運六気の勝気と復気にもとづいて燥邪を分類し，《温病条弁》補秋燥勝気論でとくに勝気である涼燥の証治を補足した。俞根初・王孟英・費晋卿らも，秋燥には涼・温の別があるとしている。

　現代医学的には，秋に発生する上気道感染・急性気管支炎などは，秋燥の証治を参考にするとよい。

第5章　秋　燥

病因・病機

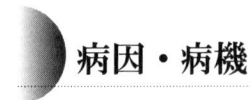

　秋燥は，秋令の燥邪を感受して発症し，気候の偏温・偏涼の違いにより温燥と涼燥の別がある。秋は燥金の主令であり，肺は金に属し肺の合は皮毛であるから，初期は邪が肺衛を犯す。

　温燥は，初秋に燥熱の邪が肺衛を犯し，傷津するとともに肺気の宣降を失調させて発病する。風温と似るが，明らかな傷津の症候を呈する特徴がある。肺衛の邪が外解せずに化熱して裏に入ると，燥証がより顕著になる。燥熱の邪が肺に入れば肺燥陰傷を生じ，さらに進行すると肺胃陰傷をひき起こし，肺気の粛降が障害されて津液が下輸しないと大便が乾燥する。また，燥熱が化火して肺絡を損傷すると血痰がみられ，営血に伝入すれば気血両燔となる。下焦に伝入して肝腎の陰を損傷すると，水不涵木による虚風内動もみられる。初期に適切に治療し，体質が虚弱でなければ，一般に下焦まで深入することはない。

　涼燥は，晩秋に涼燥の邪が肺衛を侵襲して起こり，風寒表証に似て軽症なので，「次寒」「小寒」と称され，燥証は軽度である。厳密には温病の範疇に入らないが，化熱した場合には温燥と同じ経過をとる。

弁証の要点

①季節性があり，乾燥した秋の時候に発生する。気候が暑ければ温燥を，涼しければ涼燥を起こす。
②症候の特徴は，初期にみられる肺衛の症状と口唇・鼻腔・咽喉などの乾燥症状である。
③病変の重点は肺であり，病状は軽浅で伝変は少ない。肺胃の陰液の損傷が多く，下焦への伝入はまれである。
④温燥は風温に似るが，乾燥症状をともなう点が異なる。伏暑の初期も表証がみられるが，肺経の症状が少なく，暑湿の裏証があって，病状が重く変化が多いところが温燥とは異なる。涼燥は風寒に似るが，表証が軽度で晩秋に発症し，軽い乾燥症状をともなう点が違う。

弁証論治

　燥邪は傷津しやすいので，治療原則は「燥はこれを濡す」で滋潤を主とする。ただし，秋燥は燥邪による外感病であり，初期の表証には解表する必要があり，温燥の邪在肺衛には辛涼甘潤を，涼燥の肺衛外束には辛開温潤を用いて透邪外出する。滋潤の方法は，「上燥は治気し，中燥は増液し，下燥は治血す」といわれ，病位が上焦なら生津し，中焦なら養陰し，下焦に深入すれば益血する。

秋燥の弁証論治

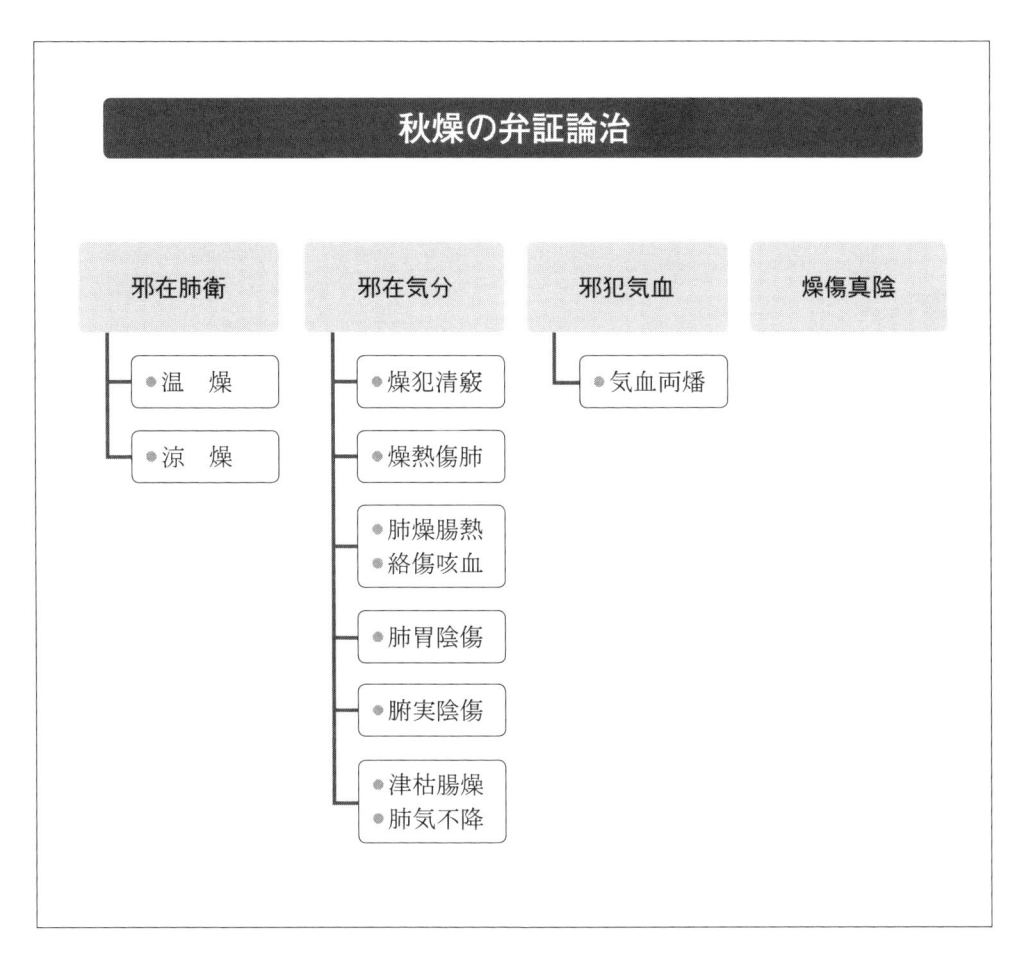

```
邪在肺衛 ─┬─ 温　燥
          └─ 涼　燥

邪在気分 ─┬─ 燥犯清竅
          ├─ 燥熱傷肺
          ├─ 肺燥腸熱
          │  絡傷咳血
          ├─ 肺胃陰傷
          ├─ 腑実陰傷
          └─ 津枯腸燥
             肺気不降

邪犯気血 ─── 気血両燔

燥傷真陰
```

　温燥の邪の性質は特殊で，火に似るが同じではなく，治法も治火とは異なる。一般の温病で化熱化火した場合は苦寒で清熱瀉火するが，温燥証は柔潤を喜み苦燥を最も嫌う。それゆえ，治火には苦寒を用いてよいが，治燥には必ず甘寒を用い，また火鬱は発するが燥が勝っていれば必ず潤し，火は直折するが燥は必ず濡養しなければならない。このことについて汪瑟庵は，《温病条弁》の注釈で「燥証は路径多からず，故に方法は甚だ簡なり。始めは辛涼を用い，継いで甘涼を用うるは，温熱と相似る。ただし温熱伝わりて中焦に至れば，間に苦寒を用うべきものあるも，燥証はすなわちただ柔潤を喜み，最も苦燥を忌む，断じてこれを用うるの理無きなり」と述べる。

邪在肺衛

1）温燥（おんそう）

症候　発熱・微悪風寒・頭痛・少汗・乾咳・少痰・咽の乾き・鼻腔の乾燥・口渇・舌苔は薄白でやや乾燥・舌の尖辺が紅・脈が浮数など。

病機　温燥の邪が肺衛を侵襲した状態。

燥熱の邪と衛気が相争して発熱し，衛外が失調すると微悪風寒・少汗がみられ，温燥が清空を上擾すると頭痛をともなう。燥邪が傷津して肺燥になり，肺気が清粛下降できなくなって乾咳・少痰を呈し，肺系の咽・鼻が乾燥し，傷津が重いと口渇もみられる。舌苔が薄白でやや乾燥・舌尖辺が紅・脈が浮数などは，燥熱が表にあって津液が損傷を受けていることを示す。

温燥は風温初期に似るが，乾燥症状が顕著である点が異なる。

治法 辛涼甘潤・軽透肺衛

方薬 桑杏湯（そうきょうとう）《温病条弁》

> 桑葉一銭（3g）　杏仁一銭五分（4.5g）　沙参二銭（6g）　象貝母一銭（3g）
> 淡豆豉一銭（3g）　梔皮一銭（3g）　梨皮一銭（3g）

水二杯にて，煮て一杯を取り，これを頓服す，重ければ再に作り服す（軽薬は重用するを得ず，重用すれば必ず病所を過ぐ。再に一次煮て三杯と成すは，その二三次の気味は必ず変じ，薬の気味ともに軽きが故なり）。

方意 「温は涼すべく，燥は潤すべし」で，辛涼甘潤を用いる。軽宣透邪の桑葉・淡豆豉で表邪を透散し，宣肺止咳・化痰の杏仁・象貝母で止咳し，清熱の梔皮で肺熱を清し，養陰潤燥の沙参・梨皮で潤肺する。全体で祛邪して傷津せず，潤燥して表散をさまたげない。

燥邪が軽浅で症状が軽い場合は，桑菊飲（風温を参照）を用いる。

2）涼燥（りょうそう）

症候 悪寒・発熱・軽度の頭痛・無汗・鼻の乾燥・鼻閉・口唇の乾燥・咳嗽・稀薄な痰・舌質は淡・舌苔は薄白・脈が弦など。

病機 涼燥の邪が肺衛を侵襲した状態。

小寒の邪が外束して腠理を閉塞するので悪寒・無汗を呈し，邪正が相争すると発熱し，経絡が阻滞すると頭痛をともなう。肺気の宣発ができないと鼻閉を生じ，肺気が上逆すると咳嗽になる。宣発粛降が阻滞されて三焦の水道が不利し，津液が凝集するので稀薄な痰をともなう。燥邪が傷津するので鼻や咽喉が乾燥する。舌質が淡・舌苔が薄白・脈が弦は，涼燥が衛表にあることを示す。

涼燥は風寒表証に似るが，悪寒・発熱・頭痛など寒邪束表の症候が軽度で，「次寒」「小寒」と称される。厳密には温病ではないが，化熱すると温燥と同様の経過をとる。

治法 辛開温潤・宣透肺衛

方薬 杏蘇散（きょうそさん）《温病条弁》

> 杏仁三銭（9g）　蘇葉三銭（9g）　半夏二銭（6g）　陳皮一銭五分（4.5g）　前胡一銭五分（4.5g）　甘草一銭（3g）　桔梗一銭（3g）　枳殻一銭五分（4.5g）　茯苓三銭（9g）　生姜三銭（9g）　大棗四枚

水煎服。

方意 苦温甘辛の配合で辛開温潤する。辛散透表の前胡・蘇葉で散邪し，宣肺降気の杏仁・桔梗と理気の枳殻および化痰止咳の半夏・陳皮・茯苓・甘草で肺気を調え，生姜・大棗で営衛を調和する。全体で軽宣疏表・止咳化痰に働き，とくに潤燥の効能はもたないが，温散により化燥しないように配慮されている。

邪在気分

1）燥犯清竅（そうはんせいきょう）

症候 耳鳴・眼の充血・歯齦の腫脹疼痛・咽痛・舌苔は薄黄で乾燥・脈は数など。

病機 燥熱の邪が肺胃気分を侵襲し，化火して清竅を上擾した状態。

　咽喉は肺胃の門戸で，牙齦は陽明経脈が絡すので，燥熱が経を通じて上干すると咽痛・歯齦の腫脹疼痛が生じ，燥邪が化熱して清竅を犯すと耳鳴・眼の充血などをひき起こす。舌苔が薄黄で乾燥・脈が数は，燥熱を示す。

治法 清宣上焦気分燥熱

方薬 翹荷湯（ぎょうかとう）《温病条弁》

　薄荷一銭五分（4.5g）　連翹一銭五分（4.5g）　生甘草一銭（3g）　黒梔皮一銭五分（4.5g）　桔梗二銭（6g）　緑豆皮二銭（6g）

　水二杯にて，煮て一杯を取り，これを頓服す。日に二剤を服し，甚だしければ日に三服す。

方意 病位は上焦にあり病勢も軽浅なので，辛涼で軽清宣透し上焦の燥熱を清解する。辛涼の薄荷は頭目を清し，連翹・梔皮・緑豆皮は燥火を清解し，生甘草・桔梗は利咽喉に働く。辛涼清火の軽剤であり，「上焦を治するは羽のごとし」の治法に符合している。

　さらに軽清の桑葉・蝉退を加えてもよい。耳鳴には羚羊角・苦丁茶，眼の充血には鮮菊葉・苦丁茶・夏枯草を，咽痛には牛蒡子・黄芩を加える。本証には苦重の薬物は禁忌である。

2）燥熱傷肺（そうねつしょうはい）

症候 発熱・熱感・乾咳・無痰・呼吸困難・呼吸促迫・咽喉や鼻腔の乾燥・歯の乾燥・胸がつまる・胸脇痛・心煩・口渇・無力感・舌苔は薄白あるいは薄黄で乾燥・舌質は紅など。

病機 肺経燥熱が化火して気陰を両傷した状態。

　肺経燥熱が盛んで発熱・身体の熱感があり，心神を上擾するとイライラをともなう。燥熱が肺陰を灼傷すると乾咳・無痰がみられ，肺気が清粛せずに上逆すると呼吸困難・呼吸促迫がみられ，邪熱が気機を壅滞すると胸がつまる・胸脇痛などを生じる。傷津すると肺系が濡養されないので咽喉や鼻の乾燥がつよく，津液

が上承しないので口渇・歯の乾燥がみられる。津液とともに気も耗散するので無力感が生じる。舌苔が薄白で乾燥するのは，燥熱がすみやかに気分に入って傷津したことを示し，時間の経過とともに苔は黄色に転じて乾燥もつよくなる。

治法 清肺潤燥養陰

方薬 清燥救肺湯（せいそうきゅうはいとう）《医門法律》

> 石膏二銭五分（7.5g）　桑葉三銭（9g）　甘草一銭（3g）　人参七分（2g）　胡麻仁（炒り研す）一銭（3g）　阿膠八分（2.5g）　麦門冬（去心）一銭二分（3.5g）　杏仁（皮を去り，麩炒す）七分（2g）　枇杷葉（去毛，蜜炙）六分（1.8g）
> 水一碗にて，六分に煎じ，頻頻二三次滾らせ熱服す。

方意 辛寒の石膏で肺熱を清するとともに透表し，軽宣の桑葉で透熱を助ける。粛肺止咳の枇杷葉と，宣降肺気の杏仁は止咳平喘に働く。潤肺滋液の麦門冬・阿膠・胡麻仁と，益気生津の人参・甘草により養陰潤燥する。全体で清泄肺熱・潤燥養陰に働く。

喩嘉言によれば「胃土は肺金の母であり，清燥救肺の主体は胃気にある。天門冬は保肺に働くが味苦で気滞するので反って傷胃阻痰の恐れがあるので用いず，知母は腎水を滋して肺金を清すが，やはり苦味であるから用いない」と述べる。

表熱が残存しているときは，軽宣の牛蒡子・連翹などを加えて透邪外泄し，邪を留連する恐れがある阿膠を除く。熱勢がつよいときは犀角・羚羊角・牛黄を加え，血枯による乾燥がつよければ生地黄を加え，痰が多ければ貝母・栝楼を加える。

3）肺燥腸熱・絡傷咳血（はいそうちょうねつ・らくしょうがいけつ）

症候 初期は咽喉の瘙痒・乾咳があり，ひきつづき咳嗽が増強して痰が粘稠で血が混じり，咳をすると胸脇が痛む・腹部灼熱感・下痢・舌質が紅・舌苔が薄黄で乾燥・脈が数などをともなう。

病機 燥熱が次第に化火して肺絡を損傷する病態。

初期は燥熱犯肺による咽喉の瘙痒・乾咳が生じ，ついで燥熱が化火して粘稠な痰をともなうつよい咳嗽になり，肺絡を灼傷すると血痰・胸脇痛が生じる。肺と大腸は表裏をなし，肺中の燥熱が大腸へ下行すると，腹部の灼熱感と下痢をひき起こす。この種の下痢は，邪熱が腸中の津液を下迫して生じ，水様で肛門に灼熱痛があり，甚だしいと裏急後重を呈する。《素問》至真要大論篇に「暴注下迫は，みな熱に属す」とある熱利に属する。舌質が紅・舌苔が薄黄で乾燥・脈が数は，肺熱津傷と腸熱を示す。

治法 清熱止血・潤肺清腸

方薬 阿膠黄芩湯（あきょうおうごんとう）《通俗傷寒論》

> 阿膠・黄芩各三銭（9g）　甜杏仁・桑白皮各二銭（6g）　白芍一銭（3g）　生甘草八分（2.4g）　車前草・甘蔗梢各五銭（15g）

先ず生糯米一両（30ｇ）を用い，開水（熱湯）にて泡し（漬けてふやかす），汁出づるを取り，水に代え煎薬す。

方意 肺燥と腸熱による咳血と下痢であり，清熱止血・清腸止痢により肺と大腸を同治する。甜杏仁・桑白皮・甘庶で潤肺生津・清熱止咳する。阿膠は滋陰潤燥・止血する。緩急止痛の白芍・甘草は合わせて酸甘化陰に働く。黄芩は肺・大腸の熱を清して堅陰し，車前草は導熱下行と清腸止瀉に働く。全体で肺熱・腸熱を清し，滋潤・止血・止咳する。

4）肺胃陰傷（はいいいんしょう）

症候 微熱・身体の熱感・乾咳・口渇・舌質は紅・少苔・脈は細など。

病機 燥熱が次第に退いて肺胃津傷が残っている状態。
　　燥熱はほぼ消退し微熱がある程度で，身体の熱感はつよくない。肺陰が損傷し粛降できないために乾咳が持続し，胃陰が損傷し津液が上承できないので口渇がみられる。舌質が紅・少苔・脈が細などは，傷津を示す。

治法 甘寒滋潤・清養肺胃

方薬 沙参麦冬湯。津傷が甚だしければ五汁飲。

沙参麦冬湯（しゃじんばくどうとう）《温病条弁》（風温を参照）

五汁飲（ごじゅういん）《温病条弁》

梨汁・荸薺汁・鮮芦根汁・麦門冬汁・藕汁（あるいは蔗漿を用う）

時に臨み多少を斟酌し，和匀し涼服す。涼を喜むこと甚だしからざれば，重湯（湯煎の意）して燉（湯燗）し温服す。

方意 沙参麦冬湯は清養肺胃・生津潤燥に働き，肺胃陰傷に適している。

　　五汁飲はすべて鮮汁からなり，梨汁は清肺に，芦根汁は清胃に，麦門冬汁は潤肺生津に，荸薺汁は清化痰熱に，藕汁は清熱止渇に働き，全体で甘寒退熱・生津潤燥の効能をもつ。

　　本証は邪少虚多であり，虚は肺胃の津傷であるから甘寒が適し，苦寒を用いてはならない。呉鞠通が「温病の燥熱，燥を解せんと欲すれば，先ずその乾を滋し，苦寒を純用すべからざるなり，これを服せば反って燥甚だし」と述べているように，苦寒薬では虚熱を除けないだけでなく，かえって津液を消耗する。

5）腑実陰傷（ふじついんしょう）

症候 腹満・腹痛・便秘・口渇・口唇の乾燥・発熱・身体の熱感・譫語・舌苔は黒で乾燥・脈は沈細など。

病機 燥熱が糟粕と結びついて陽明に内結し，傷津陰傷をひき起こした状態。
　　燥熱が糟粕と結した燥屎が結滞し，腑気が通じないと腹満・腹痛・便秘を呈し，裏熱が燻蒸すると発熱・身体の熱感が生じ，熱邪が神明を上擾すると譫語があら

われる。邪熱が傷津傷陰するので便秘がつよくなり，口渇・口唇乾燥がみられ，舌苔が乾燥し脈が細を呈する。舌苔が黒・脈が沈は，熱結陽明を示す。

治法 滋陰通下

方薬 調胃承気湯に鮮首烏・鮮地黄・鮮石斛などを加える。

調胃承気湯（ちょういじょうきとう）《温病条弁》（風温を参照）

方意 内結した燥屎を調胃承気湯で攻下し，滋養陰液の鮮首烏・鮮地黄・鮮石斛で津液を回復させる。鮮汁を用いると養陰の力がつよくなる。通下によって存陰し，滋液して通下を補助する。

6）津枯腸燥・肺気不降（しんこちょうそう・はいきふこう）

症候 咳嗽・多痰・胸腹の脹満・便秘など。

病機 燥熱による腸燥便秘のため，肺気の粛降が妨げられた状態。

腸燥で伝導ができずさらに腸道が濡潤しないので，大便が乾燥して便秘になり腹が脹る。肺と大腸は表裏をなし，腑気が下降しないと肺気も宣降しないので，水道が不利して津聚生痰し，咳嗽・多痰を呈する。肺気が粛降しないと津液が下輸せず，ますます腸燥便秘がすすんで肺気の粛降不利を増強させる悪循環に陥っている。

本証は腹痛拒按・舌苔が黒色で乾燥などの腑実陰傷とは異なる。

治法 潤腸通便・宣降肺気

方薬 五仁橘皮湯（ごにんきっぴとう）《通俗傷寒論》

甜杏仁（研細す）三銭（9g） 松子仁三銭（9g） 郁李仁（杵く）四銭（12g） 桃仁（杵く）二銭（6g） 柏子仁（杵く）二銭（6g） 陳皮（蜜炙）一銭五分（4.5g）

方意 五仁（松子仁・郁李仁・桃仁・柏子仁・杏仁）は，豊富な油性成分を含み潤腸通便に働く。甜杏仁・桃仁は肺気を宣降させ，陳皮は化痰行気除脹の効能により痰を除き腹満を解消するとともに，五仁を滞らせない。陳皮は蜜炙して燥性を除く。全体で粛肺化痰・潤腸通便に働く。

陽明燥実内結の便秘ではないので，苦寒の攻下は適さない。

邪犯気血

1）気血両燔（きけつりょうはん）

症候 高熱・身体の熱感・口渇・煩躁・吐血・鼻出血・舌質は絳・舌苔は黄など。

病機 気分燥熱の邪が解さないままに営血に伝入した状態。

気分熱盛で高熱・身体の熱感・口渇・舌苔が黄となり，血分熱熾で舌質が絳・煩躁・甚だしければ吐血や鼻出血を呈する。

治法 気血両清

方薬 玉女煎去牛膝熟地加細生地玄参方（ぎょくじょせんきょごしつじゅくじかさいしょうじげんじんほう）《温病条弁》（春温を参照）

方意 気分熱を大清する石膏・知母と涼血養陰の玄参・生地黄・麦門冬で気血両清する。

燥傷真陰（そうしょうしんいん）

　燥熱の邪が営血に伝入すると，熱燥営陰・熱閉心包・熱迫血溢をひき起こす。さらに下焦に深入すると，邪熱が真陰を消爍（しょうしゃく）して肝腎陰傷・虚風内動を呈する。この状態が生じるのは秋燥ではごくまれであるが，証治は春温と同じである。

小結

　秋燥は燥邪による秋季の急性外感熱病で，邪在肺衛でみられる口・鼻・口唇・咽などの乾燥症状が特徴で，症状は一般に軽く，重症化はまれである。燥邪は傷津しやすいので，治療原則は滋潤であるが，涼燥と温燥を区別し，臓腑の部位と邪熱の化火および津液耗傷の程度を判断する。

邪が肺衛にある
　　温燥には辛涼甘潤 …………………………………………………… 桑杏湯，軽浅なら桑菊飲
　　涼燥には辛開温潤 …………………………………………………………………………… 杏蘇散

邪が気分にある
　　燥犯清竅には上焦気分の燥熱を清する ……………………………………………………… 翹荷湯
　　燥熱化火し肺陰を傷れば清肺潤燥養陰 ……………………………………………… 清燥救肺湯
　　　肺胃陰を傷れば滋燥養陰 ……………………………………………………… 沙参麦冬湯・五汁飲
　　燥熱が肺絡を傷った咳血や，大腸に下行した下痢には清熱止血・潤肺清腸
　　　……………………………………………………………………………………………………… 阿膠黄芩湯
　　燥熱が退いても肺胃陰傷があれば甘寒滋潤・清養肺胃 ……………… 沙参麦冬湯・五汁飲
　　燥熱が陽明に内結した腑実陰傷には攻下腑実＋滋陰養液
　　　…………………………………………………… 調胃承気湯に鮮首烏・鮮地黄・鮮石斛を加える。
　　津枯腸燥＋肺失宣降には宣降肺気・潤腸通便 ……………………………………… 五仁橘皮湯

邪が気・血分にある
　　気血両燔（りょうはん）には気血両清 ……………………………………………………… 加減玉女煎
　燥邪が営血に伝入して真陰をやぶることはまれであるが，証治は春温に準ずる。

　　燥熱の邪が消退し陰虚液乾による便秘があれば養陰生津 ……………………………… 増液湯

第5章　秋　燥

文献摘録

①喩嘉言《医門法律》尚論：燥は火の類，火は就ち燥のゆえんなり。

②喩嘉言《医門法律》秋燥論：燥病を治するは，腎水陰寒の虚を補いて，心火陽熱の実を瀉し，腸中燥熱の甚だしきを除き，胃中津液の衰うるを済う。道路は散じて結せしめず，津液は生かして枯らさしめず，気血は利して渋らしめざれば，すなわち病は自と已むなり。

③張石頑《張氏医通》：燥は上に在らば必ず肺経に乗ず，故に上逆して咳す……，燥は下においては必ず大腸に乗ず，故に大便燥結す。然してすべからく邪実・津耗・血枯の三者を分ちて治をなすべし。

④沈目南《燥病論》(《温病条弁》より)：殊に燥病は涼に属し，これを次寒と謂い，病は感寒と同類なるを知らず。……いかんせん後賢は悉く熱に属すと謂い，大いに相径庭す(へだたる)。盛夏の如きは暑熱燻蒸し，すなわち人身は汗を漐漐と出だし，肌肉は潮潤して燥かざるなり，冬月は寒凝粛殺し，而して人身は乾槁燥冽す。故に深秋に燥令の気行れば，人体の肺金これに応じ，肌膚また燥き，すなわち火令に権なし，故に燥は涼に属す，前人熱と謂うは非なり。

⑤呉鞠通《温病条弁》：秋燥の気は，軽きはすなわち燥たり，重きはすなわち寒たり，化気は湿たり，復気は火たり。

⑥費晋卿《医醇賸義》：燥は乾なり，湿に対しこれを言うなり。立秋以後，湿気去りて燥気来たる，初秋はなお熱くすなわち燥にして熱，深秋はすでに涼しくすなわち燥にして涼燥をもって全体となして，熱と涼をもってこれを用となせば，この二義を兼ね，はじめて燥の字に円活を見る，法まさに清潤・温潤すべし。

⑦俞根初《重訂通俗傷寒論》：《内経》に「燥熱は上に在り」と云う，故に秋燥の一証は，先ず津を傷り，次いで胃液を傷り，終に肝血腎陰を傷る。故に《内経》に「燥はこれを潤す」という。首めに必ずその涼燥・温燥を弁ず。……これを総べるに，上燥はすなわち咳し，嘉言は清燥救肺湯を主薬となす，中燥はすなわち渇し，仲景は人参白虎湯を主薬となす，下燥はすなわち結し，景岳は済川煎を主薬となす，腸燥はすなわち隔食し，五仁橘皮湯を主薬となす，筋燥はすなわち痙攣し，阿膠鶏子黄湯を主薬となす。……

⑧俞根初《重訂通俗傷寒論》：秋深く初涼たれば，西風粛殺し，これを感ずるもの多くは風燥を病む，これ燥涼に属し，厳冬の風寒と較べ軽たり。もし久しく晴れて雨なくば，秋陽もって曝し，これに感ずるは多く温燥を病む，これ燥熱に属し，暮春の風温と較べ重たり。然して間に暑湿内伏を挟みて発するあり，故にその病に肺燥脾湿あり，また肺燥腸熱あり，もって胃燥肝熱，脾湿腎燥に及ぶ。全て臨証に在るものは，その因る所を先にし，その主たる所を伏い，その受病の源を推求するのみ。

⑨俞根初《重訂通俗傷寒論》何秀山按：春月は地気動き湿勝る，故に春分以後は，風湿・暑湿の証多し。秋月は天気粛り燥勝る，故に秋分以後は，風燥・涼燥の証多し。もし天気晴暖にて，秋陽もって曝せば，温燥の証，反って涼燥より多し。前哲の沈目南は《性理大全》に「燥は次寒に属す」と謂う，その気を感ずれば，《内経》の「燥淫勝つ所，平

するに苦温をもってし，佐くるに辛甘をもってす」の法に遵い，主に杏蘇散加味を用う，これ秋涼燥に傷るるを治す方法なり。喩嘉言は謂う，《生気通天論》の「秋に燥に傷るれば，上逆して咳し，発して痿厥をなす」は，燥病の要，一言に終きる。即ち「諸気膹鬱は，みな肺に属す」「諸痿喘嘔は，みな上に属す」の二条は，燥病を指して言うは明甚，更に多くは肺の燥に属す。……故に秋燥の病を治すは，すべからく肺肝の二臓を分かち，《内経》の「燥は天に化し，熱反ってこれに勝つ」の旨に遵い，一は甘寒をもって主となし，《内経》の「燥はこれを潤す」の法に発明（創意工夫）し，清燥救肺湯を自製し，随証加薬す，これ秋温燥に傷るるを治すの方法なり。

⑩兪根初《重訂通俗傷寒論》何廉臣按：およそ燥病を治するは，先ず涼温を弁ず。王孟英はいう，「五気をもって論ずれば，則ち燥は涼邪たり，陰凝すれば則ち燥くは，乃ちその本気なり。ただし秋は夏の後を承け，火の余炎いまだ息まず。もし火既りこれに就けば，陰竭きてすなわち燥く，これその標気なり。治は温潤・涼潤の二法に分つ」と。費晋卿はいう，「燥は乾なり，湿に対しこれを言うなり。立秋以後，湿気去りて燥気来たる，初秋はなお熱くすなわち燥にして熱，深秋はすでに涼しくすなわち燥にして涼なり。燥をもって全体となして，熱と涼をもってこれを用となせば，この二義を兼ね，はじめて燥の字に円活を見る，法はまさに清潤・温潤すべし」と。

⑪兪根初《重訂通俗傷寒論》徐栄斉が何廉臣の語を転引（再引用）す：六気の中，ただ燥気のみ明らかにし難きは，けだし燥に涼燥・温燥・上燥・下燥の分あればなり。涼燥は，燥の勝気なり，治は温潤をもってし，杏蘇散これを主る。温燥は，燥の復気なり，治は清潤をもってし，清燥救肺湯これを主る。上燥は気を治し，呉氏桑杏湯これを主る。下燥は血を治し，滋燥養営湯これを主る。

⑫何廉臣《全国名医験案類編》按：燥と火は同じからず，火は実証たり，熱盛陽亢し，身熱し汗多し，法は宜しく苦寒でその実を奪いその熱を瀉すべし。燥は虚証たり，陰虧して失潤し，肌膚燗燥す，法は宜しく甘寒でその陰を養いその燥を潤すべし。

第6章

伏 暑

　伏暑は，秋から冬に暑湿の邪によってひき起こされる急性熱病で，伏気温病と考えられる。特徴は，感冒様の症状で発症するが，すぐに悪寒と発熱が交代して瘧状を呈し（寒熱往来は不規則），さらに熱感・発熱のみで悪寒がなくなり，とくに夜間に発熱がつよくて夜明けごろに汗が出て熱が軽減するが，胸腹部の灼熱感は続き，大便は泥状ですっきりと排泄しない。発病は急激で病勢もかなり重篤であり，治療に時間がかかる。暑湿の邪による発病上の特徴をもちながら，発病の季節が秋から冬であるところから「晩発」とも呼ばれ，秋に発病するものを「伏暑秋発」，冬に発病するものを「冬月伏暑」と称する。

　《内経》には「伏暑」という名称の記載はないが，《素問》生気通天論篇に「夏に暑に傷るれば，秋に必ず痎瘧を病む」とあるのが，伏暑の病因・症状・発病季節と似かよっている。宋代の《和剤局方》に初めて「伏暑」の名称がみられるが，病因を指しており病名ではない。「伏暑」を正式に病名としたのは，明・方広の《丹渓心法附余》が最初であり，ついで李梴が《医学入門》で発病機序と臨床症状を述べた。清代に至り，多くの温病学家が専門的な論述を行い，伏暑に関する理論と治法を次第に完成させた。先人の論述を総合すると，伏暑は伏気温病の範疇に属し，清末・薛瘦吟が「伏気に二あり，傷寒の伏気は，即ち春温・夏熱の病なり，傷暑の伏気は，即ち秋温・冬温の病なり」と説いているとおりである（秋温は「伏暑秋発」に，冬温は「冬月伏暑」に相当し，秋燥のうちの温燥や風温のうちの冬温ではない）。

　現代医学的には，秋から冬に発症するインフルエンザ・日本脳炎・レプトスピラ病・流行性出血熱などは，伏暑の弁証論治を参考にするとよい。

病因・病機

　歴代の医家は，夏季の不摂生により暑邪を感受してすぐには発病せずに伏在し，晩秋の霜降から立冬の前後に，時令の邪を感受することにより伏邪が誘発されて，伏暑が発病すると考えている。夏暑の邪は湿を兼挟することが多く，伏暑は暑湿の邪による発病の性質を具える。実際には暑湿の邪による病変であるが，秋から冬は暑湿の季節ではないため，古人は夏に感受した暑湿の邪が体内に伏在して秋から冬に発病すると考え，伏気温病とし

第6章　伏　暑

たのである。

　暑湿の邪は気機を最も阻遏しやすいので，気分から発病することが多いが，陰虚陽盛の体質では邪が営分に留まりやすいため，伏暑の病型には邪在気分と邪在営分の別がある。一般に，気分から発症するときは，暑湿の性質が顕著で病勢はやや軽く，営分から発症するときは，暑熱の性質が明らかで病勢は重篤である。兪根初が《通俗傷寒論》で，「夏に暑に傷れ，湿の遏まる所と被られて蘊伏し，深秋の霜降および立冬の前後に至り，外寒の搏動のために触発す。邪募原に伏して気分に在らば，病は軽くして浅く，邪営に舎りて血分に在らば，病深くして重し」と説いているとおりである。先人は病状の軽重が発病時期とも関連があるとしており，呉鞠通は《温病条弁》で，「長夏に暑を受け，夏を過ぎて発するは，名づけて伏暑という。霜いまだ降らずして発するは少しく軽く，霜すでに降りて発するはすなわち重く，冬日に発するは尤も重し」と説く。

　伏暑は，気分から発症しても営分から発症しても，新しく感受した時令の邪が表に存在するので，発病初期には必ず衛分証（表証）を兼有する。表証が消失したのちは，気分の暑湿の邪が少陽で鬱蒸することが多く，瘧疾に似た症状があらわれる。また，邪が中焦脾胃に転入して湿邪が残ると，湿熱俱盛あるいは熱重湿軽の病態になり，病機と症候は湿温あるいは暑温兼湿と大体同じである。それゆえ呉鞠通は《温病条弁》で，「伏暑・暑温・湿温は，証本一源なり，前後を互参し，偏執すべからず」と述べ，三者の病機と証治が類似していることを指摘している。積滞をともなうと，湿熱と積滞が胃腸で膠結し，大便がすっきり出ず胸腹部の灼熱感が続く。営分から発症すると，表証が消失しても，血分証・気営（血）両燔証へと進展したり，痰熱瘀閉心包・熱盛動風・斑疹透発などを発生する。このほか，気分から発症した場合にも，暑湿の邪が化燥して営血に入り，営分証・血分証を生じることがある。営分証・血分証になれば，病機・進展の趨勢・弁証論治などは他の温病の邪在営血と同じである。

弁証の要点

①多くは秋季に発病するが，冬季に発生することもある。
②発病は急激で，病初から暑湿の邪による病変の特徴をもった症候を呈する。気分から発症すると，発熱・心煩・口渇・腹が痞えて脹る・舌苔が膩などの症候が，営分から発症すると，発熱・心煩・口乾・舌質が紅絳・舌苔が少などの症候がみられる。ただし，時令の邪の襲表を兼ねるので，初期には悪寒などの表証がある。
③気分から発病して表証を兼ねると，初期は感冒に類似するが，暑湿の性質をもった裏証がみられる。邪が少陽に停留すると，瘧疾に似た症状を呈するが，寒熱往来の発作は不規則で，瘧疾とは異なる。
④病変の経過において，悪寒がなくなって発熱・熱感だけになり，とくに夜間に発熱がつよくなって夜明けごろに汗とともに熱がやや軽減するが，胸腹部の灼熱感は消失せず，大便不爽で味噌のような黄赤便に肛門の灼熱感をともなうのは，湿熱が食滞とともに胃

伏暑の弁証論治

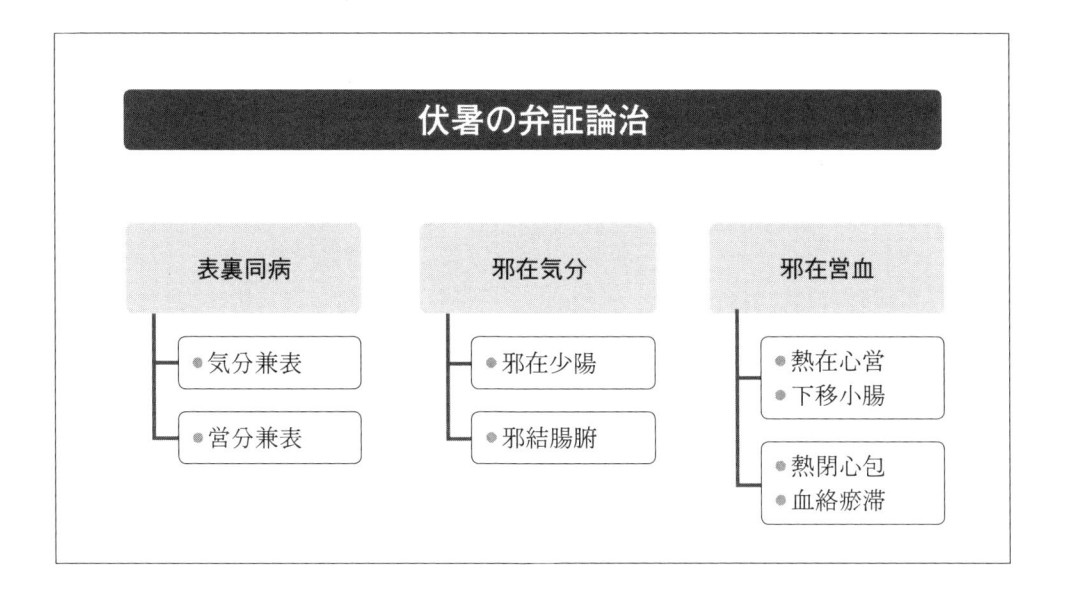

- 表裏同病
  - 気分兼表
  - 営分兼表
- 邪在気分
  - 邪在少陽
  - 邪結腸腑
- 邪在営血
  - 熱在心営
  - 下移小腸
  - 熱閉心包
  - 血絡瘀滞

腸に鬱滞した症候で，伏暑の特徴のひとつである。

⑤湿熱が気分に留連している段階では，白㾦(はくばい)を鬱発することがあり，邪熱が営分にあって血分を逼迫すると，発斑(ひっぱく)することもある。全身状態に注意して変化を観察する必要がある。

弁証論治

　伏暑の発病時は表裏同病が多いので，一般的な治療原則は解表清裏である。また，裏証には気分と営分の別があり，気分証に表証を兼ねれば解表清暑化湿，営分証に表証を兼ねれば解表清営が治法になる。表証が消失し，暑湿の邪が少陽気分に鬱すれば清泄少陽・分消湿熱を行い，湿熱挟滞で腸腑に鬱結すれば苦辛通降・導滞通便により邪を疏通する。暑湿の邪が完全に化燥して営血に侵入し，邪閉心包・熱盛動血・肝風内動などが出現した場合は，一般の温病の邪入営血と治法は同じである。

表裏同病

1）気分兼表（きぶんけんひょう）＝衛気同病

症候　頭痛・身体痛・悪寒・発熱・無汗・心煩・口渇・尿が濃く少ない・腹が痞えて脹る・舌苔が膩・脈は濡数など。

病機　裏の暑湿と外の表邪による表裏同病である。

　邪が表にあり衛陽を阻鬱して邪正が相争するので，頭痛・身体痛・悪寒・発熱・無汗がみられる。暑熱が内鬱して津液を消耗し心神を擾乱するために心煩・口渇・

第6章 伏 暑

尿が濃く少ないなどを呈する。湿邪が気機を内阻するので，腹が痞えて脹る。舌苔が膩・脈が濡数は湿熱をあらわす。

秋冬に風寒を感受した傷寒や感冒は，伏暑と同じく外感病であるが，風寒在表の傷寒や感冒では，悪寒・発熱・頭痛・無汗などの表証を呈するだけで，口渇・腹が脹る・舌苔が膩・脈が濡数などの暑湿内鬱の症候はみられない。また，気分から発症して表証を兼ねる春温は，伏暑と同じく表裏同病であるが，伏暑では裏に湿熱があり，春温では裏に鬱熱があり，発病時期も春温は春，伏暑は秋冬である。

治法 解表・清暑化湿
方薬 銀翹散加杏仁・滑石・薏苡仁・通草あるいは黄連香薷飲

銀翹散（ぎんぎょうさん）《温病条弁》（風温を参照）

黄連香薷飲（おうれんこうじゅいん）《傷寒類証活人書》

黄連（酒炒）五分（1.5g）　香薷二銭（6g）　厚朴（姜製）一銭（3g）　白扁豆一銭（3g）

清水にて煎じ，酒少し許りを入れ，冷服す。

方意 表邪に対しては辛散解表を，裏の暑湿に対しては清熱化湿を行って，表裏同治する。銀翹散で表邪を辛涼疏解し，清利暑湿の滑石と淡滲利湿の薏苡仁・通草で暑湿の邪を下泄し，開肺利気の杏仁で邪の疏散を補助するとともに水道を通調して湿邪の排泄をつよめ，表裏の邪を分解して外出する。表実がつよく，口渇・心煩など内熱も顕著なときは，黄連香薷飲を用いる。

黄連香薷飲は四物香薷飲ともいい，辛温香透の香薷で表邪を外散し，燥湿和中・理気開痞の厚朴で湿邪を除き，清涼滌暑・和中の白扁豆と，清熱燥湿・除煩の黄連で暑熱を清する。

腹満・悪心・嘔吐など湿阻気滞が顕著なときは，半夏・陳皮を加えて開痞化湿する。湿邪が表にあるために汗が出て熱が下がらないときは，藿香・佩蘭を加える。暑熱が盛んなときは，寒水石・竹葉心などを加える。

2）営分兼表（えいぶんけんひょう）＝衛営同病

症候 微悪寒・発熱・頭痛・口は乾くが口渇はない・心煩・舌質は絳・舌苔は少ない・脈は浮細で数など。

病機 暑熱の邪が営分にあり，さらに表証をともなう表裏同病である。

邪が表を侵襲して衛陽を阻遏し邪正が相争するので，発熱・悪寒・頭痛が生じるが，内熱がつよいため悪寒は軽微である。湿が化燥して営分を犯し，営陰の消耗をきたすので，心煩・舌質が絳・舌苔が少・口乾を呈する。ただし邪熱によって営陰が上蒸されて口に上承するので，かえって口渇はない。

本証と気分兼表は，伏暑の初発で表裏同病であるが，裏熱に気分と営分の違いがあるほか，暑湿鬱蒸と暑湿化燥の違いがある。気分兼表では口渇・腹満・舌苔

が膩などを呈するが，本証では口乾であり口渇ではない・舌質が絳・舌苔が少・脈が浮細で数などがみられる。

治法 辛涼解表・清営泄熱
方薬 銀翹散加生地黄・牡丹皮・赤芍・麦門冬

銀翹散（ぎんぎょうさん）《温病条弁》（風温を参照）

方意 銀翹散で辛涼透泄して衛分の邪を疏解する。涼営泄熱の牡丹皮・赤芍と，清営滋液の生地黄・麦門冬で，営分熱を清し営陰を滋潤する。全体で，表裏同治・解表涼営の効果が得られる。

汗源となる陰液が不足して汗が出ないときは，増液助汗の玉竹・玄参などを加える。

邪在気分

1）邪在少陽（じゃざいしょうよう）

症候 寒熱往来・口渇・心煩・腹満・午後から夜間につよくなる発熱・夜明けごろに発汗して熱がやや軽減するが胸腹部の灼熱感は消失しない・舌苔は黄白で膩・脈は弦数など。

病機 暑湿の邪が少陽気分に鬱した状態。

邪が少陽の気機を阻遏して枢機不利になり，衛陽が鬱阻されると悪寒が生じ，内鬱した陽気が邪と相争して陽熱が熾盛になると，邪の阻遏を衝き開いて外達して発熱・熱感が生じ，熱が外散すると平常にもどる。暑湿の邪は粘滞して一挙には除けないので，この発作が反復起伏して瘧疾のようになる。午後は陽気が盛んになるので熱感がつよくなり，夜間は衛気が裏に入るので邪正相争が激しくなり，さらに熱感が増高する。邪熱は蒸迫外泄しようとしても湿邪によって阻遏されるが，天の陽気を得る夜明けになると，衛気が外出する機に乗じて，陽熱が汗とともに外透するので，熱がやや軽減する。ただし，少陽の邪は残存しているので，胸腹部の灼熱感は解消されない。暑熱が裏で鬱蒸して擾心しかつ傷津するので，心煩・口渇がみられる。湿邪が気機を阻遏するので腹満が生じ，舌苔が膩を呈する。脈が弦数は，少陽鬱熱をあらわす。

傷寒の邪在少陽では，寒邪が少陽に散漫した状態で往来寒熱を呈するが，長期にわたって起伏することはなく，舌苔は白〜微黄・脈は弦である。陽明腑実は日晡（午後3〜5時）に潮熱を生じるが，寒熱往来はともなわず，舌苔が黄で乾燥し脈も沈実である。寒熱往来は瘧疾と類似するが，瘧疾は汗が出ると諸症状が寛解し，周期性の発作を呈する。

治法 清泄少陽・佐以化湿

第6章　伏　暑

方薬　蒿芩清胆湯（こうごんせいたんとう）《通俗傷寒論》（湿温を参照）

方意　暑湿の内鬱があって少陽枢機不利を呈するので，蒿芩清胆湯で少陽を清泄し暑湿を除く。青蒿・黄芩は少陽の邪熱を透発清泄して少陽枢機を疏利する。竹筎・陳皮・半夏・枳殻は理気化湿に，碧玉散は清暑利湿に働いて，暑熱を清泄する。

　　湿邪が重いときは，化湿・利湿の大豆黄巻・白豆蔲・薏苡仁・通草などを加える。湿熱倶重の場合には，達原飲（湿温を参照）の加減を使用してもよい。

2）邪結腸腑（じゃけつちょうふ）

症候　胸腹の灼熱感・悪心・嘔吐・便は泥状で不爽かつ味噌のような黄赤色を呈する・舌苔は黄垢で膩・脈は濡数など。

病機　暑湿の邪が気分で鬱蒸すると同時に，積滞が腸道を阻遏した状態。

　　湿熱と積滞が胃腸で膠結するので，大便は泥状ですっきり排出せず，味噌のような黄赤色で悪臭があり，肛門に灼熱感がある。湿熱が気機を阻遏し，胃気が上逆すると悪心・嘔吐がみられる。湿熱が鬱蒸し胸腹の灼熱感が生じる。舌苔が黄膩・脈が濡数は，湿熱をあらわす。

治法　導滞通下・清熱化湿

方薬　枳実導滞湯（きじつどうたいとう）《通俗傷寒論》（湿温を参照）

方意　積滞の腸道阻遏は通導し，暑湿内鬱は清化しなければ除けないので，苦辛通降・清化湿熱・消積化滞の枳実導滞湯を用いる。大黄・厚朴・枳実・檳榔子は，積滞を一掃し泄熱・理気化湿にも働く。山楂子・神麴で消導化滞和中し，黄連・連翹・紫草で清熱解毒し，木通で利湿し，甘草で諸薬を調和する。

　　本証は湿熱挟滞であり，陽明腑実の燥熱とは異なるので，苦寒瀉下あるいは鹹寒軟堅の三承気湯は不適当である。誤って投与すると，湿熱を除去できないばかりか傷陽する弊害がある。湿熱と積滞が腸道に粘滞し膠着しており，一度の攻下では病邪を排除できないため，連続して攻下する必要があるが，軽剤で因勢利導すべきで，重剤で猛攻してはならない。いわゆる，「軽法頻下」の方法を用いる。下してしばらくすると，邪気が聚まって熱勢が盛になり，大便が泥状になりすっきり出ないので，再度軽剤で消導して泄熱下行し，湿熱挟滞が消失して便が正常の硬さになるまで続ける必要がある。燥熱が腸胃に結したときに，承気湯類で急下存陰するのとは異なり，葉天士は《外感温熱論》で「傷寒は邪熱裏に在りて，津液を劫爍す，これを下すは猛に宜し，これ（本証）は湿邪の内搏多し，これを下すは軽に宜し。傷寒で大便溏するは邪すでに尽くるとなす，再に下すべからず，湿温病で大便溏は邪いまだ尽きずとし，必に大便鞕きは乃ち湿無しとし，始めて再に攻むるべからざるなり」と説く。

邪在営血

1）熱在心営・下移小腸（ねつざいしんえい・かいしょうちょう）

症候 夜間に増悪する発熱・イライラ・不眠・口乾・水分は欲しない・尿が濃く少量・排尿時の灼熱痛・舌質は絳など。

病機 営分に邪熱があって営陰を損傷し，営分の心熱が小腸に移った状態。

　　熱邪が営分にあって営陰を損耗し，舌質は絳で口が乾くが，邪熱が営陰を蒸騰して口に上承するので，水分は欲しない。衛気が陰分に入る夜間は邪正相争が激しくなるために，夜間に熱が高くなる。熱が心神を上擾し，イライラ・不眠がある。心熱が表裏関係にある小腸に移って清濁の泌別を失調させ，尿量が減少するとともに，邪熱が膀胱へと外泄するので，少なく濃い尿・排尿時の灼熱痛が出現する。

　　本証は心営と小腸の同病で，単純な熱熾心営とは異なる。火腑（小腸）の熱熾があることから鑑別できる。

治法 清心涼営・清瀉火腑

方薬 導赤清心湯（どうせきせいしんとう）《通俗傷寒論》

> 生地黄六銭（18g）　朱茯神二銭（6g）　木通五分（1.5g）　麦門冬（辰砂染）一銭（3g）　牡丹皮二銭（6g）　益元散（滑石・甘草・朱砂）三銭（9g）（包煎）　淡竹葉一銭半（4.5g）　蓮子心30支　辰砂染灯芯草20支　童便一杯（冲服）
> 〔注：朱砂（主成分は硫化水銀）は現在まず用いない〕
> 水煎服。

方意 生地黄・牡丹皮は営熱を清泄し，朱茯神・朱砂染麦門冬・蓮子心・朱砂染灯芯草・朱砂（辰砂）は心熱を清し安神に働き，生地黄・麦門冬は営陰を滋補する。木通・淡竹葉・滑石・童便は利小便によって小腸・膀胱の熱を清導し，甘草は諸薬を調和する。全体で，心営の熱を清して小腸の熱を下泄する。王綸（おうりん）が「治暑の法は，清心・利小便に最も好し」と述べたとおりである。本方は，《小児薬証直訣》導赤散に麦門冬・蓮心・茯神・灯芯草・童便を加えており，小腸火腑の清利に清営泄熱・寧神の効能が付加されている。

2）熱閉心包・血絡瘀滞（ねつへいしんぽう・けつらくおたい）

症候 身体の灼熱感・夜間高熱・痰がつまる・呼吸があらい・四肢の冷え・口唇や爪のチアノーゼ・意識障害・譫語・舌の短縮・舌質は紫暗・脈が沈渋など。

病機 営分に内陥した熱邪と津液を煎熬して生じた痰とが結びついた痰熱が心包を蒙閉し，また営陰が灼消され濃稠になって，粘滞した瘀血が血絡を阻塞し心竅を閉塞した状態。

　　営分熱盛で夜間に発熱が増強し，甚だしい邪熱が津液を損傷して身体に灼熱感がある。痰濁の壅滞で，気道に痰がつまり呼吸があらい。痰濁と瘀血が気機を阻

害し，陽気が四末に達しないので，四肢が冷える。痰濁と瘀血が心竅を閉阻し，意識障害（神昏）・うわごと（譫語）が出現する。瘀血が脈絡を瘀滞させるので口唇や爪甲のチアノーゼ・舌質が紫暗を呈し，心の苗である舌絡を瘀阻すると舌が短縮する。痰濁・瘀血により気血が内閉されて脈が沈になり，陰虚血瘀で血行が渋滞して渋脈になる。

治法 清心豁痰・通瘀開竅

方薬 犀地清絡飲（さいじせいらくいん）《通俗傷寒論》

> 犀角汁四匙（6g）（冲服）　牡丹皮二銭（6g）　連翹（帯心）一銭半（4.5g）
> 竹瀝二瓢（6g）（和匀）　鮮地黄八銭（24g）　生赤芍一銭半（4.5g）　桃仁（去皮）九粒（6g）　生姜汁二滴（冲服）
>
> 先ず鮮茅根一両（30g）・灯芯草五分（1.5g）を用い，煎湯にて水に代え（上薬を煎じ），鮮石菖蒲汁両匙を冲す。

方意 清心涼血・養陰生津の犀角・鮮地黄が治本に働くので，方名に冠されている。豁痰の竹瀝・菖蒲汁・生姜汁および通瘀の牡丹皮・赤芍・桃仁で痰濁・瘀血を開通し，芳香開竅の菖蒲とともに心竅の蒙閉を開く。連翹・灯芯草は心熱を清し，軽清宣泄の連翹は透熱転気の意味をもつ。鮮茅根は鮮地黄とともに涼血養陰に働き，血中の津液を充足させて血液の渋滞を解消し，瘀血を除く。

熱鬱がとれない重症には，安宮牛黄丸を1／2～1／3丸配合して清心豁痰・開竅をつよめる。

小結

伏暑は，感受した暑湿の邪が秋冬になって発生する伏気温病で，時令の邪を感受したことが引き金となって急激に発病し，病勢は重く，反復して長期化しやすい。初期は暑湿の裏証と時令の邪による表証がある。内外合邪によって発生し表裏同病を呈するが，裏証の病機には邪在気分と邪在営分の違いがある。気分にあれば暑湿が，営分にあれば暑熱が主体になることが多い。治療は解表・清裏・祛湿が原則である。

表裏同病
暑湿が気分に鬱し表証もあれば（感冒に似る），外で解表邪，内で清暑湿
……………………………………………………………銀翹散加杏仁・滑石・薏苡仁・通草
表証が明らかで裏の暑湿鬱積によるつよい心煩があれば解表化湿・清熱滌暑
……………………………………………………………………………………黄連香薷飲
営分証＋表証には辛涼解表と清営泄熱を併用
……………………………………………………銀翹散加生地黄・牡丹皮・赤芍・麦門冬など

気分証
表証が消失し，暑湿の邪が少陽を鬱阻して瘧疾に似るなら暑熱を清泄し理気化湿

....蒿芩清胆湯

　　暑湿が胃腸に侵入し積滞と膠結すれば，苦辛通降・消導積滞...............枳実導滞湯
営血分証
　　暑湿が化燥し営分から発症すれば，病機・証治・伝変規律ともに春温の邪在営分と同じで，清営泄熱を主体にする。
　　　熱入心営＋小腸熱盛には清心熱・瀉火腑..................................導赤清心湯
　　　営分熱熾＋痰濁瘀滞による閉竅には清営・開竅・活血・豁痰..............犀地清絡飲

経過中に斑疹・けいれんなどが現れたら，他の温病の熱入営血・熱盛動風の治法に準じる。

文献摘録

①李梴《医学入門》：伏暑は即ち冒暑久しくして三焦腸胃の間に蔵(かく)れ伏す。熱は気を傷りて形を傷らず，旬月（10日〜1カ月）覚えるなく，寒熱不定，霍乱吐瀉，膨脹中満，瘧痢煩渇，腹通下血などの証を変出す。

②周楊俊(しゅうようしゅん)《温熱暑疫全書》：人暑熱の毒を受け，三焦腸胃の間に栖伏(せいふく)し，久久にして発するは伏暑たり。霍乱吐瀉のごとく，秋間に発し，もって瘧痢などの症に及ぶ。

③葉天士(ようてんし)《臨証指南医案》邵芯甫(しょうしんほ)按：暑湿の二気，何れが重たるかを認明す。再にその病実は営気の何れの分に在るやを究む。おおよそ六気人を傷れば，人によりて化す，陰虚は火旺し，邪は営分に帰すること多しとなす，陽虚は湿盛，邪は気分を傷ること多しとなす。

④呉坤安(ごこんあん)《傷寒指掌》：晩発は，夏に暑湿の邪を受け，裏に留伏し，秋に至り新邪が引動して発するなり。その症は瘧疾と相似るも，ただ寒熱は模糊とし，脈象は沈滞，舌苔は粘膩，脘痞煩悶し，午後更に熱し，天明に汗解しあるいは汗無く，清晨にやや解す。これ暑湿の邪は裏に留着し，驟(にわ)かに癒ゆを最も難とし，治法は三焦主治に外ならず。

⑤呉鞠通(ごきくつう)《温病条弁》：長夏に暑を受け，夏を過ぎて発するは，名づけて伏暑という，霜いまだ降らずして発するは少しく軽く，霜すでに降りて発するはすなわち重く，冬日に発するは尤も重し，子午丑未の年に多しとなすなり。

　長夏盛暑，気壮んなる者は受けざるなり。やや弱き者は，ただ頭暈すること片刻，あるいは半日にして已む。次なるはすなわち即病む。その即病まずして，内は骨髄に舎り，外は分肉の間に舎るは，気虚のものなり。けだし気虚し暑邪を伝送し外出する能わざれば，必ず秋涼の金気を待ちて相搏ち後に出づるなり。金気はもとより煩暑をして退かせ，金これを退けんと欲し，暑は蔵るる所なく，故に伏暑の病発するなり。その気虚甚だしきは，金風といえどもまたこれを撃(たたか)いて出さしむ能わざれば，必ず深秋の大涼，初冬の微寒を待ち，相逼(せま)りて出だす，故に尤もに重しとなすなり。

⑥呉鞠通《温病条弁》葉霖(ようりん)按：四時にみな伏気あり，冬寒夏暑を然りとなすにあらず。伏暑は多く湿を挟み，脈色は必ず滞り，口舌は必ず膩，あるいは微寒あり，あるいは単に

175

発熱し，熱時は脘痞え気窒り，渇し悶え煩冤す，毎に午後にすなわち甚だしく，暮に入ればさらに劇しく，天明に汗を得てやや緩み，午後に至りてまた甚だしく，瘧に似て定時なし。

⑦石芾南《医原》：伏暑および伏暑晩発は，春夏の温病に較べ来勢やや緩にして病実は重し。初期は微寒発熱し，午後に較重く，状は瘧疾に似て分明ならず。継いでただ熱して寒なく，熱は夜甚だしく，天明に汗を得て，身熱やや退き而して胸腹の熱除かず，日々かくのごとく，往々に五七候（25～35日）にして始めて解す。この病の由を推るに，総じて陰虚の質に縁り，夏月に汗多く液を傷り，内舍は空虚にして，陽は外に浮し，暑湿の合邪は，深く膜原に踞（うずくま）る。初起に邪気分に在らば，必ず湿多きか熱多きかを分別すべし。

⑧兪根初《通俗傷寒論》何廉臣按：春夏の間の伏気温熱，秋冬の間の伏暑晩発，その因に傷寒・傷暑の不同ありといえども，その蒸変して伏火となるはすなわち一（おなじ）。故にその証候療法は大致相同じ。要訣はまず温燥を弁じ（みわけ），次いで虚実を明らかにするに在り。弁じ真を得てはじめて手を下すべし。

第7章

温毒

　温毒は，温熱毒邪を感受して発生する伝染性の熱病で，一般的な温病の症候以外に局所の紅（発赤）・腫（腫脹）・熱（熱感）・痛（疼痛）・甚だしければ潰爛（潰瘍や糜爛）をともなうのが特徴である。一般には冬・春に発症し，発病が急激で症候も重篤である。
　温毒に含まれる病変は多く，大頭瘟・爛喉痧・白喉（ジフテリア）・痄腮（流行性耳下腺炎）・発頤（化膿性耳下腺炎）などがあるが，本章では大頭瘟と爛喉痧について述べる。

I．大頭瘟

　大頭瘟は，風熱の時毒によって生じる外感熱病で，頭面部の紅腫熱痛を特徴とし，冬春によく発生する。
　本病については，隋・巣元方《諸病源候論》の丹毒病諸候・腫病諸候に類似の記載があり，唐・孫思邈《千金翼方》瘡癰巻の丹毒にも含まれているようである。金・劉河間《素問病機気宜保命集》大頭論では，本病を「大頭病」と称している。《古今医案按》には，泰和二年（789年）に「大頭傷寒」が流行し，李東垣が「普済消毒飲」を製成して治療したと記載がある。明・張景岳《景岳全書》雑証謨・瘟疫では本病を「大頭瘟」「蝦蟆瘟」と称し，兪根初《通俗傷寒論》では「大頭風」と呼び，呉鞠通《温病条弁》は「温毒」の俗称であるとしている。
　顔面丹毒・流行性耳下腺炎などは，大頭瘟の弁証論治を参考にするとよい。

病因・病機

　温暖多風の春季あるいは寒いはずがかえって温暖な冬季に，風熱の時毒（季節性・流行性をもつ病邪）を感受して発病し，伝播流行する。正気不足があると発病しやすい。邪毒が侵襲して衛気同病になり，短期間の衛分証がみられたのちに肺胃熱毒の裏熱熾盛に移行

第7章　温　毒

温毒の弁証論治

大頭瘟
- 肺胃熱毒
- 上攻頭面

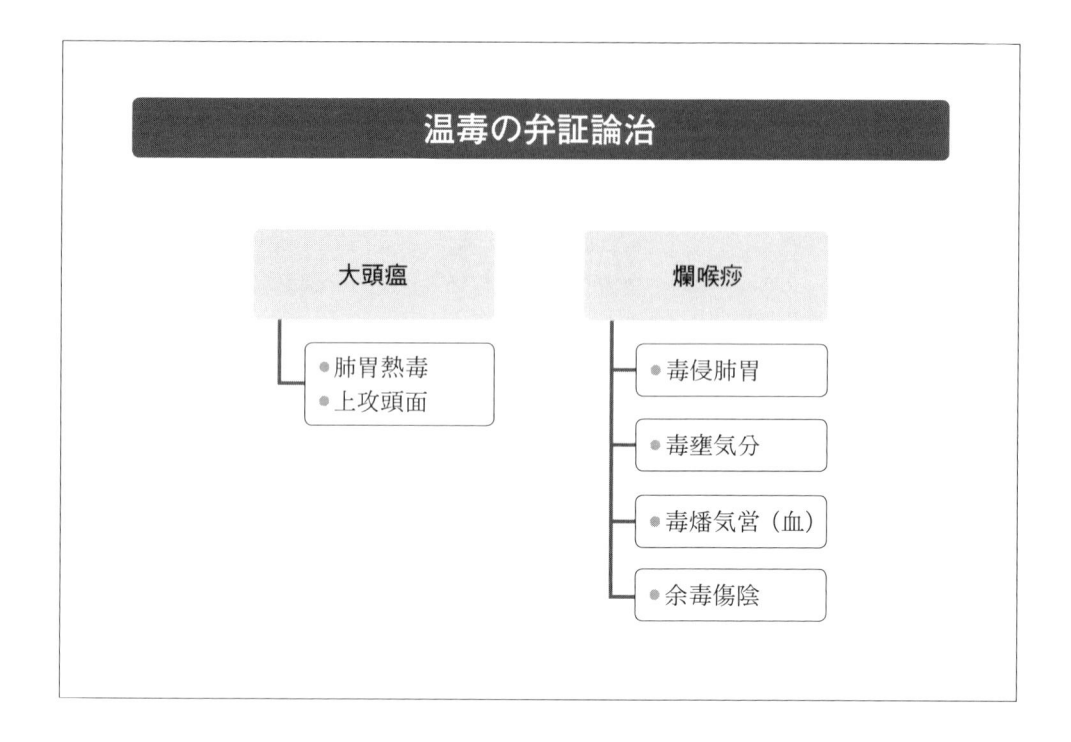

爛喉痧
- 毒侵肺胃
- 毒壅気分
- 毒燔気営（血）
- 余毒傷陰

し，邪毒が頭面に上攻し紅腫熱痛や潰爛を呈する。《諸病源候論》諸腫候では「腫の生ずるや，みな風邪・寒熱・毒気の経絡に客するにより，血をして渋り通ぜざらしめ，壅結しみな腫を成すなり」と説明する。邪毒が営血に内陥すると動血耗血するが，本病においてはあまりみられない。

弁証の要点

①発病が急激で，悪寒・発熱とともに頭面部の紅腫熱痛がみられる。営血に内陥することはまれである。
②冬・春に発病することが多い。

弁証論治

1）肺胃熱毒・上攻頭面（はいいねつどく・じょうこうずめん）

症候　初期に憎寒・発熱がみられ，頭面部の発赤・腫脹や咽喉の疼痛を呈し，次第に悪寒が消退して発熱・熱感が増強し，口渇して水分を欲する・煩躁がある，舌質は紅・舌苔は黄・脈は数で有力。

病機　肺胃の熱毒が頭面に上攻した状態。

風熱の時毒が外襲して肺衛を鬱阻するので，初期には激しい悪寒（憎寒）を呈し，邪正相争により発熱する。ついで熱毒が次第に増強し，諸陽の会である頭面部に上攻すると，頭面部の紅腫熱痛が生じ，肺系である咽に上攻すると咽喉の紅腫熱痛を呈する。熱毒が次第に裏に入り肺胃に充満すると，高熱・熱感が生じて悪寒は消失し，心神を上擾すると煩躁がみられ，津液を消耗すると口が渇いて水分を欲する。また，紅腫熱痛も次第に増強する。舌質が紅・舌苔が黄・脈が数で有力は，火毒熾盛を示す。

治法 透衛清熱・解毒消腫

方薬 普済消毒飲の内服と，水仙膏・三黄二香散の外用。

普済消毒飲（ふさいしょうどくいん）《東垣十書》

> 黄芩二銭（6g）　黄連八分（2.4g）　玄参三銭（9g）　連翹三銭（9g）　板藍根三銭（9g）　馬勃一銭半（4.5g）　牛蒡子三銭（9g）　薄荷一銭（3g）　白僵蚕二銭（6g）　桔梗一銭（3g）　升麻八分（2.4g）　柴胡一銭（3g）　陳皮一銭半（4.5g）　生甘草一銭（3g）

水煎服。

水仙膏（すいせんこう）《温病条弁》

水仙花根の多少に拘らず，老赤皮と根鬚を剝去し，石臼に入れて搗き膏のごとくし，腫れたる処に敷き，中に一孔を留め，熱気を出だし，乾けばすなわちこれを易え，肌膚上に黍米大の小黄瘡を生ずるをもって度となす。

三黄二香散（さんおうにこうさん）《温病条弁》

> 黄連一両（30g）　黄柏一両（30g）　生大黄一両（30g）　乳香五銭（15g）　没薬五銭（15g）

上を極細末とし，初めに細茶汁を用い調敷（調整して塗る）し，乾けばすなわちこれを易え，継いですなわち香油を用い調敷す。

方意 普済消毒飲は，透衛泄熱の薄荷・牛蒡子・白僵蚕・柴胡，苦寒で気分火熱を直折する黄芩・黄連，解毒消腫の連翹・板藍根・馬勃・升麻，利咽喉の桔梗・生甘草，滋陰降火に働き他薬の燥性を緩和する玄参からなり，全体で熱毒を透発・清泄する。柴胡・升麻・桔梗の配合は，上部に薬効を到達させる目的である。

水仙膏は，苦・微辛で寒滑の水仙を用い，苦で降火敗毒し，辛で邪熱を疏散し，寒で清熱し，滑で利痰するとともに，汁が膠粘で抜毒外出に働く。塗布して小黄瘡があらわれたら中止する。

三黄二香散は，瀉火解毒の黄連・黄柏・生大黄と活血散瘀・消腫止痛の乳香・没薬からなり，清火・消腫・活絡・定痛の効能をもつ。水仙膏を塗布して毒が外透し，皮膚が化膿して痛み，膿が残っているときに外用すると，有効である。

本病は風毒が原因であるから，疏風透邪・清熱解毒すべきで，普済消毒飲が代

第7章　温　毒

表方剤である。初期の表証が顕著で裏熱が甚だしくなければ，苦寒の黄連・黄芩を除く。また，陽明腑実を呈するときは大黄を加える。内服以外に，まず水仙膏を外用し，ついで三黄二香散を使用するのがよい。

小結

　大頭瘟は頭面部の紅腫熱痛が特徴で，風熱時毒によって急激に発病する。初期は邪襲肺衛の憎寒発熱があり，ついで熱勢が次第に増大して肺胃に充満し，頭面部に上攻する。病変はほぼ限局し，全身的症候はやや少なく，一般に営血へ進むことはない。治療は内治と外治を合わせるとよい。

内服
　透衛清熱・解毒消腫 ……………………………………………………… 普済消毒飲

外用
　邪毒外透 …………………………………………………………………… 水仙膏
　清熱消腫・止痛 …………………………………………………………… 三黄二香散

文献摘録

①劉河間《素問病機気宜保命集》大頭論：それ大頭病は，これ陽明の邪熱太だ甚しく，少陽相火を資け実してこれをなすなり。多くは少陽に在り，あるいは陽明に在り，あるいは太陽に伝わる，その腫勢何れの部分に在るかを視て，経に随いこれを取る。湿熱は腫をなし，木盛は痛をなす，この邪頭に見れ，多く両耳前後に在って先ず出づるは，みなその病を主るなり。これを治するに薬の速きは大いに宜しからず，速ければすなわちその病所を過ぎ，上熱いまだ除かずして，中寒復た生じ，必ず人命を傷るを謂う。

②兪震《古今医案按》：泰和二年（金代1202年）四月，民に疫病多く，初め憎寒壮熱し体重きを覚え，次いで頭面に伝わり腫甚だしく，目開くあたわず，上は喘し，咽喉利せず，舌乾き口燥く，俗にいう大頭傷寒，これに染まれば多くは救えず。張県丞これを患い，医は承気湯加藍根をもってこれを下し，稍緩み，翌日その病故のごとく，これを下しまた緩むも，終によく癒ゆるなく，漸に危篤に至る。東垣請われてこれを視，すなわち「身半以上は，天の気なり，邪熱は心肺の間に客し，頭面に上攻して腫をなす，承気をもって胃を瀉すは，これ過ち無きを誅伐す，殊にその病に適う故なる所を知らず」という。遂に芩・連各五銭を用い，苦寒にて心肺の火を瀉し，元参二銭，連翹・板藍根・馬勃・鼠粘子（牛蒡子）各一銭，苦辛平にて清火散腫消毒し，僵蚕七分にて，清痰利膈し，甘草二銭をもってこれを緩め，桔梗三分をもってこれを載せ，すなわち諸薬浮きて沈まず，升麻七分にて，右に気を昇げ，柴胡五分にて，左に気を昇ぐ。清陽は高巓に昇れば，すなわち濁邪はその位に復居するを得ず。経に「邪の湊る所，その気必ず虚す」という。

人参二銭を用いもって補虚し，再に陳皮二銭を佐としもってその壅滞の気を利し，普済消毒飲子と名づく。もし大便秘すは，大黄を加え，共に細末となし，半は湯を用いて調え，時時にこれを服し，半は蜜を用いて丸じ噙化す（口にふくんでとかす）。まさにその方を施し，甚衆（なにびと）も全て活かすなり。

③兪根初《通俗傷寒論》：【因】風温まさに発せんとし，更に時毒を感ず，すなわち天行の癘気，その気を感じて発するは，故に大頭天行病と名づく。また風毒に系る，故に大頭風と名づく。状は傷寒のごとし，故に大頭傷寒と名づく。病多くは互相に伝染し，長幼相似る，故に大頭瘟と通称す。多くは春冬の両季に発し，間に暑風に湿熱を挟み気蒸すあり，また多くこの病を発す。人体の手足六経は，ただ三陽と厥陰の諸経のみ皆頭面清竅に上る，必ず先ずその太陽時毒・少陽時毒・陽明時毒・厥陰時毒・三陽同時受時毒・少厥并受時毒たるを弁じ，分際して斯く清む。

【症】太陽時毒は，初起に頭項強痛し，身熱し体重く，憎寒悪風し，継いで即ち頭脳項下は脹大し，并に耳後赤腫す。少陽時毒は，一起して即ち寒熱往来し，口苦く咽乾き，胸脇満悶し，隠隠と疹を見わし，両耳の上下前後は硬腫して痛み，両額角傍もまた皆紅腫し，甚だしきはあるいは咽喉利せず，喉腫れて痹す。陽明時毒は，一起して即ち壮熱気喘し，口乾き舌燥き，咽痛み喉腫れ，額上面部，焮赤して腫れ，あるいは疱瘡を発し，瘢点隠隠とし，目腫れて開き難し。厥陰時毒は，一起して即ち頭痛み涎を吐し，巓頂とくに痛み，寒熱は瘧に類し，一身の筋攣し，手足微しく厥し，面青く目赤く，耳聾し頬腫れ，腮頤もまたみな腫硬して疼み，胸満し嘔逆し，甚だしければすなわち状は驚癇のごとく，時に瘛瘲を発し，上は喉痹をなし，下は膿血を便す。もし三陽同じく時毒を受ければ，すなわち頭面耳目鼻および咽喉，みな紅腫熱痛を発す。少厥併せて時毒を受ければ，すなわち巓頂および両耳の上下前後，とくに焮赤腫疼をなし，酸苦を嘔吐し，あるいは吐蛔を兼ね，甚だしきはすなわち両脇劇しく疼み，疼み甚だしきはすなわち厥し，厥の後に痙を発す。

その舌苔は，太陽に在らば，苔は薄白といえども，舌色反って紅，あるいは白薄にして燥刺，辺尖ともに紅なり。少陽なればすなわち紅多く白少，あるいは灰黄雑色を挟む，甚だしきはあるいは白きこと積粉のごとく，辺沿の色紅にして紫なり。陽明なればすなわち舌苔正に黄，黄にして薄膩，甚だしきはあるいは深黄厚膩，間灰黒を挟む，あるいは老黄焦黒，多く芒刺起つ。三陽同じく受ければ，多くは舌赤苔黄，あるいは灰点黒刺を挟む。少厥併せて受ければ，更に多くは舌色紫紅，甚だしきはあるいは焦紫起刺す。

【脈】左浮弦にして盛は，太陽経に時毒を受くるなり。左浮弦にして拍数は，少陽経に時毒を受くるなり。右甚だ浮ならず，これを按じて洪盛拍数，右は左より大なるは，陽明経に時毒を受くるなり。左右浮沈ともに盛，これを按じて弦洪拍数は，三陽経同じく時毒を受くるなり。左は浮弦拍数，右は洪盛滑数は，少厥両経併せて時毒を受くるなり。これ即ち東垣謂う所の大頭傷寒，風毒邪熱は心肺の間に客し，頭面に上攻して腫をなすこれなり。然して経に「風気は肝に通じ，肝脈は巓頂に直上す」という，往往に少陽火旺すれば，肝風を搏動し，風は火勢を助け，火は風威を仮り，外風は内風を引き起こし，死生反掌（極めて容易なさま）の危候をなすなり。

第 7 章　温　毒

　　【治】法はまさに内外併治すべく，これを治するにすみやかなれば，十に七八全り，すみやかに治せざれば，十に八九死す。内治は，辛涼発散・宣気解毒をもって主となす。軽きはすなわち葱豉桔梗湯加牛蒡・銀花・大青（各三銭），蟬蛻（銭半）とし，先ず三豆湯（生緑豆一両・大黒豆六銭・杜赤豆四銭・青荷葉一圏）を用い水に代えて煎薬す。重きはすなわち通聖消毒散加減（荊芥・防風・川芎・白芷各一銭，銀花・連翹・牛蒡・薄荷・焦梔・滑石各二銭，風化硝・酒炒生錦紋・苦桔梗・生甘草各五分，先ず犀角尖一銭・大青葉五銭・鮮葱白三枚・淡香豉四銭・活水芦笋（アスパラガス）二両・鮮紫背浮萍三銭を用い，臘雪水（雪をとかした清涼な水。臘は陰暦 12 月）の煎湯を水に代えて用いて，重きはすなわち日に二剤を服し，夜に一剤を服す，薬は開水を須い略煎す）を用い，疏風解表をもって上を宣ぶ。上焦を宣化し，熱毒なお盛，便結し溺渋なるは，継いで解毒承気湯を与え，三焦を分消しもって毒を逐う。毒去り熱減じれば，終に清燥養営湯加鮮茅根（一両）・西洋参（二銭）を与え，気液を清養しもって後を善くす。もし少厥并せて受け，時毒大いに盛ん，風火交煽し，痙厥兼ねて臻れば，すみやかに羚角鈎藤湯加犀角汁（二瓢）・金汁（二両）・童便（一杯・沖）・紫雪（五分ないし八分）を与え，瀉火熄風しもって毒を消す。継いで七鮮育陰湯を与え，津液を清滋しもって後を善くす。外治は，細針をもって遍く腫れたる処を刺し（綉花〈刺繍〉の極細の引針三十六支を用い，綫紮円大空霊一支を用いる〈穿刺に用いる器具について述べている〉。医は必ず預め備えて応用する），先ず紫血を放ち，継いで黄涎を放ち，血毒を泄出しもって消腫する。即ち清涼救苦散（芙蓉葉・二桑葉・白芷・白芨・白蘞・生軍・川連・川柏・腰黄・乳香・没薬・杜赤豆・草河車・製月石各二銭，共に末となし，蜜水にて調え，腫れたる処頻りにこれを掃く）を用い，腫れたるに塗敷しもって火を退く。咽痛み喉痹するは，急ぎ生桐油と皂莢末少し許を用い，白鵝翎（鵞鳥の羽）に蘸けもって喉を掃き，痰涎を探吐しもって痹を開き，継いで加味冰硼散を吹きもって腫を退かせ，終に土牛膝汁二瓢と開水一碗を用い，製月石二銭・紫雪二分を調入し，その煬化を俟ち，頻頻と含漱しもって腐を祛く。これを総（まとめ）れば，この毒は先ず鼻を腫らせ，次いて耳を腫らせ，耳より頭上に至り，脳後に絡し，塊を結すればすなわち止む。散ぜざれば，必ず膿を成す。故に必ず内外兼治し，始めてよく消散す。切に苦寒を驟用するを忌む，東垣の普済消毒飲の芩連併用のごとき，また辛熱を浪りに用うるを禁ず，節庵の荊防敗毒散の羌独二活のごとき，貽誤（誤解を後に残す）頗る多し，学者は慎みて成方を拘守するなかるべきなり。

④兪根初《重訂通俗傷寒論》何廉臣注：普済消毒飲より呉鞠通は升柴芩連を去り，銀花一味を加え，新たに用量を定め以て内を治し，外は水仙膏・三黄二香散を用い以て外を治す。神昏譫語するは，先ず安宮牛黄丸・紫雪丹の属を与え，継いで清宮湯をもってす。程鐘齢は謂う「風火鬱熱し大頭瘟を成せば，初起は加味甘桔湯（甘・桔・荊・薄・蒡・貝・柴胡・丹皮）をもってこれを清散すべし，散じて去らざればすなわち普済消毒飲を用い以てこれを清し，もし腫勢極めて盛んなるは，砭法を兼用す」と。この二説を観るに，治法なお穏やかなるも，ただし兪法の約にして賅り，効力速きには及ばず。

Ⅱ. 爛喉痧

　爛喉痧とは，温熱毒邪を感受して発生する伝染性熱病で，発熱・咽喉の腫脹疼痛や糜爛・皮膚に細かく密集した真赤な皮疹を特徴とし，冬春に発病することが多い。伝染流行するので「疫喉痧」ともいう。

　漢代・張仲景《金匱要略》の「陽毒の病たる，面赤きこと斑斑として錦文のごとく，咽喉痛み，膿血を唾す」という記述は本病に似ている。隋代・巣元方《諸病源候論》の「陽毒」も本病に似ており，「時気候」に帰属させて伝染性・流行性があることが示されている。唐代・孫思邈《千金翼方》には「痄」の治療方薬が記されており，本病の治療もこのなかに含まれる。爛喉痧の詳しい論述は清代の医学文献にみられ，葉天士《臨証指南医案》斑痧疹瘰に記載されている咽痛・痧疹が主体の病案は，本病に酷似している。本病の専著も出現し，陳耕道の《疫痧草》や夏春農の《疫喉浅論》などは発生・病機・証治を系統的に論述し，豊富な経験を蓄積している。

　現代医学的には，猩紅熱は本病の弁証論治を参考にするとよい。

病因・病機

　爛喉痧は，人体の正気が虚しているときに温熱の時毒に感触すると発病する。陳耕道の《疫痧草》弁論疫毒感染に「その人正気適ま虧し，口鼻その毒を吸受して発するは感発となす。家に疫痧の人あり，病人の毒を吸受して発するは伝染となす。よる所は殊なるといえども，その毒はすなわち一なり」とあるとおりである。

　温熱の時毒は口鼻から入り，まっ先に肺胃を犯す。咽喉は肺胃の門戸で，皮毛と肌肉はそれぞれ肺と胃が主る。熱毒が肺胃に充斥して肺気が宣発できず衛気が鬱するので，発熱・悪寒がみられ，熱毒が咽喉に上攻して，発赤・腫脹・疼痛・甚だしければ糜爛が生じる。肺胃熱毒が血絡を竄擾すると，肌膚の痧疹密布がみられる。咽喉の腫痛糜爛と肌膚の痧疹密布は本病の二大特徴で，何廉臣は「疫痧時気，口鼻より吸い，肺経気分に并入すればすなわち喉爛れ，胃経血分に并入すればすなわち痧を発す」「喉痧は気血同病，内外異形なり，その病根は熱毒に外ならず，熱勝ればすなわち腫れ，毒勝ればすなわち爛る」と述べている。邪が軽度なら邪在肺胃で外解するが，邪が重度であれば，邪毒が営血に内陥して気営（血）両燔を呈するだけでなく，すみやかに心包に内陥し，高熱・意識障害・絳舌・紫黒の痧疹などの険悪な症候があらわれ，甚だしければ内閉外脱に至り死亡することもある。このことについて《疫痧草》弁論疫邪所由来は，「疫毒は肺臓を直干して，喉爛れ気穢れ，甚だしきは心包に直陥し，神昏し瞬息の間に救わざれば，命遂に夭殂（死ぬ）す」と述べている。後期には毒が去って陰傷が残り，微熱・咽痛・肌膚甲錯・舌紅・苔少などを呈する。

第7章 温　毒

弁証の要点

①春の二季に多いが，夏秋にみられることもある。
②多くは爛喉痧の患者との接触がある。
③発病が急激で，発熱・咽喉の腫痛糜爛・肌膚の痧疹密布・舌は紅絳と起刺で楊梅状（いちご舌）などを呈する。
④白喉・麻疹との鑑別を要する。白喉（ジフテリア）は咽喉腫痛を呈するが，典型的な白色偽膜をともない，皮疹は生じない。麻疹では発病後約3日目に発疹がみられるのに対し，本病では発病当日に出現する。麻疹では皮疹が頭髪のはえ際・頭面から発生するのに対し，本病では頸胸・軀幹から生じ，麻疹では皮疹の間に正常皮膚面が存在するが，本病では皮疹以外の皮膚面に潮紅がある。このほか，麻疹には咽喉の紅腫疼痛が生じても糜爛はないが，本病では紅腫疼痛が顕著で糜爛することが多い。

弁証論治

察痧・視喉・観神・切脈によって病勢の順逆を判断する。痧疹の顆粒が独立し紅色でつやがあり，咽喉の糜爛が浅く，意識が明瞭で，脈が浮数有力などを呈すれば，通常の経過をとり予後の良好な「順証」である。痧疹が稠密で急に出現したり急に消失したり，色調が紫黒を呈し，咽喉の糜爛が深く，意識が朦朧とし，脈が細数で無力ならば，病邪の内陥を示し，「逆証」である。

本病の治療の重点は熱毒の清泄で，《疫喉浅論》疫喉痧論治に「疫喉痧の治法は全て清に重きなり，しかして始終の法程は清透清化・清涼攻下・清熱育陰の旨を離れざるなり」とあるとおりである。すなわち，初期の邪在衛表には辛涼清透により透邪外出し，中期の病邪入裏・熱極化火には清火解毒あるいは苦寒攻下し，営血に入れば清営涼血し，気営（血）両燔になれば清気涼営（血）し，後期には清営育陰を主体にする。

1）　毒侵肺胃（どくしんはいい）

症候　初期に憎寒・発熱があり，ついで高熱・つよい口渇・咽喉の発赤腫脹疼痛や甚だしいと糜爛・不鮮明な紅色皮疹が生じ，舌苔が白で乾燥・舌質が朱紅・脈が数を呈する。

病機　毒邪が肌膚・口鼻から肺胃に侵入した状態。
　　　　初期には肺衛と相争して発熱し，衛表を阻遏するので憎寒（つよい悪寒）をともなう。邪毒が内鬱して化熱すると壮熱（高熱）が生じ，熱毒が咽喉に上攻して紅腫疼痛・甚だしいと糜爛がみられ，肌膚に外竄しかけると痧疹（紅疹）がぼんやりとあらわれる。邪熱は傷津するので煩渇（つよい口渇）・舌苔の乾燥がみられる。初期なので舌苔は白を呈し，舌質が朱紅・脈が数は邪熱内蘊を示す。

治法 透表泄熱・清咽解毒
方薬 清咽湯・清咽梔豉湯。外用には玉鑰匙。

清咽湯（せいいんとう）《疫喉浅論》

荊芥一銭五分（4.5g）　防風一銭五分（4.5g）　桔梗一銭五分（4.5g）　杏仁三銭（9g）　甘草一銭（3g）　枳殻一銭（3g）　鮮浮萍一銭（3g）　前胡一銭五分（4.5g）　牛蒡子三銭（9g）　白僵蚕二銭（6g）　青橄欖三枚（3g）　薄荷一銭（3g）
水煎服。

清咽梔豉湯（せいいんししとう）《疫喉浅論》

山梔子三銭（9g）　淡豆豉三銭（9g）　金銀花三銭（9g）　薄荷一銭（3g）　牛蒡子三銭（9g）　甘草一銭（3g）　蟬退八分（2.4g）　白僵蚕二銭（6g）　犀角（磨沖）八分（2.4g）　連翹殻三銭（9g）　桔梗一銭五分（4.5g）　馬勃一銭五分（4.5g）　芦根一両（30g）　灯芯草二十寸（10g）　竹葉一銭（3g）
水二鍾にて，八分に煎じ服す。

玉鑰匙（ぎょくやくし）《三因極一病証方論》

芒硝一両半（45g）　硼砂半両（15g）　竜脳一字（1個）（0.9g）　白僵蚕二銭五分（7.5g）

上を末となし，研匀し，竹管をもって半銭（1.5g）許ばかりを吹き，喉中に入れれば立ちどころに癒ゆ。

方意 清咽湯は，軽宣の荊芥・防風・薄荷・浮萍で表邪を透散し，宣肺の前胡・桔梗・枳殻・杏仁で肺気を開泄して透邪を補助する。白僵蚕・牛蒡子・橄欖・生甘草は解毒清咽に働く。全体で宣散表邪・清利咽喉の効能をもつ。

清咽梔豉湯は，透表宣肺・利咽の薄荷・淡豆豉・牛蒡子・蟬退・桔梗・清泄邪熱の金銀花・連翹・竹葉・芦根・灯心草，清熱解毒・利咽の犀角・馬勃・白僵蚕・生甘草からなる。透表散邪よりも清熱解毒に重点がある。

玉鑰匙は，清熱消腫の芒硝，解毒防腐の硼砂，散熱止痛の竜脳，消腫散結の白僵蚕の配合により，清熱退腫の効能をもち，喉科の常用外用薬である。

本病の初期は邪が衛表に偏するので，疏表透泄が大切で，丁甘仁は「爛喉痧疹は暢汗をもって第一要義となす」と指摘し，陳耕道も《疫痧草》で「邪表に在るは，疏してこれを達す，痧を発して疫なきは，火は内に熾んならず，その痧は稀にしてその熱は軽く，その神は清にして，咽喉は爛れず，先ず達して透し而して後に清す，これ常理なり」と述べており，清咽湯がもっとも適す。表証が軽度で裏熱がやや重い場合は，清裏泄熱に解表を兼ねる。陳耕道が「疫痧重きは，疏散清化，宜しく併進すべきなり。表邪いまだ解せざれば，疏散は固より少くべからず，疫火内に熾んなれば，清化また遅かるべからず。表邪は末なり，火熾が本なり」と指摘するごとく，清咽梔豉湯を使用する。さらに玉鑰匙を喉に吹きかけるとよい。

2）毒壅気分（どくようきぶん）

症候 高熱・口渇・煩躁・咽喉の発赤腫脹および腐爛・皮膚の真赤な小丘疹・舌質が紅赤で隆起した紅点をともなう・舌苔が黄で乾燥・脈が洪数など。

病機 表邪が消失して熱毒が上焦気分に壅結した状態。

　　　　気分熱盛で高熱・口渇・煩躁が生じ，熱毒が壅結し肌肉を腐爛するので肺系の咽喉が紅腫糜爛し，熱毒が血絡に外竄すると痧疹が表出する。舌質が紅赤・紅点の隆起・舌苔が黄で乾燥・脈が洪数は，気分の毒熱熾盛を示す。

治法 清気解毒

方薬 余氏清心涼膈散。外用は錫類散。

余氏清心涼膈散（よしせいしんりょうかくさん）《温熱経緯》

連翹三銭（9g）　黄芩三銭（9g）　山梔子三銭（9g）　薄荷一銭（3g）　石膏六銭（18g）　桔梗一銭（3g）　甘草一銭（3g）

粗末にして竹葉七片（6g）を加えて水煎し，白蜜（蜂蜜）を入れて温めて服用。

錫類散（しゃくるいさん）《金匱翼》

象牙（焙）三分（0.9g）　珍珠（製）三分（0.9g）　青黛（飛）六分（1.8g）
竜脳三厘（0.1g）　壁銭二十個　牛黄五厘（0.15g）　指甲（焙）五厘（0.15g）

共に細末に研し，瓷瓶内に密装して，泄気せしむるなかれ，毎に少し許（ばかり）を用い患処に吹く。

方意 余氏清心涼膈散は，涼膈散から大黄・芒硝を除き，石膏・桔梗を加えたものである。清気分熱の石膏，清熱解毒の連翹・黄芩・山梔子・生甘草，軽宣透熱の薄荷・桔梗・竹葉を用い，苦寒下降ではなく軽清上浮を主体にして上焦の壅熱を除く。生甘草・桔梗は利咽にも働く。

　　　　錫類散は，解毒生肌の象牙・指甲，祛腐の壁銭，清熱解毒の珍珠・牛黄・青黛からなり，患部に吹きつけ清熱解毒・祛腐生肌する。

3）毒燔気営（血）（どくばんきえい，どくばんきけつ）

症候 咽喉の発赤・腫脹・糜爛があり，甚だしいと気道が閉塞して声が出ず呼吸が促迫し，紅色丘疹が密布して一面に潮紅し，高熱・汗が多い・口渇・煩躁・舌質が絳で乾燥して芒刺がある（いちご状）・脈が細数などを呈する。

病機 邪毒が化火して気営（血）を燔灼している状態で，病状は重篤である。

　　　　気分熱盛により高熱・汗が多い・口渇・煩躁・舌面の芒刺がみられ，営血の熱熾のために痧疹が密布し皮膚が潮紅し舌が絳・脈が数を呈する。邪毒が咽に壅結し腐爛するので咽の紅腫糜爛がつよく，甚だしいと咽喉を閉塞し，声が出ず呼吸が促迫する。熱邪傷津により口渇・舌の乾燥・脈が細を呈する。

治法 清気涼営（血）・解毒救陰

> **方薬** 涼営清気湯（りょうえいせいきとう）《喉痧証治概要》

> 犀角（磨沖）五分（1.5g） 石斛八銭（24g） 山梔子二銭（6g） 牡丹皮二銭（6g） 鮮地黄八銭（24g） 薄荷八分（2.4g） 黄連五分（1.5g） 赤芍二銭（6g） 玄参三銭（9g） 石膏八銭（24g） 生甘草八分（2.4g） 連翹殻三銭（9g） 竹葉三十張（24g） 茅根一両（30g） 芦根一両（30g） 金汁（沖）一両（30g）
> 水煎服。

> **方意** 気分邪熱を清泄透達する山梔子・薄荷・連翹殻・竹葉・黄連・石膏，涼血解毒の犀角・牡丹皮・鮮地黄・赤芍・金汁・茅根，甘寒生津の玄参・石斛・芦根の配合により，気営（血）を両清し解毒生津する。玉女煎・涼膈散・犀角地黄湯を合方した方意をもっている。
>
>   熱毒内陥心包による意識障害を呈するときは，安宮牛黄丸・紫雪丹などで清心開竅する。内閉外脱による突然の皮疹の消退・四肢厥冷・脈沈伏などの症候には，まず参附竜牡湯で救逆固脱し，安宮牛黄丸などで清心開竅したのちに，本方を用いる。

4）余毒傷陰（よどくしょういん）

> **症候** 咽喉の糜爛が次第に減少して疼痛が残り，高熱はなくなって午後の微熱があり，口乾・口唇の乾燥・皮膚の乾燥落屑・舌質が紅で乾燥・脈が細数などを呈する。

> **病機** 爛喉痧の回復期で，余熱が残り陰液が消耗している状態。邪毒が消退して高熱はなくなり，咽喉の糜爛も減少しているが，余邪が残り陰液の消耗があるので，午後の微熱・口乾・口唇や皮膚の乾燥・落屑・舌質が紅で乾燥・脈が細数などを呈する。

> **治法** 滋陰生津・兼清余熱

> **方薬** 清咽養営湯（せいいんようえいとう）《疫喉浅論》

> 西洋参三銭（9g） 生地黄三銭（9g） 茯神三銭（9g） 麦門冬三銭（9g）
> 白芍二銭（6g） 天花粉四銭（12g） 天門冬二銭（6g） 玄参四銭（12g）
> 知母三銭（9g） 炙甘草一銭（3g）
>
> 水四鍾にて，六分に煎じ，蔗漿一鐘と温服す。余毒なお盛んなれば烏犀角を加う。

> **方意** 甘寒の西洋参（沙参に代えてもよい）・天門冬・麦門冬・生地黄・玄参で養陰し，白芍・炙甘草で酸甘化陰し，知母・天花粉で余熱を清し滋陰し，茯神で寧心安神し，全体で余熱を清し陰津を滋復する。
>
> 注：鍾は容量の単位

小結

爛喉痧（疫喉痧）は温熱の時毒によって急激に発病し，毒邪が肺胃を侵襲し，喉に上攻

第7章　温　毒

して腫痛・糜爛を呈し，血絡を乱して肌膚に痧疹が現れるのが特徴である。邪毒が外に向かうのが順，内陥するのが逆で，察痧・視喉・観神・切脈により順逆を判断する。治療の重点は清泄熱毒にあるが，一般的には《疫喉浅論》疫喉痧論治にあるように，「首ずまさに辛涼透表すべく，継いで苦寒泄熱を用い，終わりに甘寒救液すべし。痰を兼ねればこれを清化し，湿を兼ねればこれを淡滲し，風を兼ねればこれを清散し，辛温昇托はみな禁ずる所にあり」である。

初期

　　毒犯肺胃には透表泄熱……………………………………………………清咽湯・清咽梔豉湯

中期

　　毒壅気分には苦寒泄熱・清気解毒……………………………………………余氏清心涼膈散
　　気営（血）両燔には清気涼営（血）………………………………………………涼営清気湯

後期

　　余毒傷陰には滋陰生津して余熱を清す………………………………………………清咽養営湯

このほか，蒙閉心包・内閉外脱にも注意が必要である。

文献摘録

①陳耕道《疫痧草》弁論疫痧治法：爛喉疫痧弁証は，喉をもって主とす。喉爛浅きは疫邪軽く，喉爛深きは疫邪重し。疫邪軽きは治し易く，重きは痊え難し。その喉を視て，喉爛の浅きは宜しく，深きは宜しからざるなり。その神を観て，神気の清は宜しく，昏きは宜しからざるなり。その脈を按じ，脈の浮数有神は宜しく，沈細無力は宜しからざるなり。その痧を察し，痧の顆粒分明にして緩達透表するは宜しく，紅紙のごとく赤くして急現し隠約（不鮮明）なるは宜しからざるなり。合わせてこれを論じ，もって吉凶を定む。

②《疫痧草》弁論治疫痧不同傷寒：疫痧の火は，迅きこと雷電のごとく，身熱一たび発すれば，便ち爛喉見れ，神呆し痧隠れ，肌赤く顆粒を分かたず，その毒火炎炎とし，臓腑を灼傷するは，片刻の間に在るのみ。いずくんぞよく傷寒の六経に伝変するがごとく，綿延し日久しきか？　その治法は，傷寒の如く疏達既に透して後にこれを清しこれを化せば，則ち恐らく十に八九死す。疫痧を治すものは，疫火在りいまだ肆となさざるの前にして，先にその火を化せば，則ちその火漸に化し，その病漸に鬆す。疫火在りすでに肆となす後，而して後その火を化せば，恐らくこれを化して及ぶ無し。無汗にして，身灼熱し，痧は隠れて，顆粒なく，脈は鬱し，喉腐し，舌垢つき，神煩疎して清を兼ねざるは，毎に凶多く，達して化を兼ぬれば，毎に吉多し。傷寒の疏達し既に透して後にこれを清しこれを化すがごときは，あに十に八九を死せざるや？

③《疫痧草》遺毒：疫痧火毒いまだ清ならず，もって毒を遺すに致り，遺毒の項間・腮畔に発し喉外四肢に及ぶは重し。邪邪甚だしきは，すなわち毒を遺す。遺毒の証は，軽視すべからざるなり。毒を遺して爛喉減ぜず，飲食増さず，身熱止まざるは，倶に治し難

し。その治法，火盛んなるは清火して毒を化すべし，正虚は扶正して毒を化すべし。疫痧の悪証に，痧隠れ神昏く，喉爛極めて盛んにして，喉外堅く腫るる有り。これ毒咽喉に結し，発泄に従うなく，以て喉外に堅く腫るるところなり。これを見れば治せず。この証見る（あらわ）は多くは一候（一候は5日間，両候は10日間）の内に在る。痧後に毒四肢に走き，四肢光亮として浮腫する有るは，治し難し。この証見るは毎に両候の外に在る。

④丁甘仁（ていかんじん）《喉痧証治概要》時疫爛喉痧麻正痧・風痧・紅痧・白候総論：時疫喉痧は，由来久しきなり，壬寅の春起（早春），寒暖に常なく，天時正しからざれば，屢盛行（しばしば流行）を見る。……独り時疫爛喉痹痧と称するは何ぞや？ この証は夏秋に発するもの少なく，冬春のもの多きによる。すなわち冬に精を蔵さず，冬に寒かるべきに反って温かく，春なお寒禁（とど）まり，春温かるべきに反って冷ゆ，経に謂う所のその時にあらずしてその気あるは，疫癘の邪を醸成するなり。邪は口鼻より肺胃に入り，咽喉は肺胃の門戸たり，暴寒外を束せば，疫毒は内に鬱し，肺胃両経を蒸騰し，厥少の火は，勢に乗り上（おおむね）亢し，ここに発して爛喉痹痧をなす。痹と痧は略分別あり，痹はすなわち片を成し，痧はすなわち顆を成す。その治法は白喉と迥然（けいぜん）（はるかに）として同じからず。白喉は表を忌み，一書は滋陰清肺湯を主とす。……しかして時疫痹痧は，初起にすなわち表を速（すみや）かにせざるべからず，故に先ず汗法を用い，次に清法を用い，あるいは下法を用う，すべからく初・中・末の三層に分かつべく，気に在り営に在り，あるいは気分多き，あるいは営分多き，脈象に定まりなき，これを弁じて確かむるべし。一たび慎しまざれば，毫厘千里（始めのわずかな違いが後で大きな違いになる）なり。……先哲はいう，痹痧に汗あらばすなわち生き，汗無くばすなわち死すと。金針にして人を度（はか）り（推し量る），二語にてこれを尽くすなり。故にこの証はまさに表すべきはすなわちこれを表し，清すべきはすなわちこれを清し，あるいは釜底抽薪法を用うるも，また急下存陰の意なり。諺にいう，病を救うは火を救うがごとしと，走馬に咽喉を看て，用薬は迅速を貴び，万に時を誤りて機を失するべからず。

⑤夏春農（かしゅんのう）《疫喉浅論》疫喉痧論治：疫喉痧はみな口鼻より疫癘不正の気を吸受して得る，方中まさに敗毒の品を参入するが更に妙なるべし，あるいは芳香逐穢の一二味を加えて尤（よ）も佳し。

　疫喉初起は，先ず鮮土牛膝根汁一茶鍾を取り，麝香一厘を内（い）れ，和匀隔水し（水をいれずに均等に混ぜ合わせ），頓に（一度に）温服し，先ず痰涎を吐し，然る後に証に随い方を進めれば，また移重就軽（重症を軽減させる）すること可なり。もし遍身の皮膚紫赤にして，痧点顆粒分かたざれば，即ちまさに麝香を除去するを要とし，再（さら）に首（はじ）めに列した吐法数条を参酌してこれを用うれば可なり。

　悶痧の証は，最も凶悪たり。咽喉腐潰し，湯飲受け難く，壮熱神煩し，遍身紫赤し，顆粒分かたず，肢涼（ひ）え，脈伏し，舌苔は灰白，垢膩満布し，面青（み）く目瞪（くいしば）り，口緊り涎を流し，指甲色青く，胸満して気粗く，撮搦譫語し，自利し溲（いばりあやま）短つ。以上などの証は，百に一生なし。すみやかに通関散を用い擂鼻して嚔を取り，もってその閉を開くべし。随いて蘇薄荷一銭・連翹一銭五分・天花粉三銭・象貝母三銭・川鬱金一銭五分・鮮浮萍三銭（汗多きは去る）を用い，煎湯に玉枢丹一枚を磨入し，和匀して頻りにこれを灌ぎ，

第7章　温　毒

形色やや転ずるを俟（ま）ち，再に酌して湯剤を進めるを要とす。もし以上諸般の閉象無きは，搐鼻取嚏の辛燥の薬を軽用すべからず，玉枢丹もまた軽投すべからざるなり。

⑥金保三（きんほさん）《爛喉痧疹輯要》葉天士（ようてんし）医案附録：雍正の癸丑年間以来，爛喉痧の一証あり，冬春の際に発し，老幼を分かたず，遍く相い伝染す。発すればすなわち壮熱煩渇し，痧密に肌紅く，宛（あたか）も錦紋のごとく，咽は疼痛腫爛し，一団の火熱内熾す。医家その熱火甚だしきを見るや，犀・羚・芩・連・梔・膏の類をもって投じ，輒（たちま）ち隠伏昏閉し，あるいは爛喉廃食に至る。延ばし俟ちて不治とし，あるいは便瀉して内陥し，倏（たちま）ち凶危に転じ，医者は手を束ね，病家は命をこれに委（ゆだ）ぬ。孰（たれ）か知る初起の時，頻りに解肌散表を進め，温毒外達すれば生きるもの多くあるを。《内経》に謂う所の「微はこれに逆し，甚だしきはこれに従う」なり。火熱の甚だしきに寒涼にて強遏すれば，多くは救えざるを致す，良（まこと）に慨（なげ）くべきなり。

⑦何廉臣（かれんしん）《全国名医験案類編》瘟毒喉痧案按：喉痧と白喉は，医者輒ち誤治多し。今その異点を左に掲げ，学者をして一覧了然とせしむ。

　一つ，喉痧は風温の時毒，あるいは湿熱穢濁の毒による。白喉は風燥煤毒，あるいは煎炒辛熱の毒による。それ異点の一なり。

　一つ，喉痧初起は，即ち憎寒壮熱，あるいは乍（たちま）ち寒く乍ち熱す。白喉初起は，即ち渾身に発熱し，あるいは身反って熱せず。それ異点の二なり。

　一つ，喉痧初起は，即ち痧点隠約し，甚だしければあるいは密布し，肌紅くかつ多く，邪盛火旺の時に発すれば，それ鮮紅にして紫艶なり。白喉初起は，あわせて痧点を発せず，即ちあるいは痧点を見ても，また多くは邪退き毒軽きの際に発し，その色淡紅にして枯燥す。それ異点の三なり。

　一つ，喉痧初起は，喉紅腫し粘涎あり，継いで即ち色深紫，あるいは紫黒，腐灰白の不等現る。白喉初起は，喉微しく痛み，あるいは痛まず，発するに随いて白の現るるものあり，二三日に至りて白始めて見るるものあり，白腐の仮膜片を成すものあり，白点・白条・白塊の不等なるものあり，甚だしければ満喉みな白きものあるに至る。それ異点の四なり。

　一つ，喉痧初起は，みな毒盛んにして火亢じ，初陥すればすなわち耳前後腫れ，頬車開かず，再陥すればすなわち神昏譫語し，痙厥立ちどころに至り，鼻煽し音啞し，肺陰は竭を告げて斃（たお）る。白喉初期は，即ち毒灼し陰虚し，初潰すればすなわち白塊自ずと落ち，鼻孔に血を流し，再潰すればすなわち両目直視し，肢厥し神倦し，粘汗自ずと出で，肺気上脱して斃る。それ異点の五なり。

　しかしてその途を殊（こと）とするも軌同じき所は，同じく喉爛をなし，同じく疫毒たりて，同じく伝染をなし，同じく毒盛血熱をなし，同じく気液両傷し，陰津枯涸をなすのみ。ただ治療の法は，喉痧は繁雑，白喉は簡単なり，喉痧の繁，繁は初治に在り，雑は新邪に在り。けだし喉痧の一証は，疫毒の内伏によるといえども，その発するや，往往に伏邪は新邪により引動して出づるにより，あるいは風寒によるか，あるいは瘟毒によるか，あるいは風熱風燥によるか，あるいは湿熱穢渇によるか，みなまさに原因を査明し，対証発薬すべし。

中医学用語索引

い
- 育陰清熱 … 101
- 異病同治 … 51
- 陰暑 … 114
- 陰斑 … 39

え
- 営分証 … 26
- 衛気営血弁証 … 25
- 疫喉痧 … 183
- 益気固脱 … 150
- 益気生津 … 116
- 益気斂陰 … 59
- 益気斂津 … 117
- 衛分証 … 25

お
- 温疫 … 12
- 温開 … 140
- 温病と温毒 … 13
- 温病と傷寒 … 11

か
- 開竅法 … 57
- 開結 … 75
- 咳血 … 48
- 外脱 … 82
- 開達膜原 … 54, 145
- 開閉固脱 … 99
- 回陽固脱 … 59
- 乖戻の気 … 4
- 活血逐瘀 … 98
- 豁痰開竅 … 57
- 豁痰開蔽 … 146
- 蝦蟇瘟 … 177

寒
- 寒遏暑湿 … 114
- 緩下実熱法 … 79
- 甘寒滋潤 … 161
- 寒熱往来 … 42, 167
- 感発 … 183

き
- 喜按 … 45
- 気分証 … 26
- 逆伝心包 … 30
- 急下存陰 … 79
- 拒按 … 45
- 祛湿法 … 54
- 虚風内動 … 48, 102, 106, 163
- 金囚木旺 … 48

く
- 苦寒清熱 … 90
- 苦寒清熱止痢 … 77
- 苦辛通降 … 141
- 苦燥兼化脾湿 … 147

け
- 痙 … 48
- 痙厥 … 48
- 軽清宣気 … 53
- 軽清芳化 … 151
- 軽透肺衛 … 158
- 軽法頻下 … 172
- 化湿 … 172
- 化湿滌暑 … 114
- 化湿滌濁 … 120
- 化湿闢穢 … 144
- 下焦証 … 30
- 化痰行気 … 142
- 化痰祛瘀捜絡 … 126

厥
- 厥 … 48
- 血瘀 … 60
- 血虚生風 … 103
- 厥陰時毒 … 181
- 血分証 … 27
- 解毒救陰 … 186
- 解毒消腫 … 179
- 解表 … 170
- 解表清暑 … 114
- 解表法 … 52
- 験歯 … 37

こ
- 行気通下法 … 79
- 攻下泄熱 … 98
- 攻下熱結 … 79, 94
- 攻下腑実 … 83, 93
- 固脱救逆 … 82
- 固脱法 … 59

さ
- 佐以化湿 … 171
- 三焦弁証 … 29
- 三宝 … 82, 105, 127
- 三陽同時受時毒 … 181

し
- 滋陰攻下 … 93
- 滋陰生津 … 187
- 滋陰熄風 … 58, 103
- 滋陰通下 … 162
- 滋陰透熱 … 104
- 滋養肺胃津液 … 83
- 滋陰法 … 58
- 滋陰養液 … 102
- 次寒 … 156, 158

止血 … 150	辛寒清泄胃熱 … 147	清熱化痰 … 75
肢厥 … 80	神気 … 41	清熱解毒 … 97, 144
時行 … 4	身熱不揚 … 42, 131	清熱止血 … 160
滋腎水 … 125	辛涼甘潤 … 158	清熱瀉火 … 53
湿遏熱伏 … 42	辛涼軽剤 … 74	清熱滌暑 … 116
湿温 … 17, 22, 54, 131, 136	辛涼解表 … 52, 171	清熱宣肺 … 74
実風内動 … 48	辛涼重剤 … 78	清熱燥湿 … 142
湿熱の邪 … 17, 131	辛涼清解 … 72	清熱保津 … 78, 92
湿熱痹 … 145	辛涼透表 … 84, 113	清熱保津兼化湿 … 117
時毒 … 177	辛涼平剤 … 73	清熱利湿 … 118, 148
邪在下焦 … 30		清肺潤燥養陰 … 160
邪在上焦 … 29	**す**	清養肺胃 … 161
邪在中焦 … 30		清余熱 … 187
時有汗出 … 43	水火既済 … 125	清絡宣肺 … 119
秋燥 … 22, 155		清利湿熱 … 139
春温 … 18, 22, 87	**せ**	泄熱攻下 … 76
峻下実熱法 … 79		宣鬱透邪 … 90
潤腸通便 … 162	清咽解毒 … 185	宣化湿邪 … 135
潤肺清腸 … 160	清営泄熱 … 56, 95, 171	戦汗 … 43
小寒 … 156, 158	清営透熱 … 123	宣気化湿 … 54
少厥并受時毒 … 181	清営涼血法 … 56	宣降肺気 … 162
傷暑 … 109	清化湿濁 … 140	宣通気機 … 140, 143
上焦証 … 29	清化湿熱 … 141, 144, 145, 149	宣通三焦 … 118
滋養肺胃 … 58	正気 … 19	宣透肺衛 … 158
少腹硬満疼痛 … 46	清気解毒 … 186	宣肺化痰 … 76
生脈固脱 … 117	清気法 … 53	宣肺泄熱 … 76
滌除余邪 … 151	清宮 … 81	宣痹止痛 … 145
暑温 … 16, 22, 109	清気涼営（血） … 186	宣表化湿 … 52
暑温挟湿 … 17, 110	清瀉火腑 … 173	
暑湿挟寒 … 17	清暑化湿 … 170	**そ**
暑湿の邪 … 17, 110, 167	清暑泄熱 … 115	
暑邪 … 109	清暑宣肺 … 113	増液潤腸 … 58
暑熱の邪 … 16	清心火 … 125	増液通下 … 55
暑病 … 109	清心開竅 … 57, 80, 82, 83, 99, 122, 124	燥湿化濁 … 137
暑風 … 122	清心豁痰 … 174	燥湿清熱 … 141
疹 … 38	清心涼営 … 173	燥湿泄熱 … 55
審因論治 … 51	清泄小腸 … 94	壮熱 … 42
心営動風 … 123	清泄少陽 … 54, 148, 171	燥熱の邪 … 17
辛開温潤 … 158	清泄暑熱 … 123	熄風定痙 … 123
新感引発 … 88	清宣鬱熱 … 91	熄風法 … 57
新感温病 … 5, 11, 20, 22, 109	清宣上焦気分燥熱 … 159	疏邪透表 … 90
辛寒清気 … 53	清泄膈熱 … 91	疏表潤燥 … 52
	清熱化湿 … 146, 172	疏風泄熱 … 52

中医学用語索引

た
疏利透達膜原湿濁……… 136
退黄………………… 148
大頭瘟……………… 177
大頭病……………… 177
大頭風……………… 177
太陽時毒…………… 181
痰飲………………… 60
淡滲分利…………… 139
痰熱互結…………… 60

ち
中暍………………… 109
中気虚すればすなわち病は太陰に在り……… 132
中気実すればすなわち病は陽明に在り……… 132
中焦証……………… 30

つ
通瘀開竅…………… 174
通瘀破結…………… 56
通下法……………… 55
通腑泄熱…………… 55
通陽利小便………… 141

て
天受………………… 19
伝染…………… 19, 183
伝変………………… 30
伝変の順序………… 29
填補真陰…………… 59

と
透衛清熱…………… 179
冬温…………… 16, 69
冬月伏暑…………… 167
透邪外透…………… 139
導滞通下……… 149, 172
導滞通便…………… 55
透熱転気…………… 95

な
透表………………… 95
同病異治…………… 51
透表清暑…………… 52
透表泄熱…………… 185
動風………………… 48
特殊伝変…………… 29

な
内虚暗風…………… 103
内閉………………… 82

に
二十四節気………… 22
日晡…………… 42, 78
日晡潮熱……… 42, 78

ね
熱極生風…………… 48
熱結傍流………… 77, 79
熱深ければ厥もまた深く，熱微なれば厥もまた微なり……… 80, 99
熱利………………… 160

は
白喉………………… 184
白㾦…………… 39, 139
発痧………………… 120
発病と季節………… 22
斑…………………… 38
晩発…………… 109, 167

ひ
白虎湯の四禁……… 78
病邪の侵入経路…… 19
頻吐如噴…………… 45

ふ
風温…………… 16, 22, 69
風温挟湿…………… 17
風燥………………… 155
風熱の邪…………… 16

へ
伏寒化熱…………… 18
伏気………………… 18
伏気温病… 11, 20, 22, 87, 167
伏邪自発…………… 88
伏暑…………… 18, 22, 167
伏暑秋発…………… 167
腹脹硬痛…………… 46
腹痛陣作…………… 46
釜底抽薪………… 79, 98
不伝………………… 29
分消湿濁…………… 148
分消湿熱…………… 143
分消走泄…………… 54
分利湿邪…………… 55

へ
平喘………………… 74
便稀熱臭…………… 46
弁形態……………… 36
弁症状……………… 42
弁神色……………… 41
弁舌………………… 33
弁舌苔……………… 33
弁白㾦……………… 39
弁斑疹……………… 38
弁脈………………… 40

ほ
芳香開竅…………… 139
芳香辛散…………… 135
芳香闢穢…………… 120
冒暑………………… 113
補益気陰…………… 93

ま
膜原………………… 136
麻疹………………… 184

む
無神………………… 41

や

夜熱早涼……………… 42

ゆ

有神………………… 41

よ

揚湯止沸……………… 79
陽明時毒……………… 181
四大主症……………… 78

ら

爛喉痧………………… 183

り

離経の血……………… 97
涼営泄熱……………… 122
涼営透疹……………… 76
涼開…………………… 82
涼肝熄風……… 58, 100, 123
涼血解毒……… 119, 124, 150
涼血散血…………… 56, 97
涼燥………………… 155

れ

戻気………………… 18
癘気……………… 6, 18

ろ

六気………………… 22

わ

和解法……………… 54

症状・症候・病証・病態索引

あ

齷齪 …………………… 120
汗が多い ……………… 77
汗が出る ……… 43, 113, 116, 143, 147, 150
汗が出るが解熱しない … 138
汗が出ると解熱するがまた発熱する ……… 141
頭が脹って痛む ……… 99
頭が脹る ……………… 139
頭がふらついて痛む …… 44
頭のふらつき ………… 99
頭を包まれたような重い鈍痛 ………………… 44

い

胃脘満痛 ……………… 45
胃脘連腹脹 …………… 45
息切れ ………… 93, 99, 117
意識障害 …… 47, 48, 80, 82, 83, 99, 120, 121, 122, 146, 173, 187
意識消失 …………… 47, 80
意識(が)朦朧 …… 139, 146
胃熱兼挟脾湿 …… 147, 152
陰液虧損 ……………… 105
陰虚火熾 ………… 100, 106
陰虚による夜間発熱 …… 105
陰暑 …………… 52, 114, 126
陰精虚損 ……………… 87
咽痛 ………… 72, 91, 118, 144, 159, 178, 184, 186
陰斑 …………………… 39
陰陽離決 ……………… 102

う

うわごと …… 47, 78, 80, 124

え

営熱亢盛 ……………… 127
営熱動風 ……………… 123
営分兼表 ……………… 170
営分熱熾 ……………… 175
衛営同病 ……………… 170
疫喉痧 ………………… 183
疫痧 …………………… 185
衛気同病 ……………… 169

お

黄苔 …………………… 34
黄疸 ……………… 144, 148
嘔吐 …… 44, 75, 113, 118, 120, 136, 137, 138, 139, 141, 143, 144, 145, 147, 149, 172
嘔吐渇利 ……………… 45
嘔吐酸腐 ……………… 45
嘔吐清水 ……………… 45
悪寒 …… 42, 43, 90, 113, 135, 145, 147, 158, 169, 170
悪寒戦慄 …………… 43, 145
悪寒と発熱の発作 …… 147
悪寒ののちに発熱 …… 145
瘀血 …………… 61, 98, 173
悪心 …………… 45, 113, 118, 120, 136, 137, 138, 139, 141, 143, 145, 147, 148, 149, 172
悪熱 …………… 42, 77, 91
悪風 …………………… 69
温燥 …………… 17, 52, 157, 163
温毒 …………………… 177

か

下移小腸 ……………… 173
咳嗽 …… 69, 72, 73, 74, 76, 113, 118, 119, 158, 160, 162
外発白㾦 ……………… 138
牙関緊急 …… 48, 121, 122, 123
喀血 ……………… 48, 119
滑脈 …………………… 40
下腹部の堅い膨満 …… 97
身体が重だるい ……… 44, 113, 114, 117, 131, 135, 136, 144, 147
寒遏暑湿 ……………… 114
乾嘔 ………………… 45, 90
乾嘔気逆 ……………… 45
乾咳 …… 83, 155, 157, 159, 160
寒湿困表 ………… 114, 126
肝腎陰傷 ……………… 163
関節の腫脹疼痛 ……… 145
寒熱往来 …… 42, 136, 143, 171
肝脾不和 ……………… 60
肝風 …………………… 122
肝風内動 ………… 57, 100
緩脈 …………………… 40
顔面紅潮 ………… 92, 115

き

気陰外脱 ……………… 59
気陰両傷 ……………… 59
気鬱 …………………… 60
気営両清 …………… 56, 95
気営両燔 …… 57, 95, 105, 188
気液両虚 …………… 93, 105
気血虚損 ……………… 61
気血両傷 ……………… 61

気血両清 ……… 56, 95, 163	血分熱毒熾盛 …………… 124	昏蒙 ………………………… 47
気血両燔 ……… 57, 95, 162, 163, 188	血便 ……………………… 150	**さ**
気津両傷 ………………… 61	血絡瘀滞 ………………… 173	数脈 ………………………… 40
気随血脱 ………………… 150	下痢 …… 77, 113, 118, 144, 160	三焦気滞 …………… 143, 152
稀薄な痰 ………………… 158	元気がない ………… 101, 116	**し**
気分兼表 ………………… 169	倦怠無力 ………………… 93	歯牙の乾燥 ……………… 37
気分証 …………………… 53	弦脈 ……………………… 40	四肢が重だるい ………… 144
胸脇が脹って苦しい …… 90	**こ**	四肢の倦怠感 …………… 116
胸脇疼痛 ………………… 45	口渇 ……… 43, 44, 74, 75, 91, 92, 95, 113, 115, 116, 117, 118, 119, 125, 143, 147, 148, 157, 159, 161, 169, 171, 178, 184, 186	四肢の冷え ……… 80, 83, 99, 121, 150, 173
胸部疼痛 ………………… 45		紫舌 ………………………… 36
狂躁 …………………… 47, 98		肢体が重だるい …… 44, 131, 135, 136
胸中が何ともいえず苦しい …………………………… 90		肢体が重だるく痛む …… 44
胸痛 …………………… 45, 74	口渇があって水分を欲する（口渇欲飲）………………… 44	肢体の麻痺 ……………… 125
胸腹部の灼熱感 ………… 171		舌の短縮 ………………… 173
鏡面舌 …………………… 36	口渇がない ………… 94, 170	湿遏気機 ………………… 135
胸悶脘痞 ………………… 45	口渇はあるがあまり飲まない （口渇不欲飲）…… 44, 139	湿鬱衛分 ………………… 135
狂乱 ……………………… 99		失語 ……………………… 125
虚脱 ……………………… 59	口乾 ………………… 170, 173	湿困中焦 ………………… 137
切り裂かれるように激烈な頭痛 ………………………… 44	後弓反張 …… 48, 100, 123, 124	湿邪鬱阻経絡 …………… 145
	紅色丘疹 ………………… 186	湿重熱軽 ………………… 135
筋のひきつり …………… 100	紅疹 …………………… 76, 184	失神 ………………………… 41
く	紅舌 ………………………… 35	湿阻気機 ………………… 138
口が苦い ……………… 90, 147	絳舌 ………………………… 36	湿阻腸道 ………………… 140
口の乾き ……………… 92, 93	口内炎 …………………… 91	湿阻膜原 ………………… 152
口は渇くが水分を欲しがらない …………………………… 44	高熱 ……… 77, 92, 95, 99, 115, 116, 117, 118, 122, 145, 147, 162, 179, 184	湿濁蒙上 ………………… 139
		じっとしていられない … 90
け		湿熱 ……………………… 54
経絡の湿鬱阻滞 ………… 138	項部強直 …… 48, 100, 123	湿熱鬱蒸 ………………… 138
けいれん ……… 48, 99, 102, 122, 123, 124	洪脈 ……………………… 40	湿熱鬱阻 …………… 143, 152
	呼吸が粗い ………… 115, 119	湿熱鬱阻少陽 …………… 147
下血 ……………………… 149	呼吸困難 ……… 74, 75, 159	湿熱蘊毒 …………… 144, 152
下焦蓄血 ………………… 55	呼吸促迫 ……………… 99, 159	湿熱黄疸 …………… 148, 152
化燥入血 ………………… 149	黒苔 ………………………… 35	湿熱挟滞 ………………… 149
血瘀 ……………………… 61	午後の潮熱 ……………… 143	湿熱挟痰 ………………… 142
結胸証 …………………… 75	枯瘠 ………………… 40, 139	湿熱膠結 ………………… 152
血痰 ……………………… 160	昏憒 ………………………… 47	湿熱膠結難解 …………… 141
血熱蓄血 ………………… 97	昏憒不語 …………… 47, 80	湿熱醸痰 ………………… 146
血熱動血 …………… 97, 105	昏狂 ……………………… 97	湿熱積滞交結胃腸 ……… 55
	昏睡 ……………………… 99, 121	
	昏譫 ……………………… 46	

症状・症候・病証・病態索引

湿熱中阻	141, 152
湿熱痺	145
湿熱瀰漫	143
湿熱伏在膜原	145
湿熱併重	141
失明	125
歯縫の出血	37
耳鳴	159
邪遏衛気	135
邪鬱胸膈	53
邪結腸腑	172
邪在営血	173
邪在衛分	52
邪在気分	159, 171
邪在少陽	171
邪在肺衛	157
邪在膜原	54
邪襲肺衛	72
邪少虚多	101
邪阻膜原	136
邪入営血	56, 121
邪入気分	115
邪入心包	57
邪熱壅肺	74, 84
邪犯気血	162
邪犯衛分	113
邪留陰分	104, 106
時有汗出	43
出血	48, 95, 97, 162
春温	87
昇降失調	137
上攻頭面	178
傷暑	109
傷津陰傷	161
焦躁	100
少痰	157
小腸熱盛	94, 105, 175
小便が通じない（小便不通）	46, 139
小便渋少	46
傷絡便血	149, 152
暑穢	120, 127

暑温	109
暑温挟湿	126
暑温兼湿	118
暑癇	122
食滞	60
暑厥	121, 127
暑瘵	49, 119, 127
暑湿困阻中焦	117
暑湿内鬱	170
暑湿犯衛	113
暑湿瀰漫三焦	118
暑邪犯衛	113, 126
暑傷津気	116, 126
暑傷心腎	125
暑傷肺絡	119, 127
暑入血分	124
暑入心営	121
暑入陽明	115
暑熱動風	122, 127
暑熱内蘊	114, 126
暑病	109
暑風	122
疹	38
真陰虚損	58
真陰耗損	101, 106
心営動風	123
心火亢盛	100, 127
津気欲脱	117, 126
津枯（涸）腸燥	59, 162, 163
神昏	46, 80
神昏譫語	46
神志昏蒙	47
神志如狂	47
身体痠痛	44
身体痛	43, 138, 145, 169
身熱不揚	42, 135, 137
心煩	90, 94

す

水火不済	125
水晶苔	34
水不涵木	102

頭汗	148
頭昏痛	44
頭重	44, 114
頭重痛	44
頭脹痛	44
頭痛	43, 72, 90, 113, 114, 120, 135, 145, 157, 158, 169, 170
頭痛如裂	44

せ

正気欲脱	59
積滞の腸道阻遏	172
舌巻嚢縮	37
舌斜舌顫	37
舌体の痿軟	37
舌体の強硬	36
舌体の脹大	37
舌（体）の短縮	37, 99
舌のこわばり	80, 83
舌の深紅色	36
戦汗	43
譫語	46, 78, 80, 94, 99, 121, 123, 146, 161, 173
全身倦怠	117
喘鳴	99, 124
譫妄	97

そ

憎寒	145, 179, 184
燥屎	78, 83, 161
躁擾	94, 97
燥傷真陰	163
壮熱	42
燥熱傷肺	159
燥犯清竅	159, 163

た

大渇	78
大汗	43, 78
淡紅舌	35
大頭瘟	177

197

大熱‥‥‥‥‥‥‥‥‥‥ 78	泥状～水様便‥‥‥‥ 137, 138	熱結腸腑‥‥‥‥‥‥ 55, 105
大便溏垢‥‥‥‥‥‥‥‥ 46	泥状便‥‥‥ 141, 143, 149, 172	熱結傍流‥‥‥‥‥‥‥‥ 79
大便不通‥‥‥‥‥‥‥‥ 46	低熱‥‥‥‥‥‥‥‥‥‥ 43	熱結陽明‥‥‥‥‥‥‥ 162
大量の汗‥‥‥‥‥‥‥‥ 43	手のひらや足のうらのほてり	熱在心営‥‥‥‥‥‥‥ 173
多汗‥‥‥‥‥‥ 92, 115, 117	‥‥‥‥‥‥‥‥‥‥‥ 101	熱灼営陰‥‥‥‥‥‥ 94, 105
多痰‥‥‥‥‥‥‥‥‥‥ 162	伝導失司‥‥‥‥‥‥‥ 140	熱灼胸膈‥‥‥‥‥‥ 91, 105
痰飲‥‥‥‥‥‥‥‥‥‥ 60	**と**	熱灼真陰‥‥‥‥‥‥‥ 100
痰瘀阻絡‥‥‥‥‥‥‥ 127	動悸‥‥‥‥‥‥‥‥‥‥ 101	熱重湿軽‥‥‥‥‥‥‥ 147
痰瘀滞絡‥‥‥‥‥‥‥ 125	動風生痰‥‥‥‥‥‥‥ 124	熱盛動血‥‥‥‥‥‥‥ 124
瘀斑‥‥‥‥‥‥‥ 184, 186	頭面部の紅腫熱痛‥‥ 177, 178	熱盛動風‥‥‥‥‥ 57, 99,
瘀斑密布‥‥‥‥‥‥‥ 183	毒侵肺胃‥‥‥‥‥‥‥ 184	105, 122, 124
痰湿内阻‥‥‥‥‥‥‥‥ 60	毒燔気営‥‥‥‥‥‥‥ 186	熱毒熾盛‥‥‥‥‥‥‥ 127
痰濁瘀滞‥‥‥‥‥‥‥ 175	毒燔気血‥‥‥‥‥‥‥ 186	熱毒内陥心包‥‥‥‥‥ 187
痰濁蒙閉心竅‥‥‥‥‥‥ 57	毒犯肺胃‥‥‥‥‥‥‥ 188	熱入気分‥‥‥‥‥‥‥‥ 74
痰に血が混じる‥‥‥‥ 118	毒壅気分‥‥‥‥‥‥ 186, 188	熱入心営‥‥‥‥‥‥‥ 175
痰熱結胸‥‥‥‥‥‥ 75, 84	吐血‥‥‥‥‥‥‥‥‥‥ 162	熱入心包‥‥‥‥‥ 80, 83, 99
痰熱互結‥‥‥‥‥‥‥‥ 60	**な**	熱閉心包‥‥‥‥‥ 85, 99,
痰熱阻肺‥‥‥‥‥‥ 75, 84	内阻腸胃‥‥‥‥‥‥‥ 149	105, 127, 173
ち	内閉外脱‥‥82, 85, 99, 105, 187	眠りが浅い‥‥‥‥‥‥ 121
チアノーゼ‥‥‥‥‥‥ 173	難聴‥‥‥‥‥‥ 118, 120, 125	**の**
痴呆‥‥‥‥‥‥‥‥‥‥ 125	濡脈‥‥‥‥‥‥‥‥‥‥ 40	咽の乾き（乾燥）‥‥ 101, 157
中暍‥‥‥‥‥‥‥‥‥‥ 109	**に**	咽や鼻の乾燥‥‥‥‥‥ 155
中焦の湿濁蒙上流下‥‥ 139	日晡潮熱‥‥‥‥‥‥ 42, 78	**は**
腸燥便秘‥‥‥‥‥‥‥ 162	尿が濃い‥‥‥ 91, 113, 114, 116	肺胃陰傷（傷陰）‥‥‥ 83,
潮熱‥‥‥‥‥‥‥‥ 75, 143	尿が濃く少ない‥‥‥ 90, 94,	85, 161, 163
腸熱下痢‥‥‥‥‥‥ 77, 84	117, 118, 141, 143, 148, 169	肺胃津傷‥‥‥‥‥‥‥‥ 58
腸腑熱結‥‥‥‥‥‥‥‥ 55	尿が出ない‥‥‥‥‥‥ 139	肺胃熱毒‥‥‥‥‥‥‥ 178
聴力低下‥‥‥‥‥‥‥ 101	尿量が少ない（減少）147, 148	肺陰不足‥‥‥‥‥‥‥‥ 58
猪肝舌‥‥‥‥‥‥‥‥‥ 36	**ね**	肺気不降‥‥‥‥‥‥‥ 162
沈脈‥‥‥‥‥‥‥‥‥‥ 40	熱引動風‥‥‥‥‥‥ 99, 105	肺失宣降‥‥‥‥ 113, 126, 163
つ	熱鬱営血‥‥‥‥‥‥‥‥ 94	肺燥腸熱‥‥‥‥‥‥‥ 160
痙え‥‥‥‥ 45, 118, 120, 131,	熱鬱営分‥‥‥‥‥‥‥ 105	灰苔‥‥‥‥‥‥‥‥‥‥ 34
135, 137, 138, 141, 142, 143,	熱鬱気分‥‥‥‥‥‥ 90, 105	排尿困難‥‥‥‥‥‥‥‥ 94
144, 145, 147, 169	熱鬱胸膈‥‥‥‥‥‥ 90, 105	排尿時の灼熱痛‥‥‥‥ 173
て	熱鬱胆腑‥‥‥‥‥‥ 90, 105	排尿痛‥‥‥‥‥‥‥‥‥ 94
手足蠕動‥‥‥‥‥‥ 48, 102	熱陥心包‥‥‥‥‥ 80, 83, 84	肺熱‥‥‥‥‥‥‥‥‥‥ 119
手足躁擾‥‥‥‥‥‥‥‥ 99	熱極動風‥‥‥‥‥‥‥‥ 99	肺熱発疹‥‥‥‥‥‥ 76, 84
手足のこわばり‥‥‥‥ 125	熱結‥‥‥‥‥‥‥‥‥‥ 78	歯が黒く乾燥‥‥‥‥‥ 101
手足のふるえ‥‥‥‥‥ 125		白砂苔‥‥‥‥‥‥‥‥‥ 34
		白苔‥‥‥‥‥‥‥‥‥‥ 33

白㾦……………… 39, 138
白霉苔……………………… 34
激しい動悸……………… 102
迫血妄行………………… 97
発疹……………………… 120
発熱……………………… 42
発熱悪寒………………… 42
発熱夜甚………………… 42
鼻の乾燥………………… 158
歯の乾燥…………… 102, 115
腹が脹る………………… 170
斑………………………… 38, 97
斑疹…… 37, 94, 95, 105, 124
煩躁……… 91, 95, 178, 186

ひ

微悪風寒………………… 157
微悪寒……………… 113, 115
鼻腔の乾燥……………… 157
痞阻心下………………… 142
微熱…… 83, 101, 125, 161, 187
皮膚の乾燥………… 102, 155
鼻閉……………………… 158
痞満………………… 75, 142
冷や汗…………………… 99
表証……………………… 170
表裏同病………………… 169

ふ

風温の回復期…………… 83
風温の初期……………… 52
風熱犯衛………………… 72
風熱犯肺………………… 73
伏寒化熱………………… 87
伏気温病………………… 87
腹痛…………… 77, 78, 83
腹満…………… 92, 94, 117,
  136, 147, 148, 161, 171

伏脈……………………… 41
腑実陰傷…………… 161, 163
浮脈……………………… 40
不眠……………… 100, 173
腑有熱結………………… 75

へ

閉塞下竅………………… 139
便秘…… 46, 75, 78, 83, 91, 92,
  93, 94, 99, 142, 161, 162
便血……………………… 49

ほ

亡陰失水………………… 103
冒暑……………… 52, 126
亡陽……………………… 150
亡陽気脱………………… 82
亡陽虚脱………………… 59

む

無汗……… 43, 114, 148, 169
無神……………………… 41
無痰……………………… 159
無力感…………………… 116

め

目の充血……………… 91, 92
面黄……………………… 41
面垢……………………… 41
面黒……………………… 42
面赤……………………… 41

も

蒙閉心包………………… 146
物を言わない…………… 125

や

夜間高熱………………… 173

夜間に増悪する発熱…… 94,
  97, 121, 123, 173
夜間に発熱して早朝に解熱する……………………… 104
夜熱早涼………………… 42

ゆ

有神……………………… 41

よ

楊梅舌…………………… 36
陽明胃熱………………… 84
陽明気分熱盛…………… 53
陽明熱結……………… 78, 92, 93
陽明熱結腑実…………… 84
陽明熱盛…… 77, 92, 105, 126
陽明腑実…………… 83, 94
余湿未浄………………… 151
余邪未浄…………… 83, 104,
  106, 125, 151
余邪未清………………… 127
余毒傷陰…………… 187, 188
余熱未浄………………… 83

ら

絡傷咳血………………… 160
爛喉痧…………………… 183

り

裏熱……………………… 53
両眼凝視…………… 48, 123
涼燥……………… 158, 163

る

羸痩…………………… 102

方剤索引

あ
阿膠黄芩湯　160, 163
安宮牛黄丸　57, 81, 82, 83, 84, 97, 99, 100, 105, 122, 123, 124, 127, 174

い
一加減正気散　137, 152
一甲復脈湯　102
茵蔯蒿湯　148, 152

う
温胆湯　60

え
益胃湯　58, 61, 84, 85

お
黄芩滑石湯　142, 152
黄芩湯　53, 105
黄芩湯加豆豉玄参方　90
王氏清暑益気湯　116, 126
王氏連朴飲　141
黄土湯　150, 152
黄連阿膠湯　101, 106
黄連香薷飲　170, 174

か
加減玉女煎　57, 105, 163
加減正気散　55, 138
加減復脈湯　59, 102, 103, 106, 125
藿香正気散　120, 127
葛根黄芩黄連湯　77, 84
藿朴夏苓湯　52, 55, 135, 152

き
化斑湯　57, 96, 105
甘露消毒飲　152
甘露消毒丹　144

き
枳実導滞湯　55, 149, 152, 172, 175
救逆湯　102
翹荷湯　159, 163
杏蘇散　158, 163
杏仁滑石湯　144, 152
玉女煎去牛膝熟地加細生地玄参方　96, 163
玉枢丹　120, 127
玉鑰匙　185
銀翹散　52, 72, 74, 84, 119, 127, 170, 171, 174
銀翹散去牛蒡子玄参芥穂加杏仁石膏黄芩方　113, 126
銀翹散去豆豉加細生地丹皮大青葉玄参方　76

こ
行軍散　122, 127
蒿芩清胆湯　54, 148, 152, 172, 175
牛黄承気湯　83, 85
五汁飲　161, 163
五仁橘皮湯　162, 163
芩連二陳湯　54, 143, 152

さ
犀角地黄湯　56, 97, 105, 119, 127, 150, 152
犀地清絡飲　174, 175
三黄二香散　179

し
三加減正気散　138, 152
三甲散加減　126, 127
三甲復脈湯　103, 106
三才湯　61
三承気湯　79
三豆湯　182
三石湯　118, 127
三仁湯　52, 55, 135, 139, 152

し
紫金錠　120
止痙散　124
梔子豉湯　53, 91, 105
紫雪丹　57, 81, 82, 84, 99, 100, 105, 122, 123, 124
至宝丹　57, 81, 82, 84, 99, 105, 123, 146, 152
錫類散　186
沙参麦冬湯　58, 83, 85, 161, 163
集霊膏　61
小陥胸加枳実湯　75, 84
小陥胸湯　75
小承気湯　79, 84
菖蒲鬱金湯　57, 146, 152
生脈散　59, 82, 85, 99, 105, 117, 119, 126
新加黄竜湯　93, 105
新加香薷飲　52, 115, 126
神犀丹　124, 127
参附湯　82, 85, 99, 105, 119
参附竜牡湯　59, 117
参苓白朮散　61

す
水仙膏　179

せ

清咽梔豉湯………… 185, 188
清咽湯…………… 185, 188
清咽養営湯………… 187, 188
清瘟敗毒飲… 57, 96, 105, 124
清営湯………… 56, 95, 105, 122, 123, 127
清宮湯…… 56, 80, 84, 99, 105
青蒿鼈甲湯…… 104, 106, 125
清燥救肺湯………… 160, 163
薛氏五葉芦根湯　61, 151, 152
薛氏参麦湯…………… 61
宣清導濁湯………… 140, 152
宣白承気湯………… 76, 84
宣痺湯…………… 146, 152

そ

増液承気湯………… 56, 93
増液湯…… 56, 59, 61, 105, 163
桑菊飲…… 52, 73, 84, 158, 163
桑杏湯…………… 52, 158, 163
蘇合香丸… 140, 146, 147, 152

た

大承気湯…………… 55, 79, 84
大定風珠………… 58, 103, 106
達原飲…… 54, 145, 152, 172

ち

竹葉石膏湯…………… 61

つ

調胃承気湯……… 55, 79, 84, 105, 162, 163

つ

通関散…………… 120, 127
通聖消毒散加減………… 182

て

抵当湯………………… 98

と

桃仁承気湯…… 56, 61, 98, 105
導赤承気湯………… 94, 105
導赤散………………… 173
導赤清心湯………… 173, 175
独参湯…………… 119, 150, 152

に

二加減正気散……… 137, 152
二甲復脈湯………… 103, 106

は

半夏瀉心湯去乾姜甘草加枳実杏仁方…………… 142, 152

ひ

白虎加蒼朮湯……… 118, 127, 147, 152
白虎加人参湯… 78, 115, 126
白虎湯…………… 53, 78, 84, 92, 105, 115, 126

ふ

茯苓皮湯……… 55, 140, 152
普済消毒飲…………… 179

ま

麻杏石甘湯………… 74, 84

よ

薏苡竹葉散………… 139, 152
余氏清心涼膈散…… 186, 188

ら

雷氏清宣金臟法………… 114
雷氏清涼滌暑法………… 114
雷氏宣透膜原法…54, 136, 152
雷氏芳香化濁法…… 120, 127, 137, 152

り

涼営清気湯………… 187, 188
涼膈散…………… 91, 105

れ

羚角鈎藤湯………… 58, 100, 105, 123, 127
連梅湯…………… 125, 127
連朴飲…………… 55, 152

人名・書名索引

い
医経溯洄集 …………… 5

え
衛生宝鑑 ……………… 5
疫疹一得 ……………… 6

お
王安道 ………………… 5
汪機 …………………… 5
王叔和 ………………… 4
王孟英 ………………… 6
温疫論 ………………… 6
温熱経緯 ……………… 6
温熱論 ………………… 6
温病条弁 ……………… 6

か
郭雍 …………………… 5

こ
広温疫論 ……………… 6
呉鞠通 ………………… 6
呉又可 ………………… 6

し
湿熱病篇 ……………… 6
朱肱 …………………… 4
傷寒温疫条弁 ………… 6
傷寒補亡論 …………… 5
傷寒類証活人書 ……… 4
傷寒論序例 …………… 4
尚論篇 ………………… 6

せ
薛生白 ………………… 6

た
戴天章 ………………… 6

ゆ
喩嘉言 ………………… 6

よ
葉天士 ………………… 6, 25
楊栗山 ………………… 6
余霖 …………………… 6

ら
羅天益 ………………… 5

り
劉河間 ………………… 5
臨証指南医案 ………… 6

あとがき

　旧版『中医臨床のための温病学』を上梓して21年余りの歳月が過ぎ，執筆の中心となって活躍された森雄材先生が逝去され，当時の下原稿を分担した会員の三澤法蔵，竹原直秀各先生も鬼籍に入られました。今回，新版を上梓するにあたり旧版の担当の一員であった池尻研治が全体を見直し図表などを加えて下原稿を作成した後，現在の会員で討論し，校訂を行い本会所属の中医師・林賢濱および会員で再度校正を行いました。まだ，不足や誤りがあることを危惧しております。気づかれたことはご遠慮なくご指摘下さい。

　本書が読者諸兄の身近に置いていただき，日常診療に少しでもお役に立てることを願います。

2014年2月

神戸中医学研究会

中医臨床のための温病学入門

| 2014年4月10日 | 第1版 第1刷発行 |
| 2021年1月5日 | 第2刷発行 |

編著者	神戸中医学研究会
発行者	井ノ上 匠
発行所	東洋学術出版社

〒272-0021　千葉県市川市八幡2-16-15-405
　　販売部：電話 047（321）4428　FAX 047（321）4429
　　　　　　e-mail　hanbai@chuui.co.jp
　　編集部：電話 047（335）6780　FAX 047（300）0565
　　　　　　e-mail　henshu@chuui.co.jp
　　ホームページ　http://www.chuui.co.jp/

装幀デザイン／山口　方舟
印刷・製本／モリモト印刷株式会社

◎定価はカバーに表示してあります　◎落丁，乱丁本はお取り替えいたします

2014Printed in Japan©　　　　ISBN 978-4-904224-27-4　C3047

中医学の魅力に触れ，実践する

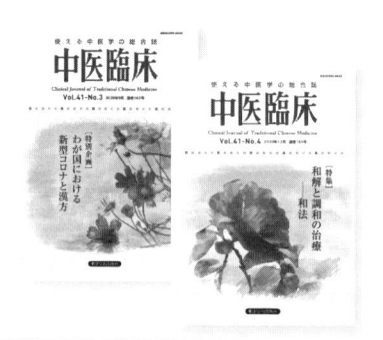

[季刊]中医臨床

●――湯液とエキス製剤を両輪に

中医弁証の力を余すところなく発揮するには，湯液治療を身につけることが欠かせません。病因病機を審らかにして治法を導き，ポイントを押さえて処方を自由に構成します。一方エキス剤であっても限定付ながら，弁証能力を向上させることで臨機応変な運用が可能になります。各種入門講座や臨床報告の記事などから弁証論治を実践するコツを学べます。

●――中国の中医に学ぶ

現代中医学を形づくった老中医の経験を土台にして，中医学はいまも進化をつづけています。本場中国の経験豊富な中医師の臨床や研究から，最新の中国中医事情に至るまで，編集部独自の視点で情報をピックアップして紹介します。翻訳文献・インタビュー・取材記事・解説記事・ニュース……など，多彩な内容です。

●――薬と針灸の基礎理論は共通

中医学は薬も針も共通の生理観・病理観にもとづいている点が特徴です。針灸の記事だからといって医師や薬剤師の方にとって無関係なのではなく，逆に薬の記事のなかに鍼灸師に役立つ情報が詰まっています。好評の長期連載「弁証論治トレーニング」では，共通の症例を針と薬の双方からコメンテーターが易しく解説しています。

●――古典の世界へ誘う

『内経』以来2千年にわたって連綿と続いてきた古典医学を高度に概括したものが現代中医学です。古典のなかには，再編成する過程でこぼれ落ちた智慧がたくさん残されています。しかし古典の世界は果てしなく広く，つかみどころがありません。そこで本誌では古典の世界へ誘う記事を随時企画しています。

- ●定　　価 1,760円（本体1,600円+税）（送料別）
- ●年間予約 1,760円（本体1,600円+税）4冊（送料共）
- ●3年予約 1,584円（本体1,440円+税）12冊（送料共）

フリーダイヤルFAX
0120-727-060

東洋学術出版社

〒272-0021 千葉県市川市八幡 2-16-15-405
電話：（047）321-4428
E-mail：hanbai@chuui.co.jp
URL：http://www.chuui.co.jp